中國近代中醫藥期刊彙編

第一輯

16

紹興醫藥學報

上海辭書出版社

目録

第九卷第十號

原一百〇二期 己未十月出版

紹興醫藥學報

神州醫藥學會紹興分會發行

中華民國郵政特准掛號認為新聞紙類

神州醫會紹興醫藥分會誌謝

本會創辦臨時疫症施診局荷趙雲標先生借用藥業會館並貼助經費十元越鐸越州兩報社惠登廣告陳越喬何廉臣陳心田曹炳章鈕養安周越銘潘文藻史愼之朱俊臣裘吉生諸君擔任診治嗣因何潘朱三君不到更荷陳儀臣吳麗生孫康侯章毓臣諸君補任又因會中無欵不足開支及施送藥物均由胡瀛嶠裘吉生兩君分任特此彙登報端以誌謝悃

廣告

閔氏集驗良方　木刻大版二册洋四角
德軒普濟良方　木刻大版二册洋三角
愼疾芻言　汪謝城刻本一册洋三角
疫痧草　木刻大版一册洋三角
白喉忌表抉微　排版一册洋五分
亟齋達生篇　木刻大版一册洋二角
太乙神針方　木刻大版一册洋五分

右各書或曾經代售而一時售空致各處來購時不得應付或新受委托歸社代售而已印書目所未及載入特此廣告以便購者選取再前代售書目中溫熱論箋正喉症要旨痳症集成婦科秘書均早售完購者寄款往返從此多費爰附告及之

紹興醫藥學報社發行部啟

紹興醫藥學報第九卷第十號目次（原一百〇二期）

雜著

醫藥雜著七集（續一百〇一期）

張相臣君玉照

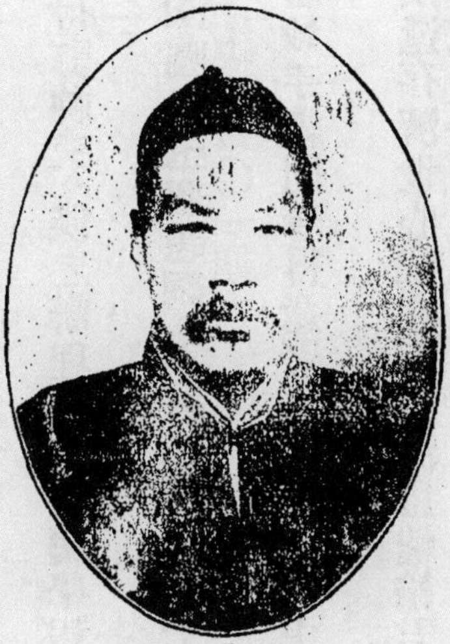

直省靑邑張相臣先生◎讀書萬卷◎兼精岐黄術◎客秋馮代大總統招致公府◎延爲醫官◎　先生於公餘之暇◎更出而療治民病◎刀圭所至◎無不春回◎　瀬先生在南京督署時◎僕已得訂神交◎僕之辦理紹興醫藥學報◎及採收醫藥古籍◎多荷　先生贊助◎玆承函囑　玉照題詞◎不辭譾陋◎爰賦七絕三章◎以誌景仰◎

徙柳針茅技軼輪羨君妙手總回春得邀賢主垂靑眼世上應無疾苦人

一方眞可按千金抱樸還存濟世心我在南方深自愧輸君德澤遍醫林

禁方三十得龍宮術勝巫彭德譽隆如此丰神倍景仰何時把臂話情衷

學弟裘慶元謹題

問畣

素君題

湖南軍醫

著名軍醫竭力稱頌韋廉士大醫生紅色補丸爲行重必需之品無不藥到病除也陸軍醫官概不出爾乃是療治傷兵救護疾病者也故無分戰兵敵兵皆一律相親無彼此之別耳陸軍一等軍醫官崔治平從軍多年閱歷甚深數年前因勞動過力兵病繁多竟至心力俱勞因公忘私失於調養大病數月以致血液不足腦力薄弱遂辭差回京養痾移往會館內間四川成都軍醫司科員服用韋廉士大醫生紅色補丸轉弱爲強故余亦決意試服是丸服後血力充足腦筋強壯頭啻之症從此不發不租前病巳愈而且蒼顏枯老之像轉成少年面容並有小子潤生身力薄弱亦服紅色補丸後體操學業大有進步成爲強健之幼孩軍醫官崔治平君悲愈疾病巳歷五年每日不忘其功自愈迄今隨時携帶見有血薄腦疲之病兵應服用紅色補丸者無不藥到病除立竿兒影近來崔醫官由湖南逃源陸軍十六混成旅一闡第三派成警中醫院來函云我軍中入吃此藥者不少均願代爲證明分給云云足徵是丸對於虛弱者莫不得心應手也天下馳名之韋廉士大醫紅色補丸非但軍醫崔治平君所竭力讚揚即各國名醫宿儒亦莫不俱仰者也凡經售西藥者均有出售或直向上海四川路九十六號韋廉士醫生藥局函購每瓶英洋一元五角每六瓶英洋八元郵力在內

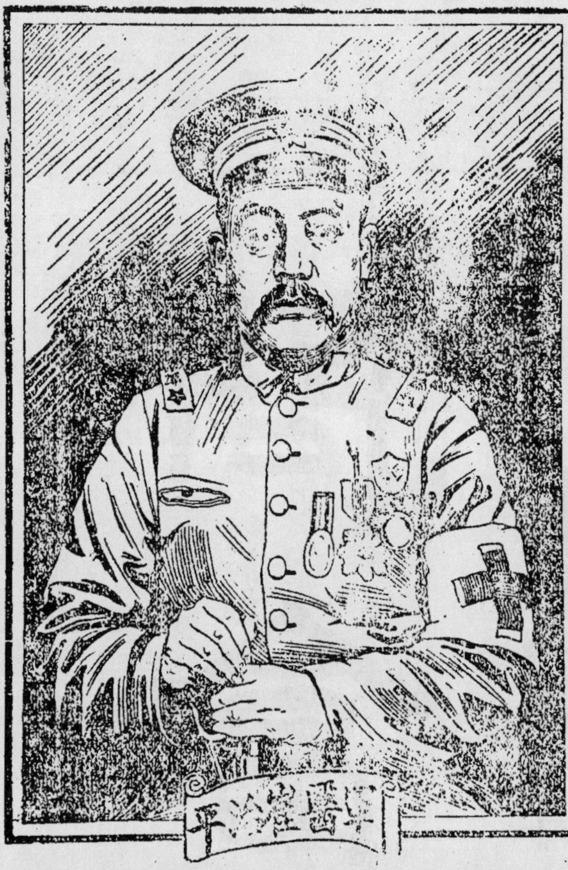

問答

答一百三十二　鎮江楊燧熙

鄧君吉人下問云。目爲人之必要。一旦失明。則束手無策。勢必成爲廢人。聞之非用刀針。不能重見天日。不竟然也。夫天有日月。人有二目。日月有一時之晦者。風雲雷雨霜雪之所致也。日之失明者。六淫四氣七情。或外傷性。梅毒。痘瘄等之所害也。大抵目雖肝竅。特五官之一。五臟六腑之精華。所聚所司。皆上注於目。而爲之精。精之窠爲眼。骨之精爲瞳子。精之精爲黑眼。血之精爲絡。氣之精爲白眼。肉之精爲約束。裹擷筋骨。氣血之精。與脈并爲系。上屬於腦。後出於項中。此則眼具臟腑之氣。最親近。最密切。未可一刻離也。故經以精脫者。目不明。至開動爲陽。主乎應用。鑒照千里。觀察萬物。空闊無窮。爲人之至寶也。賴内涵神膏。此由足少陽膽。滲潤精汁。積灌瞳神。爲天一之神水。足少陰眞氣。所化潤澤之水也。神光原於命門。通於膽。發於心。是火之用也。神水包神膏。膏中一點。靑瑩乃膽腎所聚之精華。惟此一點。明辨秋毫。人之邪正壽夭貴賤。奈此一驗而知。世人豈可一刻缺乏乎。閉靜爲陰。則睡矣。經言。人臥則血歸於肝。每日之操勞。賴此休息恢復矣。宗精之水。所以不出。以血氣輔之。共湊於目。頭爲諸陽之所聚也。太陽膀胱之脈。起於目之銳。皆通項入腦。屬目係。督脈陽柔之會。循風府而出。則入於腦。而爲目。風厥肝脈。上出額。督會於巔頂。其別交者。從目係。風相搏。故目䀮䀮無所見。頂中風府。兩筋之間。乃別陰陽。交於目內銳。皆陰氣盛則目瞑。陽氣盛則目瞑。病不得臥者。衛氣不得入於陰。故陽氣滿而陰氣虛。故目不瞑。而不得拋者。衛氣流於陰。不得於陽。陽氣虛故目閉。故病猶有偏勝之理。且飲食之中。有五味。天有六淫。人有七情。皆能生病。更有賊微正邪之別。氣與味也。皆無形之物。能傷有形之質。何患不生於病。況眼科之中。又有與夫方之不同。治之各異。亦宜審其就病之因。視其內外淺深之別。每蘊積風熱。或七情之氣。鬱結不散。上攻於目。各隨五臟所屬而見。或腫而痛。羞澁多淚。或生障昏暗失明。其症七十有二。治須探源。李東垣。朱丹溪。孫思邈。周生之。前賢論之精詳。茲不再筆矣。略奉數端。　同志斧政。　虛則補之。實則瀉之。　勞則逸之。風則散之。熱則清之。氣結則調順之。瘀則化之。寒則溫之。未可輕用刀針鈎割。亦未可過用寒涼。恐冰凝血液而不流。更勿頻施溫散。陰氣之暗傷而不自覺耳。四診之功夫。用藥之權衡。量病者之老少强弱。氣體之虛弱寒熱。一一辨明。其效必如鼓之應桴。又有腎虛兩目無光。或生冷翳。　宜溫下元。補腎水。北方患者多。是日冒風沙。夜臥熱坑。　二氣交蒸。故使之用涼。　北人之藥。與南人大相懸殊。痘疹之際。　毒結於肝。而不得瀉。　攻發於目。傷及瞳人者。無治法也。夫目乃一身之要係。　五臟之關頭。有五輪八廓。（又名八卦）烏睛爲風輪屬肝。大小二眥爲血輪屬心。瞳人爲水輪屬腎。白仁爲氣輪屬肺。上下胞瞼爲肉輪屬脾。五輪五行所司。至八廓有名無位。天廓屬大腸傳送肺金。在卦爲乾。　火廓屬心通於命門。在卦爲離。地廓屬脾胃水穀之海。在卦爲坤。水廓屬腎。腎司二陰。在卦爲坎。山廓屬膽。膽爲淸靜之府。在卦爲艮。風廓屬肝經。最剛之臟。奈柔以濟。在卦爲巽。雷廓屬心。小腸經關泉。在卦爲震。澤廓屬膀胱經津液。在卦爲兌。此八廓八卦之大略也。今呈外治二方。以代刀針。祈鄧吉人先生採用。并希指謬。至內服方。未知苔脈若何。未敢孟浪從事。

洗目去翳方

南沙參三錢　靑黛一錢　膽礬四錢　烏梅三個　銅綠三錢　川椒三錢

朴硝四錢　明礬三錢　大針三支

泡七日。頻頻洗眼一日二三次。有翳可用。無翳勿用。洗後第二方點之。

又點眼去翳方

靑鹽一錢　膽礬一錢　杏仁一錢　砂仁一錢　明礬一錢　銅綠一錢

花椒幾何粒　烏梅七個　大針三個

清水泡。飯鍋上蒸之。蒸至針化爲度。用牙簽頻頻點於翳上。去翳良方以代刀割之用也。

答一百三十三　前人

利生金丈。尊太翁契友也。患痿躄經三年。年逾四旬外。飲食步履均不便。兩腿屈曲。晝夜搐動不息。經吉人先生通攝塡納。和肝熄風等法。諸恙息蠲。惟兩腿屈而不伸。難以行走。夫痿躄不外肝腎肺胃四經之病。兼風寒。濕熱。燥火血熱。氣虛之不同。肝主筋而藏血。腎主骨而藏精。陽明主司束筋骨以利機關者也。經以肺熱葉焦。令人痿躄。無寸筋不屬於肝。無寸骨不屬於腎。腎水滋榮。肝木調達。自然筋得血養。經以足傳血而能行。其所屈不能伸。有礙行走。亦由肺陰受侮。胃少濡潤。筋絡無涵養之機。不爲人用矣。擬滋水涵肝。木不侮金。胃熱下行。宜三甲復脈。佐以調胃。胃以通爲補。胃爲十二經之長。治痿躄獨取陽明也。外用電氣療法。一日二次。用後腿筋卽伸。稍能行走。若欲如常。務使氣血和通。陰平陽秘。然必令利生先生。用血肉有情之品補之。一切塵紲除之。佐以內外兩治。方克有濟。若再躊躇家政。非但不能保養。且恐傷生。偏謬之見。

鄧吉人先生教之裁之

答一百三十四　前人

乳巖症。即乳岩也。此係陰疽。石疽之類。患此不定男女。大卒女多男少。最綿纏最險惡之症。詳察原因。憂愁哀哭。驚恐患難。或悲思喜怒。致令痰凝氣鬱血滯濕阻等因。夫乳頭屬肝。乳房屬胃。胃以下行爲順。其所阻結上逆。由肝升太過。肺亦受侮。侮其所不勝。失肅淸降令。波及營液。少新陳代謝之機能。營氣不從。逆於肉裡。即生腫痛。諸瘡痛癢。皆屬心火。心肝陽升莫制。肺胃陰降失常。升多降少。無形之氣借脂肪而漸漸成爲有形之疾。二氣之偏勝也。天地造化之機。水火而已矣。水火者。陰陽之徵兆也。宜平不宜偏。偏之輕者則病輕◎偏之重者則病重◎司命者◎當補其偏而使之平◎豈有弊哉◎大旨須益木暢中◎以平君火◎經有云◎治肝大法◎曰苦◎曰酸◎曰辛◎與四診審愼行之◎佐以肅肺調胃◎胃者彙也◎如市井之繁盛◎以通爲補◎爲十二經之長◎水穀之海◎前賢論之最詳◎總之氣展血和◎邪化◎臟腑平調◎何乳巖之有哉◎馮氏錦囊於陰疽論◎精密異常◎獨無消疽之方◎惟以溫補兼托◎外科正宗◎以消爲貴◎以託爲畏◎然必勸患者◎心曠神怡◎投其所好◎少煩勞◎使心以得其逸◎省惱怒◎使肝以得其平◎勿憂思◎使脾肺和洽◎恬淡虛無◎若存若亡◎佐以藥餌◎方可樂敘天年◎妄擬數法◎候

鄧吉人道長先生斧政◎並希賜教◎幸甚◎盼甚◎

內服（菩白者）鈸　臭　三•〇　重炭鈉養　〇•9　苦味酒　三•〇

杏仁水　四•〇　加斯加那流動越　一•〇　解火冰　一•〇

薄荷油　〇•2　蒸餾水　一〇〇•〇　此一日之量一天吃三次每次一

格兌開水一茶杯白糖五分食服後用時將瓶搖動

內服又方（苔黃者）　鹽强酸　一•2　杏仁水　四•〇　苦丁　三•〇　退熱冰　〇•5　薄荷油　〇•2　蒸留水　一〇〇•〇　一日之量每天吃三次每次一格兌開水一茶杯白糖五分食後服用時將瓶搖動

如大便結燥者服燕醫生補丸二粒或一粒一日祇可一次

外治癩痂膏（或名莨菪軟膏）每日在腫硬處塗布之一日三次每次一錢外用皮紙棉花洋布束之以免落去此外治藥均勿入口

外治薄荷油每日在腫硬處用筆塗布之一日三次每次數分

外治鉠酒　樟腦酒每日在患處塗布之一日三次每次用數分多則一錢

外治伽波匿酸水 8% 每日在患處溫罨之一日三次每次用藥水一茶杯吃入毛巾內以毛巾罨於患處時間以數分鐘爲度

答一百二十四　逸人

問　答

按史記云◎驕恣不倫於理◎及輕身重財◎並信巫不信醫等◎皆屬不治之列◎該葉氏婦兼而有之◎所謂自作孽不可活也◎夫復何言◎

答一百二十五　前人

劉子芹之病◎據管見思之◎屬伏氣之原因◎（預後不良之咳嗽●痰氣交困故也◎）肝胃熱而肺腎寒◎元氣升分而降少◎故見症如斯◎攝生諸法◎桂生君言之甚詳◎自當遵守◎茲逸所不避續貂之誚者◎欲貢一得之愚◎再進一便方耳◎如不棄鄙陋◎望請意及之◎

製附片（研末）一錢◎用急流水二飯盌●以急火煎之●約五六沸後●納製半夏末錢五●再經一沸●取起●去渣●（宜用過淋紙●西藥房中可售●）和入六一散三錢◎用筷攪數十次●趁溫服之●（六一散和服●得氣之純●渣不必服●宜去之●）日作三服●夜一服●每服盡一劑●病發時用●（此方乃三因白散●從新配製●）方義詳醫門法律●

平時●宜用門冬湯●靜坐時●宜調呼吸◎

麥冬六錢　製半夏二錢　北沙參三錢　粳米一大酒鐘　炙甘草二錢　用井華水煎二三沸●服之●無病時可常服之◎（即金匱麥門冬湯去大棗）

金針菜木耳海蟄蘿蔔等皆可食之●

猪肉鷄鴨螃蟹等切須忌之●至爲緊要●

答一百二十九　前人

此病宜用空氣療法◎常作深呼吸◎自可漸愈◎

答一百三十　前人

貴恙閱悉◎逸以早服清寧丸（百粒）◎晚用一味白芥子研末◎酒和爲丸◎（如清寧丸大）五十粒◎限一星期後◎如獲效機◎　即續進步◎若未能見效◎　再就商明斟酌可也◎攝生上◎飲食上◎精神上◎均祈自處適當◎不可忽也◎

答一百三十二　前人

據土醫云。用青蛇膽香之甚效。本草綱目中。各種物件肝膽條下。皆有明目開瞖之文。惜未嘗實地試驗。再各種經驗方專載開瞖方者。指不勝屈。逸以私意度之。大抵認明虛實寒熱。諒不致誤。恐所謂立能開瞖。不免夾以臆說矣。

答一百三十一一百三十三　前人

洄溪醫案中。曾有醫筋瘤成駝一案。用舒筋通絡外敷。竟爾獲效。方雖未傳。而意可仿也。逸擬再參以生津增液之方內服。雙管齊下。庶獲效較捷也。閣下可酌奪之。臆說妄言。聊供研究云爾。

答一百三十四　前人

乳巖一症。頗爲險惡。逸母於丁巳年間。曾患是症。經試用多藥。均未見效。最後施以香附餅法。約月餘乃瘥。香附餅。見醫學心悟。逸已寄登醫藥衛生報。

茲不贅。尊處如無是方。望函知育和君轉達可也。

答一百三十五　前人

此屬肝熱及膽。膽熱移腦也。擬方以清燥救肺。桑菊。瀉白。犀角。地黃。玉女。等方。斟酌選用可也。外用宜瓜蒂蘸猪膽嗃鼻。亦多取效。

答一百三十五　鎭江楊燧熙

令友翁君竹笙。高年花甲外。上年四月間。左鼻孔不時有渾濁血雜於稠涕之中。由鼻解出者少。由嘘入而口咯出者多。勞動時較少。靜處時反多。此腦氣筋爲熱所乘。由肺胃之虛陽上升。經有云。肺熱移腦則辛。肺爲華蓋。又爲呼吸器。高居於上。口鼻爲之外候。受其邪侵。致生此患。乃金之嬌臟少清肅下降之令。良由水不濟火。火煎津液成痰。越人云。痰卽有形之火。火卽無形之痰。陽絡傷則血外溢。血不自行。隨氣而至。比之風行則水動。氣行則血行。氣有餘。便是火。火有餘。便是痰。若欲痰蠲血止。在育陰清熱。以平君相。使不上炎。肺得通降。腦得清靜。陰平則陽秘。水升則火降。一水承制五火。腎水也。仿上病取下法。爲治。管見、候裁。

內服　毛知母（鹽水炒）錢五　川丹皮（酒炒）二錢　懷山藥二錢　眞川柏（鹽水炒）八分　福澤瀉（炒）錢五　霜桑葉三錢　大生地（炒）三錢　夏枯草三錢　杭菊花錢五　石决明（先煎）八錢　青菓二枚　鮮枇杷葉（去毛）二錢　潤元參三錢　燈心二分　乾荷葉二錢

如鼻塞加光杏仁三錢　苦桔梗錢半　木賊草五分

如舌苔白。舌部無紅點者。加陳皮一錢　去潤元參大生地。如舌苔黃。舌部紅點多者。加活水白蘆根五錢，去節先煎。如大便隔日行者。加小川連三分　洋瀉葉八分　如嗜酒者。加枳椇子二錢　如嗜烟者。加生甘草六分

外治　如鼻塞用薄荷油。以銀針點一滴在鼻之內黏膜處。一日二次。計如字七種否作罷。

外治　用淡輕三水二〇•〇（此二十個格蘭姆之碼也。每格蘭姆二分六厘七）

每日嗅入鼻內三四次。

天然治法　多透空氣。在清潔之所。宜常吸入新鮮空氣。一日二三次。每次時間數分鐘。人烟稠密之處。空氣不透。炭應障礙。及有油烟之處勿到。（如茶館酒肆戲館飯店及道途中污濁之氣等）

食品治法　青菜。茼蒿。黑木耳。金針。鴨子。淡菜。榨菜。金腿。海參。猪肉。猪腰子等。　記者。按榨菜內有辣茄。恐亦所忌。

食品所忌　葱。蒜。胡椒。生薑。醋。烟酒。大椒。韮菜。香烟。及動風發氣之物。

問一百三十六（熱病替代米食不令胃絕之法）　周小農

錫地風俗。遇外感卽停飲食。惟以陳年風米湯飲之。惟伏暑夾積。更加纏綿。有三四月不愈者。至伏邪夾積群不敢下。恐內陷也。裡氣不通。告愈無從。每見他手辭下之症。積滯日久。粒米不進。氣液告匱。胃絡脈絕。見嘔忒而危者。目擊心傷。他日再逢伏熱夾積。設法通宣。亦多阻撓。噫。始作俑者。其無後乎◎前讀黃君食飯說◎竊意該處熱帶◎消耗元津甚酷◎如有絕食◎不其殆哉◎今讀袁桂生君論兒科研究之法◎（中有云一概禁絕乳食◎餓死者◎每年以千百計◎該邑如此◎錫邑亦猶是也◎錫俗名醫◎有一米入口◎多熱十天之嚇人◎）病家譬喻不信◎同道亦思想甚舊◎因思劉吉人君別物替代之善法◎擬徵求替代米食◎不令熱病胃絕之法◎海內高賢◎尙祈各賜討論◎以振弊俗◎生命幸甚◎

附白◎替代之品◎必須爲蘇屬易辦者◎現在揣擬消極一法◎藏米綠豆◎有積者鮮蘿蔔冬瓜地栗◎煑以略食而已◎取其暑濕可清◎兼治病也◎

問一百三十七　周小農

肺病處◎易感冒◎有蘊熱◎易生痰◎每有治愈咳症◎而肺胃之數脈不減◎晨有如珠形似肉非肉◎◎隨唾而出◎竊恐肺生堅粒◎爲瘵所漸◎治此既不敢慢與淸滋◎過其蘊熱◎每令食白木耳燕窩以化之◎貧病者◎患力乏不能持久◎此白木耳燕窩◎亦必有代之者◎敬祈　海內高賢賜教◎　以救貧病

附白　前年考查葛仙米可清藏熱化熱痰。似可代白木耳。然青年每防久服寒傷腎陽。有毓嗣艱之虞。故亦未敢久用。

問一百三十八　雲間朱振華

敝處自四月間起。發現足腫一症。日盛連綿。死亡接踵。觸人耳目。初起薄暮覺兩膝肌膚頑楚。稍有微腫。數日之後。痲木不仁。行履艱難。小溲短赤。大便或溏。或堅。上升少腹。按之若鼓皮之堅。嘔惡氣促。未上升時。則納食呆。多則腹中如裂。已升則納食無度。箸劃不及。脈多沉細。兩足更弱。舌少液無苔。重則數日而死。輕則二三月死者。年歲自十五六以至四十。四十以外稀矣。不分男婦。均有此疾。十難挽一。甚爲驚心駭目。醫者治以疎表滲濕。健脾滋腎。祛風攻下諸法。均難奏效。鄙人欲思挽救。莫得良方。特此修字。達於社中。懇求諸大名家。不吝學識。乞賜良方。幷祈指示病源。以擴眼界。庶幾轉危爲安。皆諸友之所賜也。

問一百三十九　　董蔭璋

貴社諸先生均鑒。敬啓者。舍妹年二五歲。於本年正月新產。吃食羊肉。次日卽患大便滑泄。日數次。至第三日泄止。轉變爲後陰拘急重墜。晝夜不休。大便堅硬。兼見咳嗽痰黃。溺赤。饑不喜食。雖食乏味。舌本垢濁燥黃。脈伏小而數。醫以鼈血柴婁貝竹枳絲瓜苦杏風化硝之屬。服三劑不效。又柴胡鼈竹知母。加香砂六君子丸三錢。服後墜急尤甚。又四逆散。加薤山查阿魏等。羊肉湯爲引。服之亦不對症。又西醫以白藥下之。水瀉數十度。肢倦難持。中醫以白頭翁湯。加地榆雞冠花澤瀉薏仁砂仁沙參服之。瀉止。後陰裡急後重等症仍在。又洋參升麻葛根及芩連之類。服亦反對。又鬱杏白蔻竹枳澤蘭服之。反增日癢。又通關滋腎丸。合金匱旋覆花湯。香附菖蒲枝子大黃蘆根檳榔木香不效。又礞石海石覆杏。亦不效。又希簽草蒺藜黃花草歸尾桃仁皂角大黃芩柏婁仁。服後遍身骨裡及尾閭骨反爲燒熱。前陰亦急。中脘反劇不舒。又馬齒莧木通膽草管仲茵陳防己蝦蟇蠶砂穿山甲丹參櫓豆玫瑰荷梗二妙丸鼠蛸皮紫草紫地丁浮萍生地元參滑石川楝冬蜜穿骨草猪大腸藕乾綠豆芭蕉根蒼耳子亦不效。又補中益氣湯服之。矢燥更結難通。又大補陰丸亦不效。以上各方。計服四十餘劑均無效力。近日症見前後兩陰拘急。重墜而癢。尾閭骨有時焚燒大便結燥。自得病起解少。現溺白照常。疏利中脘鬱悶。胸膈刺痛。天庭有時甚疼。或塌陷。深容一指。饑而少食。面顴燒熱。舌仍垢濁。燥黃。舌尖刺焦。脈不應指。再去年懷孕順月。吃禾米飯盌餘。症患血淋。舌如沸湯灼泡。兼之後陰。裡急後重。大概服龍膽瀉肝及導赤散加丹皮郁李仁收功。謹將舍妹前後病由。函懇 貴社諸先生。不乏專科妙手。如何治法。乞賜良方。俾舍妹得起沉疴。感恩靡既矣。此頌

大安 通信處乞寄藴州西門街通濟藥鋪賤名收可也

問一百四十 沈立明

問　　答

一婦人年十七八歲。去年六月。（初起時蛇有足）至十二月。（胎有八七個月）經來如小產。服參卽止。今年正月亦小產。腹內胎形全無。如平常一同。至四五月起。至今腹如單膨。身體不安。翌日大便去瘀血。身即安。敝處醫生。亦有云鬼胎。有云蛇胎。皆不效。記者。按此稿不甚清楚。須再詳示。

問一百四十一　承秋梧

敬詢者。家慈年四十三歲。體質素羸弱。多愁善病。患痔疾及管瘡。年必一發。（近年則六七月一發）近年患白帶。無虛日。小有勞。卽增多焉。更兼夜寐多夢。偶一合眼。即雜夢紛呈。大抵與鬼作互爲多。鬼皆係亡故親戚。多認識。（初不甚懼。近則膽怯懼甚。不敢獨宿）甦時四肢乏力。倦甚。睡必如此發之。望海內醫家。不吝囊秘　乞賜病原良方。（煎劑丸方膏方）登諸報端。俾按方配服。得脫苦海。則感德無涯矣。

問一百四十二　酈昌齡

問　答　一三一

問答

醫學社長者台電。爲僕之小兒。現年八歲。自舊年陰五月十一起病於玆。尚乏良方調治。至今未愈。殊爲痛苦。故特詳病由。求治方法。蓋症起時。頭面虛腫。繼腫至四肢。肚腹。小便。人稱係是河白。用針挑手指肚上。必須忌口。最忌食鹽百二十天。卽愈。當行施治無效。再請兒科方藥。亦無效。再用草藥貼肚臍。幷服單方雖退稍許。然未見全。延至九月初上。忽全身發腫。眼鼻有血。大便結痢。換請餘杭胡念祖君醫治。謂不可忌淡得治。不然另請。卽照吩咐。則忌葷腥辛之類。連診十五次。藥服四十餘帖。病屬减輕。其人尚可行動。肚腹總不見復原。到十月間暫停醫藥。因年小服藥太多。兼病未見去消故耳。詎到十二月初。又復發腫。直至目下時發時退。面包淡白。舌頭尖紅。四肢消瘦。胃口尚開。而其腹總不肯消。總之針刺。方藥。草藥。單方。火灸。內服外治。不愈。噫。不幸罹此疾厄。苦痛何堪。僕日來誦讀　貴報。研究完美。爲此竟敢冒昧。詳叙始末禀懇。想諸博學名醫。仁德爲懷。　伏乞不吝金玉。俯賜治療

方針◎俾得脫免苦厄◎銘感無涯矣◎叩請

公安　附上藥方十一張◎尙遺失四張◎

醫藥社長台鑒　　厲杭州仁和倉橋天主堂内

生熟穀芽（各半）一兩　欵冬三錢　醒頭草錢五　潞參錢五　清炙草六分

天花粉二錢　生江西朮錢五　苓皮三錢　煨木香八分

病雖獲效尙難許吉

銀花三錢　淡竹葉錢五　猪苓二錢　酒炒淡條苓二錢　青殼連翹三錢

苡米三錢　赤白二苓八分（各半）　木香八分　扁豆三錢　福澤瀉三錢

白朮錢五　生白芍三錢　朴絲八分　鹽水炒橘紅錢五

潞參錢五　辰拌茯神三錢　扁豆三錢　北沙參三錢　生江西朮錢五

橘紅錢五　天花粉三錢　米炒麥冬三錢　木香六分　生粉草六分

欵冬三錢　生穀芽六錢

潞參錢五　清炙甘草六分　白前三錢　生仙居朮錢五　欵冬三錢
生熟穀芽（各半）一兩　木香八分　北沙參三錢　橘絡錢五
浙貝三錢　青壳連翹三錢　薄荷六分　地菊錢五　霜桑葉二錢
地榆炭三錢　銀花二錢　天竹黃錢五　通草錢五　槐花三錢　粘子錢五
淡竹葉錢五

飲食先停於內◎風濕後感於外◎始而痛痢◎繼則腫脹◎爲風濕兩感之明徵◎兼夾時令溫熱◎是以寒熱無汗◎脈象弦滑◎頗有痙厥之勢◎勉擬之方◎然否請商◎

地榆炭三錢　槐花三錢　薄荷六分　通草錢五　粘子錢五　浙貝三錢
霜桑葉二錢　銀花二錢　淡竹葉錢五　青壳連翹三錢　池菊錢五
天竹黃錢五
北沙參三錢　木香八分　白薇三錢　扁豆三錢　欵冬三錢　生穀芽六錢
生仙居朮錢五　蜜炙白前三錢　西潞參錢五橘紅錢五　天花粉三錢

辰牛茯神三錢

暑濕熱毒◎漸成河白◎一身盡腫◎舌苔光淨◎脈滑右數◎擬方◎

綿茵陳二錢　炒甜葶藶子錢五　赤小荳錢五　帶皮苓三錢　通草一錢

淨連翹三錢　老萊菔三錢　炒廣皮錢五　木防己錢五　海金沙錢五

生米仁三錢　車前草三科　引加燈心一束

暑濕河白◎水氣最重◎必要膀胱氣化◎隨可治愈◎

綿茵陳二錢　帶皮苓三錢　通草錢五　炒雞內金錢五　炒廣皮錢五

大腹皮錢五　海金沙錢五　淨連翹二錢　木防己錢五　生桑皮三錢

炒山查三錢　製川朴八分　煨草果八分　引加生薑皮一撮

飲食先停於內◎風濕後感於外◎痛痢兩積◎腫脹並作◎先擬導滯入手◎繼則再治腫脹◎未識然否◎卽請高商

製軍二錢　萊菔子二錢　雞內金二錢　查炭二錢　海南子錢五　秦皮三錢

腹皮錢五　油當歸三錢　赤芍三錢　川黃柏二錢　海金沙錢五　木香八分
白頭翁三錢　川連八分
病雖獲效尚難許吉
白頭翁三錢　川連八分　鹽水炒橘紅錢五　猪苓二錢　秦皮三錢
淡條芩錢五　白芍三錢　帶皮苓三錢　川黃柏三錢　木香八分　澤瀉三錢
川朴絲六分　粉丹皮三錢　白朮錢五　淡竹葉錢五

問一百四十三　浙江餘姚康維恂

再詢者。本報第九卷第七期問答門。百二十六號。鄙人曾有羚羊角有何種藥物可代之問。嗣蒙劉君吉人。於本報第八期內惠答。足徵　劉君學識淵深。不驕不吝。茲經鄙人。依照答示。試驗數人。詎服過數日後。不惟不生效力。且上下臉胞。發生赤腫。勢欲潰腐。鄙人學淺才庸。不諳其故。伏叩　海內高明具利濟之仁懷。存恤貧病婆心。研究有得。從捷賜答。不勝禱切之至。

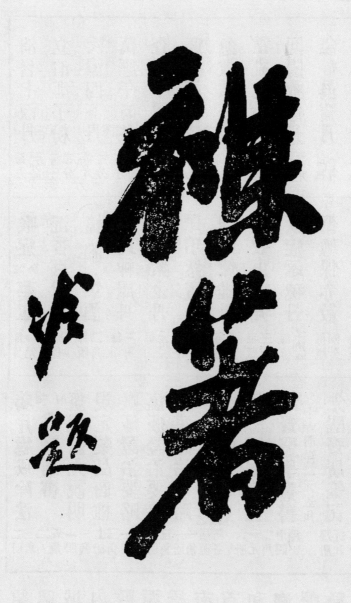

病中日記

張汝偉

平安無事。猶嫌不適。疾患纏身。方知痛苦。時在屠維洽協之閏。而遭河魚痛迫之恙。寤寐之間。思潮坌集。靈心未泯。覺悟頗多。愈後把筆弄文。摘成記錄。猶試驗而知悟。由悟解而證驗。雪泥鱗爪。以存一得云爾。

閏七月初二日　天晴。風潮甚大。晨起。微覺不舒。早餐進盞半。午飯只一盞。午後出診。三句鐘畢。又與友人雀戲四圈。夜餐。進盞半。精神尙好。惟是日數大便。每次必努力。然所下燥矢不少。且昨日亦已連便數次。按余體脾陰素虧。大便至多一日一次。或兼日而更焉。今兩日中便七次。知有異焉。夜半睡中醒。腹痛。欲便。起至圊。則劈拍之後。肛門滯重。乃努力掙之。汗如雨下。及畢。以火燭。則涸糞不少。以爲積滯得下。可無故矣。不意上床之後。竟喘吁倦怠。而寒熱作矣。

初三日　晴。晨早醒。寒熱依然。食物不進。便數益多。裡急後重之勢益甚。乃臥疏方◎用土炒防風根●保和丸●焦枳實●焦穀芽●半夏粉●猪赤苓●木香●萊菔子●等爲劑◎服之◎夜間次數減少◎至五次◎然每次必努力下掙◎必汗出如浴◎便後必氣喘心跳◎逾十分鐘始平◎然一夜五次◎已受苦不堪矣◎幸寒熱未加◎而口仍不渴◎憶想此仍是積滯◎必通則不痛也◎然痛雖痛◎燥矢得下◎何以腹中鳴響◎有如洞泄之瀉◎及至圊◎則澼澼有聲◎有如下痢◎惟小溲則始終有之◎余所以不作泄瀉及痢下治者◎爲此也◎

初四日　人當平日◎最喜小兒◎及至有病◎則嫌小兒之煩◎是日晨光熹微◎二兒卽啼◎余隨之覺◎九句又便◎肛門又滯◎一如前兩日狀◎余思長此以下◎痛何時減◎滯何時清◎莫非伏暑積熱◎注入腸中◎偶受風邪而發◎遂擬一方◎用吳萸●白芍●姜半夏●平胃丸●姜山梔●炒淡芩●風化硝●生枳殼●山查肉●本香●砂仁●猪赤苓◎地枯蘿●玫瑰花●爲劑◎而又以生藕同生萊菔◎和冰糖◎置飯鍋上蒸熟◎作消閒之品◎食之◎頗覺甘美有味◎胸腹間大氣鳴

嗚然◎自上而下◎由闌門以至糞門◎矢氣頻轉◎而次數漸減◎ 是日僅食苡仁湯一盞而已◎有戚家遣使來省余疾者◎余家人◎答謂已好◎今日吃火肉卷麵及粥矣◎使者曰◎次數幾何◎曰不知也◎大約痢耳◎噫◎余因之有感矣◎ 倘請醫生而告以此◎鮮有不爲膈膜之言所誤者◎ 所謂自家有病自家曉◎幸余自身有病自能醫◎吾輩身爲醫生◎出外視診◎閥閱之家◎一切看護◎任責婢僕◎粗鹵之人◎烏知宜忌◎而少婦閨女◎含笑帶怯◎復不能言◎使非善問而善聽◎未有不爲簧言所惑◎余因自病◎而悟入斯理◎ 自謂醫家要訣◎揭出之◎以告世人◎愿病者與侍病者◎三致意焉◎不然◎則余去年提創中醫宜用看護婦之說◎益不可緩矣◎

初五日 天降雨◎下午晴◎晴而又雨◎一如余之腹然◎痛則欲便◎便則氣促◎逾時清醒◎身體適然◎逾時又作◎天因寒熱不勻◎大風之故◎而倏晴倏雨◎夫風爲天地之氣也◎余因之而又有悟矣◎遂憶及此次之痛◎大約緣氣陽努傷◎血

熱滯腸之故。遂疏方。用生熟香附●鬱金●酒炒赤白芍●土炒當歸● 青廣木香●青陳皮●沉香麯●台烏藥●佩澤蘭●硃赤苓●製半夏●蔻仁●滑石●竹茹●通草●爲劑。服後。居然氣機通暢。次數减至一晝夜兩次。肛門滯重亦寬。復下黑矢累累。寒熱亦同時消滅。納粥少許。亦不飽悶。而口亦未渴。苔亦化薄。邊尖露紅矣。噫。使此病而僅見寒熱。不腹痛。不下燥矢。則濕溫之慢症矣。非二三候不能遽痊。使僅腹痛。而不見寒熱。亦不便者。則時疫之險症矣。又非三四日可稽遲。若洞泄。若赤白痢。則皆非四五日。可以下若是之滯。今余病是。余無以名之。名之曰滯利。詎非幸乎。雖然。余自入夏以來。僅守養生勿飽之訓。自問每日所食恰免庚癸之呼。實無過度之處。何以積滯竟若是之多耶。倘鄉下無知。妄進肉食。不知禁忌。則不爲噤口之重症。卽變爲陽明之食厥。可無疑矣。且余之寒熱甚淡。又不頭痛。不可爲外感之症。而余亦兢兢焉禁絕穀食。且因禁食而獲效。矧外感乎。矧外感之有積滯◎而未得下者乎◎ 因憶前之駁黃眉孫先生食飯説之非屬杜撰◎實有確實之經驗也◎且大都病人◎最畏虛字◎一日不食便慮其虛◎醫生苟時時禁之◎尤恐其食之多◎而況其敎之以食乎◎黃先生之駁吾言◎余已聆之矣◎然平心而論◎ 余豈不食飯者◎而必禁病者以不食◎ 蓋有不得已之苦衷也◎前著辨虛論◎亦詳言之◎黃君以爲然否◎因泚筆記之◎

初六日　陰雨◎九句起身◎在房稍坐◎對抽芽蕉葉◎含雨舒情◎ 頗有悠然神往之慨◎遂焚爐香◎烹佳茗◎憩籐榻◎掃塵垢◎饒有雅人深致◎乃命大兒取蘇沉良方觀之◎以消遣也◎余讀蘇氏問養生篇◎曰◎食中有蛆◎人之見者必嘔也◎其不見而食者◎未嘗嘔也◎又曰◎論八珍者必咽◎言糞穢者必唾◎ 二者未嘗與我接也◎唾與咽◎何從生哉◎又曰◎安則物之感我者輕◎ 和則我之應物者順◎外輕內順◎而生理備矣◎數節◎不禁豁然大悟◎有如醍醐灌頂◎益佩吾中醫哲理之神妙◎斷非西醫所能望及者◎今病後無事◎爰伸言之◎夫心爲一身

之主宰。心氣光明磊落。外邪又何得入腸胃充實。區區蛆虫。烏能病我。楚王吞蛭。前車之師。食宿物則疑。臭穢氣則疑。心氣之主宰不固。遂爲外間之物欲所侵。而邪乃得乘機以入。所謂木腐虫生。人疑讒入。惟疑之者益多。病之者亦益驗。而西醫微生物細菌學之學識。遂樂爲世用。嗚呼。在昔人欲未開。穴居野處。木食草衣。藥石未備。微生細菌俱未發明。而上壽者。咸皆數百。降至後世。咸能百歲外。中壽亦八九十。何今日衛生之術益明。而人壽益短矣。此無他。內不能順其因有之氣。而徒斷斷於外物。又不能絕其欲。所謂畏首畏尾。身其餘幾。故處今日而不欲言衛生則已。欲言衛生者。惟有返我古道。養我浩然之氣而已。是日便一次。甚爽。肛門微滯。食鮮蓮子一盞。軟飯一盞。粥盞有半。頗安適。初九。擬挈眷往鄉。作平原之游。遂早寢。明日整理行裝。亦不復記云。

醫鐸自序

前人

雜著

余嘗謂人之智識。由學問之深淺。而見其高下。生而知之者。惟聖人爲能。其下則學而知之。困而知之也。然能立堅向之志。不避艱險。隨處提撕。隨處收拾。隨處體究。隨事討論。則日積月累。自然純熟。自然光明。及一日豁然貫通。則與生知者無異也。雖然。學問無事實。不可畸重畸輕。必並行必悖。方爲眞學問。其初也。由個人之理想感覺。特性感覺。發其端。繼之於致知力行。圓機純熟。竣其功。不惟修己立身。處世應物之事。當明白曉暢。卽前人之所未發者。不妨由我而發。前人之所未明者。不妨由我而明。卽前人之所未盡者。不妨由我而暢達。此無他。積經驗記憶感覺。而發明其智識也。非惟士之於學宜如是。卽農工商界。亦當如是。而於藝術之考求。則尤甚也。謬不敏。以樗櫟之材。膺司命之重。戰戰兢兢。自暢自勵。五六年來。偶有所得。輒付楮覗。或他人視爲常語。而己心以爲異。則且錄之。或明日視爲常語。而今日以爲異。亦姑錄之。或論古今是非。或辨駁疑難。或問答病症。或摘錄治驗。或代人序跋。以及記事時評。游戲筆墨之屬。散見於紹興醫報。甯波衛生報。神州舊醫報。及其他雜誌中者。不下數百篇。謬彙錄之。訂正之。不分門類。但編年次。原思秘藏篋中。不泯手澤而已。而諸友見之。必欲余更災梨棗。謂有一語金針一言破的。卽可警覺世人。爲當頭棒喝。一葦雖小。可作慈航。若僅以秘藏。則大負普濟衆生之意矣。勉從其請。題之曰醫鐸。仿遒人以木鐸徇路之意。并有以自勉也。惟願閱余編者。匡余不逮而教正之。則幸甚。遂以爲引。時在

屠維協洽夷則下弦海虞汝偉張謬識

醫鐸序

舊可守乎。曰舊不可泥。新可從乎。曰新毋盲從。二者能酌異法方宜。取例不同。胥能愈病。如已未濕土司天。寒水在泉。治應燥熱。乃目覩症以伏熱居多。有服阿片。樟腦。番椒。心熱如焚者矣。其故因濕鬱之極。必兼燥化暑。令

夜涼伏熱反盛也◎嗟夫◎守舊者◎每多拘墟不化◎維新家◎惟西洋之馬首是瞻◎數典忘祖◎幾全望中國有種種活法◎奉外人繩墨以相從◎極其弊◎有削趾適屨者矣◎外强競爭◎此退彼進◎各省邑具西醫是勝◎雖鑄一錯◎亦不聲揚◎非復如宋太醫程文◎前清時甯試◎猶有平等之列◎噫◎新法不能沾圖十全◎舊學尙有愈病之徵梁◎新會所謂愚者天陵◎智者天媢◎豈關風會所趨乎◎抑尙未能壟斷也◎天賦人類以肢體◎益之以智能◎其爲實驗言論乎◎言論者◎事實之母◎精神與意志寄附於著述◎實心竟成◎必有觀感而興起者◎海虞張君汝偉◎青年好學◎著作等身◎丁西驕方子劇盛之會◎猶以開廣醫智◎發揚舊學爲務◎其魄力之豪邁◎思想之高超◎時時發表於論文◎摶散爲一◎積微至鉅◎近成醫鐸一書◎袪舊說之泥◎而有以改良◎非荀卿氏所謂始於爲士◎終於學聖者邪◎想見一經刋布◎鍥入人心◎而不能舍者深已◎同氣相求◎書來徵序◎志同道合◎堅如金石◎詩不云乎◎他山之石◎可以攻玉◎其必能移易舊習◎針砭時窳◎爲大有造

乎醫林者也。於是乎書。

民國八年己未秋仲無錫小農周　鎭謹識

己未年中西醫療治霍亂個人平議

古黟王壽芝

霍亂症。爲夏季流行傳染症之一。己未年夏四月霉雨兼旬。徧地澤國。夏行秋令。氣候清凉。肌膚之炭酸排洩不淨。脾胃之濁汚飲吸日傷。洎六月初上海浦東發生霍亂。喪亡日多。繼而奉賢●南滙●無錫●常州●鎭江● 他省若浙江。安徽●奉天等處。如銅山西崩。洛鐘東應。素問云。太陰所至。爲中滿霍亂吐下。又云。土鬱之發。爲嘔吐霍亂。此症病狀。 古人以概括言之。至寒化●火化●水火合化。由人體質强弱醞釀而分。今年之霍亂。大半屬於寒化夾濕者爲多數。中西醫執方治病。其中被救者眼見固多。誤藥者耳聞亦復不少。 使人目擊心傷。刺刺而議其後。

中醫霍亂論略

中醫之論霍亂。本哲理實驗合併而言也。傷寒論曰。嘔吐而利。名曰霍亂。吐利汗出。發熱惡寒。四肢拘急。手足厥逆者。四逆湯主之。下利清穀。脈微欲絕者。四逆湯主之。少陰病。自利清水。色純青。心下必痛。口乾燥者急下之。又諸逆衝上。皆屬於火。暴注下迫。皆屬於熱。其症有寒熱乾濕之分。其治有利濕。清熱。宣發。寒者溫之。熱者涼之之別。再參以歲氣天和。症之眞相。不能遁隱於望聞問切範圍之外。以活潑藥餌　療活潑病機。神而明之。存乎其人。自能奏十全之功。

西醫霍亂論略

西醫之論霍亂。本檢查療治單獨而言也。其發病原因。謂一種固有之灣曲形桿菌。德人古弗氏。於千八百八十四年。由患者腸內容物檢出。霍亂流行之候。該菌或混跡河流。或雜糅食物。一入胃內。胃少酸汁尅滅。卽滋生蔓衍。產出毒素。上戀脾胃卽嘔吐。下侵大小腸卽後重泄瀉。其症有重輕性。乾性。電擊性等名目◎治用消毒◎灌腸◎生理鹽液注射◎處方以多量甘汞阿片等劑◎寒用溫熱藥興奮◎熱用冰塊冰袋◎有一定之手續◎而鮮隨病處方之妙用◎

中西醫療治優劣

人之多由午夜而起◎邪毒蘊伏腸內◎混雜食物◎至子丑之交◎空中熱度消散◎該邪卽乘隙撩亂之時◎倉卒間◎腹痛泄瀉◎或暴注頻併◎周身之水量◎如銀河倒瀉而出◎斯時病家無醫學知識◎鮮克有濟◎卽有醫學知識◎而無對症藥品◎手無寸鐵◎何以與賊邪鏖戰◎亦坐以待斃◎故病發不過三四時◎眶陷脈伏◎音嘶汗出而死◎西醫療治隨帶藥品◎或施手術◎注射嗎啡針◎興奮其精神◎使心房血液循環不停◎或注射生理鹽水◎補助血中水液◎以免流血凝固◎而栓塞脈道◎注射輕在皮膚◎重在靜脈管◎加進樟腦精白蘭地酒◎指顧間病止神强◎霍然身安◎不同中醫緩帶輕裘◎葛巾羽扇◎雅步於槍林彈雨之中◎何則◎中醫治急症◎身帶藥品者鮮◎無手術之可言◎必診脈開方◎向藥鋪配藥◎一切緩性◎不

妨遵方泡製。而急性遇此。俟河之清。人壽幾何。社會因中醫緩慢之故。移信於他族。。司命之權。委之外人。不亦甚可恥乎。信斯言也。中醫將來。恐在陶汰之列。然而不必慮也。如知中醫者。參以西醫手術。酌症而施。萬舉萬全。不至鹵莽滅裂。喪人生命。彼霍亂寒邪化熱。濕邪化燥。寒極生熱。熱極生寒或上寒下熱。或下寒上熱。此種學理。西醫尚在摸索中。且聞今年西醫院劣等手術。將病人靜脈管割斷。或割後不能縫合。病人不死於病。死於醫。社會以西醫勢力强盛。病家茫昧不知。報界口噤寒蟬。乃及中醫隨病投方。不受病邪欺混。倘藥有差誤。盡人咸知。觀於今年霍亂一疫。願同社諸君急加改良。如仍因陋就簡。吾行吾素。保守枕中鴻寶。無以應世界潮流。然有時疫發生。政府不惜多金。委任知西醫之流。而中醫幾無人顧問。久而不反。恐難逃物競天擇公例也。

個人療治經過

夏六月初鄙人有姪孫年方十五。身患微寒。夜間當臍腹泄瀉。投溫通藥無效。加麝香三厘肉桂一分冲服。腹痛泄瀉告愈。逾三四日。雙目先發炎。紅絡縷縷。繼而起白翳。上侵黑睛。鄙人投辛涼劑無效。以眼科另有專家。延無錫本城眼科陳敬安診治。方用川連四分、鮮生地六錢、荊防各錢五、杭菊錢五、焦梔三錢、連翹三錢、打全瓜蔞一兩、茅根一兩、滑石四錢、薄荷一分同打、煅石決明六錢、竹葉三十片、鬱金錢五、枳殼錢五、外用點眼藥。此方服下一劑。炎退一半。白翳亦漸消。繼劑。僅服頭飲。便瀉惡心。當臍復痛。鄙人命停前藥。投疏散溫品。至夜半腹痛尤甚。外用食鹽、茴香、生香附、生葱、生薑、炒乘熱布包熨腹。亦無大效。又加麝香、肉桂、量如前數。連服四劑。繼以溫健脾胃。調養十餘日而全。又同仁之母。年近五旬。經育八胎。體質素虧。霍亂流行之時。患怯風腹痛泄瀉。亦用溫熱疏補並進得全。又一同仁壯歲體質堅強。年方二十四歲。口腹不慎。夏六月二十八晚出外。啖肉餡麵鍋貼十枚。又食冰麒麟◎傍晚歸來胸腹覺悶◎頭暈◎勉食晚膳飯一盌◎夜十句鐘時◎滿腹作脹◎悶如發痧◎比請西醫王海濤與以瀉藥水◎據云飲後便瀉卽愈◎　詎至夜半大瀉數次◎迨天黎明目眶大陷◎聲音嘶嗄◎出冷汗◎舌黃膩灰◎兩手脈伏◎鄙人進以平胃散及芳香清熱利濕去濁導滯等藥◎重其分量◎無效◎　又請西醫皮膚下注射生理鹽液◎比時人能起坐◎午後舁往醫院注射◎延至下午四句鐘時◎出冷汗眼戴昏沈而歿◎夏七月十三清晨◎鄙人有女戚年方四十五歲◎身體素健◎頭昏腹不痛◎瀉赤濁水五次◎眼眶微陷◎鄙人診之◎左右關脈帶弦微急◎舌中薄白苔◎邊沿紅◎勸其往西醫處診治◎　去診注射鹽水◎飲與白蘭埅酒◎　回時卽發熱加劇◎口渴◎便瀉尤甚◎鄙人方用清涼消毒導下分利劑◎藥煎好傾盌內未服◎　又舁往西醫院注射◎飲與白末藥粉◎病益進◎雙脈伏音啞◎出冷汗◎　十四日請周君小農同診◎　投甘凉解毒品◎挽救無效◎　至十五日早內閉外脫而死◎此二危症◎經西醫診治無效◎用中藥救濟◎亦難回春◎不知當時因空針注射◎　及割開

靜脈管◎正氣宣洩◎血流凝塞◎促其速死◎如初起霍亂◎暑濕伏邪◎熱結旁流◎或用疏散辛凉寒降◎如王氏蠶矢●藿香左金湯等◎再加熟生大黄推蕩◎乘其初起◎正未衰而邪易去◎不知可否◎ 至如腹痛泄瀉無寒熱輕症◎鄙人用五苓平胃◎及周氏化濁三方出入◎體强者◎或加生熟大黄◎及玉樞丹◎ 不過一二劑即愈◎此鄙人診治經過之大略也◎

秋瘧指南弁言

何約明

人之一身◎陰陽不得其平◎或傷天時◎或失調攝◎皆足以致病◎而秋瘧一證◎千原萬變◎猶爲複雜難治◎醫者茍非寢饋內難◎會通今古◎無由藥到病除◎ 茲得李偉人君刋送吾邑名醫林德臣先生所著秋瘧指南一册◎讀之如飲上池◎使斯民而兔天札◎未嘗不多李君之功◎今先生旣歸道山◎恨無一面之緣◎又不禁重致憾◎於是書也◎因附紹興醫報重刋◎以廣其傳焉◎·

中華民國八年八月十日大埔何約明謹誌於南洋梹嶼大山脚醫廌

與袁桂生君討論五行生尅之意見書

逸　人

桂生有道先生偉鑒◎昨於育和君處◎得見　大著醫草◎喜逾望外◎急盡讀之◎覺病機皆洞見隔垣◎方藥率得心應手◎景仰久之◎小子於醫學上歷時未久◎闕憾頗多◎去歲八月間◎因趙君託莘◎盧君育和之介紹◎遂訂購紹興醫報◎雖時育和君◎卒然以五行生尅見問◎逸乃率爾對之◎（已登入九卷二號本報）自知信口妄談◎無關至理◎尚未識　閣下之何主張也◎厥後歷讀紹報◎見閣下復北海君函◎幷諸君子之解決◎於是管中窺豹◎略得一斑◎乃妄稱其詞曰◎醫學上五行生尅◎一般墨守派◎謂是可廢也◎孰不可廢◎一般維新派◎謂特恨其廢止不早耳◎雙方所持之理由◎誠極端反對◎激聲君評以皆不充足◎可謂卓識矣◎因步其後塵◎更進一語曰◎醫學上五行生尅◎果可廢耶◎抑不可廢耶◎說者謂皆是也◎以五行生尅置諸可廢不可廢之間◎又曰◎五行生尅之論◎無俟喋喋爲◎噫●其然豈其然乎◎嘗聞當遵行者◎奉爲至典◎宜廢棄者◎逐爲寇盜◎

焉能以模稜之見。談眞確之理。應如何之研究而止哉。逸不敏。私心自用。杜撰一解決曰。內經中。所談五行生尅。皆指生理而言。是五行生尅。乃一種生理學上之代名詞。（內經談生理。改名詞於五行者。占全書中百分之八十。逸以筆澀。未能抄書。閣下若有特殊意見。請直接討論。）生理惟何。卽人生所以能生之原理也。若外感六氣。內傷七情。及不內外傷之三因。名曰病原。五臟六腑之寒熱虛實。名曰病機。三陰三陽。手足六經傳變。及升降浮沉等。名曰病理。診斷其症候。融會病原病機病理。施適當之療法。以恢復其固有之機能。名曰症治。是故生理病原病機病理症治五項。確有天然限制之範圍。決不容拉雜也。亦斷不能拉雜也。（傷寒雜病論症治學。不談五行。卽此意也。）奈何。後世庸醫。誤謬至此。無生理。無病原。無病機。無病理。無症治。均拉雜於五行生尅之中。（凡深研唐宋元明以來之書籍者。必知逸言不謬。）幾何而不使醫學直化爲五行生尅之學也。幸賴閣下以登高之呼。提倡廢棄。

然陽春白雪。和者寥寥。卽以紹報投稿而論。反對者竟居大半。（逸以晚進後學。神州醫報。未獲及覩。尙不識有幾人附和。幾人反對也。）外人輕視中醫。謂不足與之談話。果如是者哉。昔育和君云。數年前曾有於醫報上。提倡廢棄六經者。逸聞而惜之。竊嘆其識高而疎於理。不免有孟浪之譏。蓋三陰三陽手足六經傳變。乃病理學也。於症治學上。無絲毫之關係。無關係而使之有關係。乃叔和之妄作聰明。非仲景本意也。後人瞑目索途。尤而效之。是後人之過失。非叔和執而强之也。千慮一得。而知及夫此。規定之可也。若憑意氣之爭執。必欲廢棄之。斯逸所爲之深惜者矣。五行生尅問題。一言以蔽之曰。爲生理學上假借之代名詞。靈樞素問可徵也。微特與病原病機病理症治上。無絲毫之關係。卽於生理學上。亦非直接之本名詞。而爲間接假借之代名詞。（如內經稱肺屬金。肝屬木。味屬字自知。）如此。庶一目瞭然。門外漢皆能知之。閣下槪冠以廢棄二字。（逸雖未獲遍覩閣下著作廢棄全豹。但於復北海君函中一斑知之。）遂誘起一般墨守派之反對。想亦有心約諸同人之研究也。解決篇中反對最力者。如某君之言曰。人在氣交之中。秉天地之氣而生。亦屬一氣貫注。今也論疾病。而舍五行廢生尅。是何異指人爲天地外之異氣耶。殊不知五行之應五臟。本天然之生理。五臟之名五行。屬假借之名詞。決不能拉雜於病原病機病理症治之中。而無眉目之可分也。中醫理想用藥。不外五行者。執草木之生理。以推測其效用也。雖云可以假借。然奉爲治病不祧之法。則大謬不然矣。（此意詳拙著醫學演義中。容俟付梓後呈政。）嗟夫。國醫舊學。汶汶悠悠。踵世相承。千年一轍。師承各別。衣鉢是貲。敷衍應酬。藉端糊口。軒岐傳道之初志。果如是也乎哉。區區私衷。情難自已。閣下乃廢棄五行之提議者。事雖可議。而心不可誣。故管見願就正焉。臨穎尙希垂鑒。鴻鱗遇便。惠我德音。專肅致意。卽頌著祺。時逸頓首

益人醫話自序

時逸人

雜著

余先叔曾祖雨人公。中年避楊洪之亂。徙居淮上。肆力於醫學。凡三十餘載。各科學識。無不有深思至理。惟婦幼一項。尤有專長。晚歲以醫名噪於淮揚間。全活者甚衆。惜後世無人繼之。道遂中斷。此先祖　紫庭公親口對余言之也。又先三叔祖四叔祖。及家伯家父繼族中世伯諸父等。亦皆略識醫書。率未成就。比年來迭遭世故。喪亡過半矣。余素多疾病。惟藥是依。感往昔之淪喪。傷橫夭之莫救。銳志習醫。始基於此。於是乎求學於校。實習於院。觀摩於社。研究於會者。於茲五年矣。自恨見異思遷。恒心未立。朝學御。夕學射。紛紛終日。未免貽笑通人。而愚好自用。肆口妄言。上凡百家。近兼世界。於醫學上。有一言片語。足資話柄者。無不對友人話而道之。話已則筆於簡末。積之久敗簏滿焉。蓋一千八百餘日之口舌債。筆墨債也。己未夏。家父患目疾歷七十餘日。方克痊可。余於侍藥之暇。因檢閱之。刪其煩雜者。約十之八。取其有一得者。約十之二。乃抄錄成章。彙成一帙。顏曰𥁕人醫話。夫𥁕人

益人醫話自序　七四

者。爲有益於人。今余既竊名爲益人。是益人乃余之自述也。烏可溺乎。 錄既竣。有感於斯意。爲之序曰。

歐風東漸。吾國爲之一變。去腐敗爲文明。化空談爲實驗。醫林改革。 名士蔚興。編書譯書。聲浪正盛。余獨呶呶爲話醫事。 得毋有背時之過乎。且歷代醫話。著者衆矣。茲惟擇通行本言之。如褚氏遺書。醫語纂要論。醫旨緒餘。折肱漫錄。醫林集腋。愼疾芻言。言醫選評。重慶堂隨筆。潛齋醫話。歸硯錄。 讀書記。惜餘醫話。 柳州醫話。願體醫話。 冷廬醫話。友漁齋醫話。存存齋醫話。素龕醫話。東源醫話。鶴塘醫話。 醫話叢存初續編。研經言。 伏氣解。琉球百問。市隱廬醫學雜著。塔涯軒醫藥漫錄。醫林稗錄。並彙講管見附經心法。 及各醫報之醫藥雜著等。 博大精微。不可勝數。 奚事余之駢拇枝指爲。然有說焉。益人醫話。 乃余談醫之話。恐他人之醫話。未必若是也。 話其言。即可證其實。正改革文明必不少之要道。何以過之。是爲序。甲子紀元第七十七〇五

十六年。閏七月朔日。逸人氏識

與社友談醫事

逸人囮氏

（一兒科）尙論後篇載小兒治法大綱。乃兒科病理學至精之本也。若準繩金鑑中。兒科乃普通之症治學。決不可廢。（外台中小兒科方論過古恐不適用。）再參以馮氏錦囊。景岳全書。東醫寶鑑之兒科。兼及醫原幼科要略。幼幼集成。幼科鐵鏡。福幼編。蘭台軌範。醫學眞傳。並各醫學之幼科醫案等。提要鈎玄。自得大概。若診斷學。與大人無甚分別。（但不切脈。）而看手紋之法。陳飛霞言之極確。驗方新編又載之。沿流世間。膾炙人口久矣。若新醫學之兒科學講義。兒科學總論。兒科叢刊。豪氏兒科學。新撰兒科學。莫氏惠氏兒科學合論等書。亦可聊事觀摩。資爲補助。若衛生書籍。有育兒談育兒之模範。育兒問答等。檢閱之。亦未爲無益也。若拒之以自隘。毀之以鳴高。

吾不取焉。

(二)咳嗽)不佞以咳嗽爲瓦斯(譯東文)之激刺。起生理上變化。使肺中津液凝結而爲痰爲飲。故成咳嗽。咳嗽既成。痰飲愈甚。不佞於前論中謂其始也。因咳其嗽甚。繼也因嗽而咳。卽此意也。諸君諒久已知之。俗傳用杏仁療咳嗽。其弊中外一轍。西醫用杏仁爲鎭咳劑。以對症療法。是不求其本。而齊其末也。不佞於醫療上素不專重藥物。卽用藥物。而於對症療法。亦絕對的不贊同。蓋主張於原因療法者也。(此意已著專論。登入他種醫報。茲不贅。)近以包農輔儔近秋。二先生惠我敎言。不勝感感。惟農輔君責不佞所言杏仁治咳嗽。反能生痰之說爲過當。且引外台之言爲證。殊不知彼一時此一時也。用於痰症能除痰。噫矣。用於咳嗽之痰。實足延長病期。生痰阻氣。蓋截住原因之出路使然也。原因不去。咳嗽不止。痰必不除。必不可除。

而欲除之◎豈非愚之甚矣◎原因惟何◎七情六氣是也◎七情六氣◎前輩已有成法可遵◎奚必呶呶然聚訟於一症也◎

（三白話）歐西各國文字◎言語不分◎已譯成華文書籍◎雖有淺深之不同◎乃係翻譯者華文之程度◎吾國古時文字與語言◎亦無甚分別◎兩漢以前之書籍可證◎迨後世八股漸興◎此道遂絕◎然間有卓犖人才◎尙不失古之遺敎◎此乃中華之國學也◎國粹也◎白話體爲一般普通人說法◎自不可廢◎然當與文字並行◎庶雅俗共賞◎若專用白話◎不過於紙墨間◎多一番那嗎麼呢等類之俗字耳◎非特爲大雅所不齒◎亦且有傷國粹◎汝偉兄於醫報上提倡一種白話稿件◎竊艾艾然敢爲不可◎應世界漸行之事甚多◎白話特小者也◎何必作爲問題◎再不佞更有一解◎吾人作文◎類多有八股之餘氣未消◎欲革此弊◎必力追四書五經之文法而後可◎區區管見當否◎乞裁

與社友談醫事

（四醫學）吾國舊醫學。今日衰弱極矣。不佞有大膽一言。進於諸君之前而忠告曰。基礎之不良耳。教授之不良耳。基礎唯何。生理學解剖學組織學等是也。基礎未修。故無根本。教授不良。故進無次序。競爭於優勝劣敗。天演公例之場。欲不歸淘汰之列。戛戛乎難之矣。然今日醫界不行提倡則已。如若提倡。舍根本上之解決。將從何措手。編輯生理病理講義。規定中醫教授書籍。皆爲今日急行之務。不佞但欲使一般業中醫者。補習生理諸書。奈以勢力不逮而未果。至診脈歌脈法四言。察舌辨症歌。傷寒直解辨症。藥賦新編。時病論中六十方法。方歌別著等。雖爲業醫藥者不可少之書。然對於初學一方面。仍恐無須乎此。再進而言之。前輩遺著。多屬後人編訂。任意尨雜。瑜不掩瑕。不佞彙集前四大家。後八大家諸書。取其有一得者。約十之二。删其謬妄者。約十之八焉。卽傷寒金匱內難諸書。亦得半失半。

邪說誤人◎莫此爲甚◎嘗念諸前輩之功不補過◎正此謂也◎嚴行取締◎所以垂戒將來◎知我罪我◎亦何計哉◎

(五醫俗)敝處醫俗十分鄙陋◎前曾記晉侯育和二君◎略談梗概◎恐諸君均以未盡底蘊爲憾◎不佞爲俗務馳驅◎羈縻終日◎未遑握管◎負疚良深◎容俟異日作一夕話◎同　諸君暢談◎

致本社主任裘吉生君書

李調之

(上略)唐容川先生所著◎中西醫學匯通五種◎血症論中◎尙有中西醫判◎及六經方症通解二書◎唐氏議論精徹◎素爲醫界所欽仰◎中西醫判一書◎未經發刊◎希望者諒屬不少◎日前鄙人閱上海某書肆之書目◎竟有唐氏中西醫判一書◎欣喜之至◎遂由郵函購前來◎孰知翻閱一週◎全係中西醫學滙通內之首卷醫經精義之語◎并將臟腑各圖删去◎一字未改◎有減無增◎改頭換面◎欺人殊深◎該書肆有心騙人◎羹已受其騙矣◎望　同人勿再受其騙爲幸◎近來書肆爲

致本社主任裘吉生君書

營業起見。如此等伎倆者。自屬不少。安得有心人。爲之審訂。登報宣布。俾初學者。有所選擇。亦屬嘉惠醫林之一道也。專此又啓

記者。按上海各書肆之出版書籍。能照預登廣告。名實價符。及內容因有裨於社會者不數數覯。至醫藥書籍。動關人命。尤不能僞者以欺人射利。故凡以小說及黑幕等書之出版。日新月異。而醫藥書籍。似較乎少。奈自某書肆中西醫判獲利甚豐。(同人知該書無醫不購。則各處書業同行批薦者亦不少。至今高擱不售。未能退換。)遂有某書肆將驗方新編分類。略集他方。刻印而改名登報曰。醫藥易知等接踵而起。同人等亦深恨之。終以書肆之欺人騙錢。果屬營業之不道德。而吾儕但自具審擇之力。亦不致被欺受騙。今讀李君書。則知遠道購書不能退換之害。幷抱推己及人之想。囑爲隨時審訂登報。是亦要舉。記者舊著有古今醫藥書籍聞見錄一稿。辨別版本訂正差僞。略有一得。當陸續刊登報中。以供同好。並答李公。

報價表

新報	全年	半年	一月
冊數	十二冊	六冊	一冊
定價	一元	五角半	一角

代派或一人獨定十份者八折五十份七折郵票抵洋九扣算空函恕復

舊報	一至十三期	十四至十七期	十八至四十四期	四十五至九十二期
定價	五角	三角	八角	四元八

郵費	中國	日本台灣	南洋各埠
	加一成	加二成	加三成

廣告價表

等第	地位	一期	六期	十二期
特等	底面全頁	八元	四十四元	八十元
上等	社論前全頁	六元	三十三元	六十元
普通	各襯紙全頁	四元	二十二元	四十元

注意　所稱全頁即中國式之一單面外國式之一配奇如登半頁照表減半算

第九卷　第十一號
原一百〇三期　己未十一月出版

紹興醫藥學報

神州醫藥學會紹興分會發行
中華民國郵政特准掛號認為新聞紙類

本報發行百期紀念增刊一厚册
各處前寄各稿均經登出讜論
鴻篇彙成一帙定價五角凡購閱
本報諸公及投稿社友均收
半價
紹興城中紹興醫藥學報社啓

紹興醫藥學報第九卷第十一號目次(原一百另三期)

社論

問答

問百五十　陳祝三
答百三十七　前人
答百四十二　前人
答百三十六　王壽芝
答百三十八　前人
答百三十八　周小農
答百三十四　前人
問百五十一　江南范星彩
問百五十二　謝壽愚
問百五十四　慈谿林華三
問百五十六　湯雨霖
問百五十八　葛家輔
問百六十　沈玄明

答百三十六　盧育和
答百四十一　前人
答百四十三　前人
答百三十七　前人
答百三十九　前人
答百二十九　方城李程九
答百二十九　吳興陳祝三
答百五十一　無錫周小農
問百五十三　張春圃
問百五十五　失名
問百五十七　前人
問百五十九　馬翰臣

社論

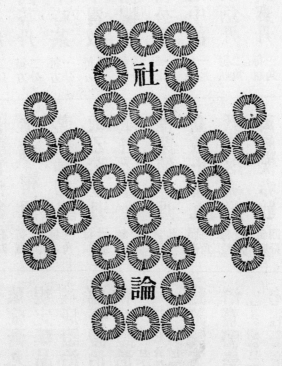

異哉時疫之開刀

西醫王若儼(醫學週刊)　王壽芝錄並誌

余始聞某某醫院因時疫而開刀。異之因時疫無開刀之必要也。今又聞某某醫院報告時疫之重症開刀者若干起。則確爲因時疫而開刀明矣。亟欲查其究竟。探詢再四。始知醫院中因注射生理食鹽水之故。尙用最初古法。切開皮膚。切斷靜脈管。而行注射也。查此法久已廢棄。現今所用靜脈注射甚形簡單。僅須以止血帶紮縛上膊。俟血管怒張。以針刺入血管。再解止血帶。則水自漸流入。患者毫無痛苦。何以該醫生等必欲用以前之古法。以自顯其能乎。余又聞某要人演說以生理的食鹽水注射法。爲新發明之救命法。而注射器則爲救命機器。余始聞而笑之。繼又不得不憐之。易曰方以類聚。物以羣分。宜乎該醫生等不用最良之新法而用廢棄之古法也。

錄者按西醫手術。咸謂技臻絕頂。器械精妙。有人訾議其短。不目爲陳腐下工。則譏爲甕戶末士。今夏霍亂猖獗。不佞一友一女咸均就西醫注射生理鹽水。未能去疾回生。不佞私心自忖。人之臟腑經絡。其製造之精密。含有魂魄意志七情等靈明。斷非人工所造之奇巧機械。可能及其萬一也。吾先聖鍼灸一科。詳審穴俞。分經而理。補瀉攻守。治異其施。尤注重毋虛虛實實之弊。今西醫不問形體之肥瘦。血氣之盛衰。一概割射。空氣入內。何等危險。不佞一友一女戚相繼喪亡。外聞當日一肥胖男人。嬰霍亂。送往某醫院求治。皮膚深厚。用利刀割開三四處。尋出靜脈注射後。亦喪生。又一瘦弱者。割開箝起靜脈管。施手術者用力過猛。脈管斷裂。因致不起。不佞聞之。絕對不服西醫鹵莽治法。今讀西醫王君糾正異言。適與予心相契洽。目下一班逐新輩。就西醫而死。只怨死於病。不怨死於醫。嗟嗟。橫流澎湧。愈入離奇岐道之行。科學競爭。甘棄先聖蘭臺之緒。數典忘祖。束書欲焚。皈依爲奴。寄籬自得。無叔寶之心肝。有完用之步驟。羣情所向。豈僅一醫然哉。亟錄付郵。請附拙著己未年霍亂後。願同社友一研其確義焉。

醫藥論文四集終

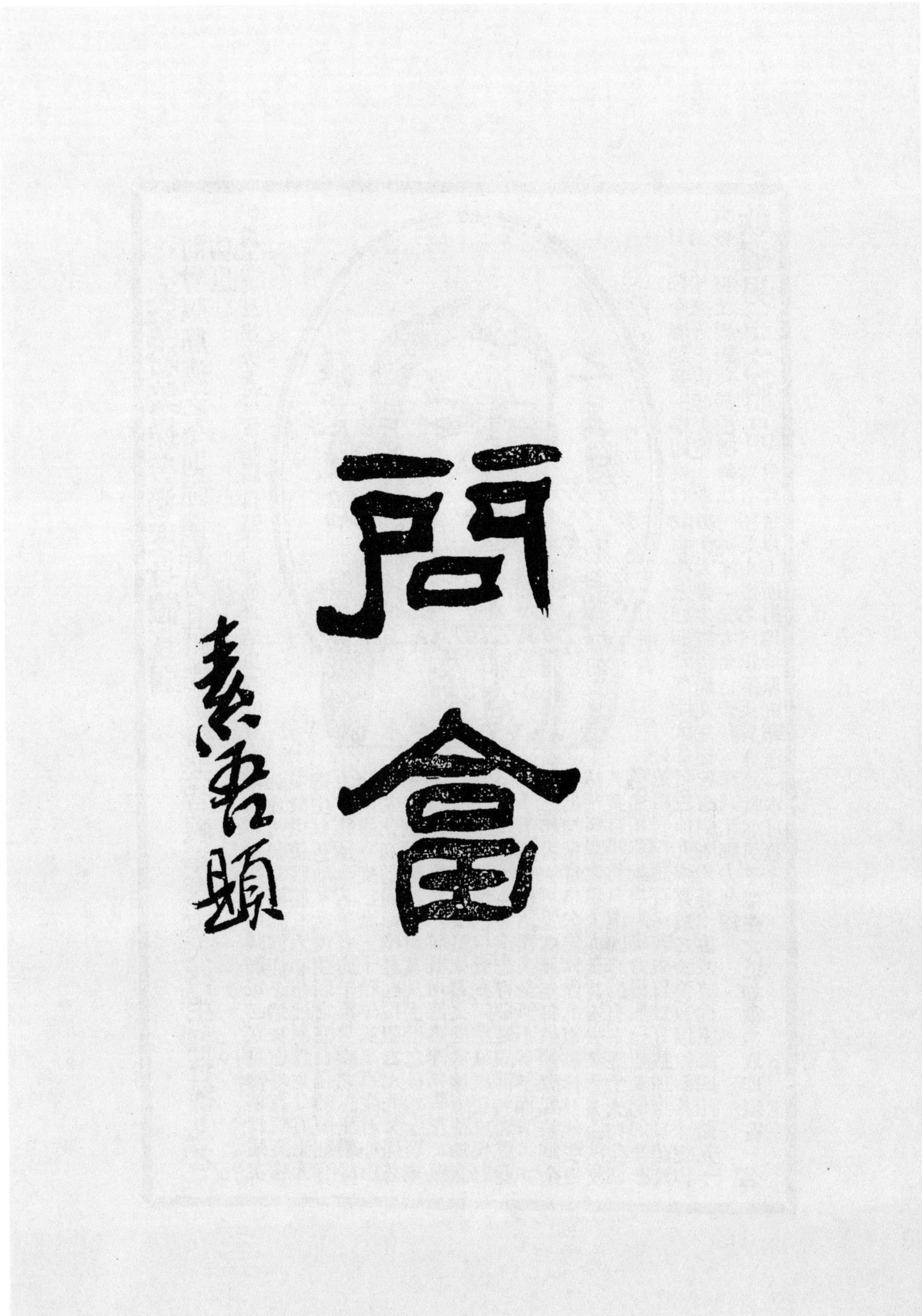
問會
素書題

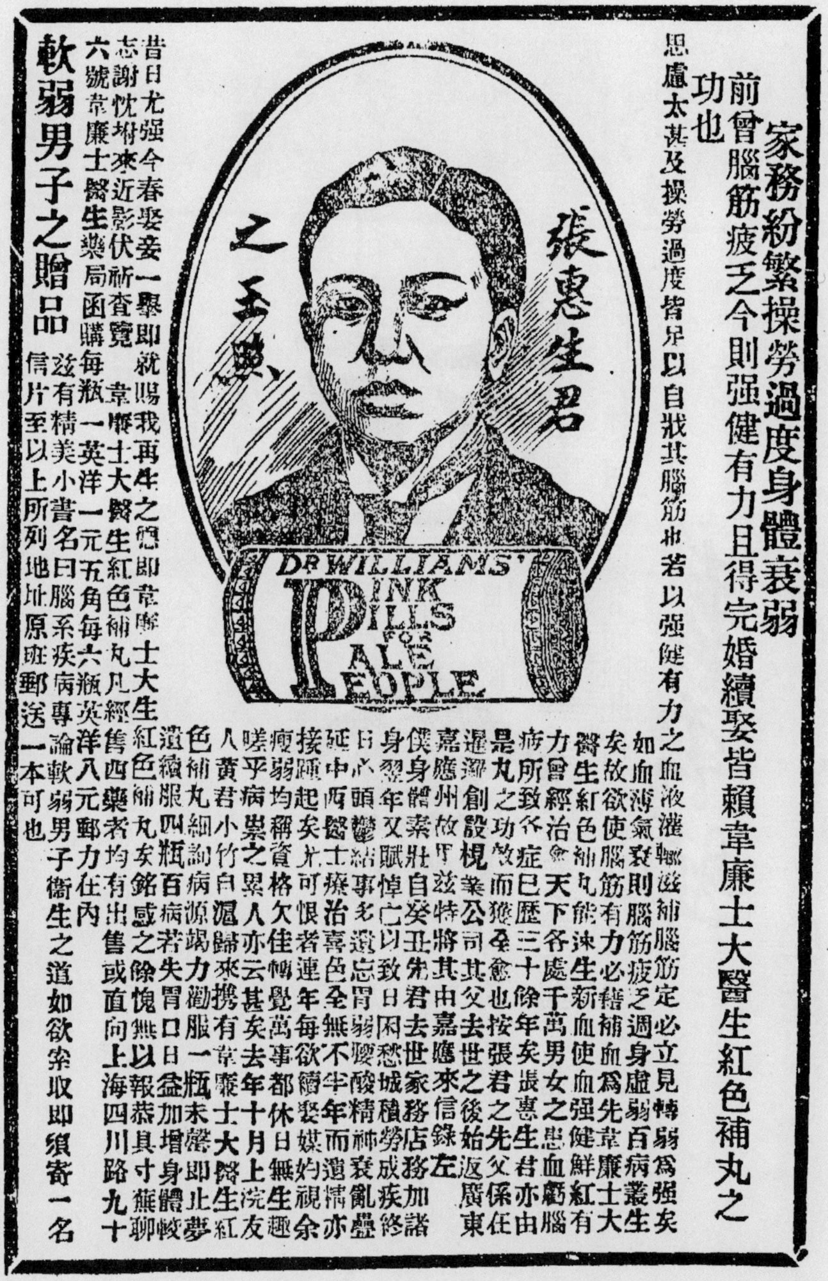
家務紛繁操勞過度身體衰弱
前曾腦筋疲乏今則强健有力且得完婚續娶皆賴韋廉士大醫生紅色補丸之功也
思慮太甚及操勞過度皆足以自戕其腦筋也若以强健有力之血液灌輸滋補腦筋定必立見轉弱爲强矣如血薄氣衰則腦筋疲乏週身虛弱百病叢生矣故欲使腦筋有力必藉補血爲先韋廉士大醫生紅色補丸能速生新血使血强健鮮紅有力曾經治愈天下各處千萬男女之患血虧腦病所致各症已歷三十餘年矣張惠生君亦由是丸之功效而獲痊愈也按張君之先父係任暹羅創設視業公司其父去世之後始返廣東嘉應州故於茲特將其由嘉應來信錄左
僕身體素壯自癸丑先君去世家務店務加諸身翌年又賦悼亡以致日困愁城積勞成疾終日心頭鬱結事多遺忘胃弱腰酸精神衰亂疊延中西醫士療治喜色全無不半年而遺精亦接踵起矣尤可恨者連年每欲續娶媒妁視余瘦弱均稱資格欠佳轉覺萬事都休日無生趣嗟乎病祟之累人亦云甚矣去年十月上浣生友人黃君小竹自滬歸來携有韋廉士大醫生紅色補丸細詢病源竭力勸服一瓶未罄即止夢遺續服四瓶百病若失胃口日益加增身體較昔日尤强今春娶妾一舉即就賜我再生之德即韋廉士大生紅色補丸矣銘感之餘愧無以報恭具寸牋聊志謝忱增來近影伏祈查覽
張惠生君之玉照
DR WILLIAMS'
PINK
PILLS
FOR
PALE
PEOPLE
韋廉士大醫生紅色補丸凡經售西藥者均有出售或直向上海四川路九十六號韋廉士醫生藥局函購每瓶一英洋一元五角每六瓶英洋八元郵力在內
軟弱男子之贈品
茲有精美小書名曰腦系疾病專論軟弱男子衛生之道如欲索取即須寄一名信片至以上所列地址原班郵送一本可也

答百三十六　時逸人

豆腐漿甜杏仁乳藕粉等。皆可資爲食餌。綠豆殼煎湯。泡玫瑰花作茶飲之。亦有清熱之效。尊意用鮮蘿蔔生薏米冬瓜等。皆可食之。（粳米亦有清熱效用。惟米鋪中無眞貨出售。）

答百三十七　前人

生鴨蛋（勿用鷄蛋）一枚。去黃。取蛋青置盌中。用滾開水（煤爨之水決不適用）冲之。約得一飯盌。加鹽少許。趁熱服之。每服盡一盌。一日三服。意其有生津清熱之功。似可代燕窩木耳。且價値甚廉。貧家易辦。再以後方相間服之。庶可相須以進步。（杜撰存參）按此二條。乃小農先生下問。足見仁人存心。溥利貧苦。逸以非才。何敢言答。而因此指示。頓感悟懷。謹以上呈。倘希教正。

附藥方（遵內經治上制以緩之訓）

霜桑葉　一錢　杭白菊花一錢五分　甜桔梗　六分
生甘草　八分　肥玉竹　五分（打碎）　野鬱金　七分生原枝打碎
玫瑰花　五分　用汽溜水一盌。桑木火煎一沸。取起。去渣。常飲代茶。（加減桑菊飲）　每劑止用頭煎。每日約用三劑。

答百三十八　前人

此屬脚氣症。不佞臨症數年。大江南北。從未有患此症者。足徵方沿風土之不同也。今振華君問此。於是乃勤求古方。略述於左。

（初期）兩膝肌膚頑楚。稍有微腫。納食則呆等症。宜鷄鳴散。或檳榔散治之。

（中期）兩腿痲木不仁。行履艱難。小溲赤短。大便或溏或堅。少腹脹如皮鼓。嘔惡氣促。納食無度。脈多沉細。兩尺更弱。舌少液無苔。按形症若此。千金竹瀝湯可用。

（末期）多衝心而死。金匱烏頭湯礬石湯合用。庶可救之。

至若千金翼之痲豆湯。烏痲酒。茱萸木瓜湯。養老書之蘇子粥。本事方之杉木湯。活人書之檳榔散。木瓜散。八味湯等。皆可備爲參用之劑。

本症之原因病竈等。近世醫家。編有脚氣之原因及療法一書。言之甚詳。滬上各大書坊。均可函購。故茲不贅及。

附錄各藥方

梹榔　七粒（打碎）　淡吳萸　三錢　蘇葉　三錢

桔梗　五錢　橘紅　一兩　木瓜　一兩

生薑　五錢　水三大盌。煎至一盌。再入水一盌。煎至半盌。與頭煎之汁相和。次日五更。分三五次。冷服之。（卽略溫亦可）天明當下黑糞。卽瘥。（鷄鳴散原方載時方妙用歌訣）

檳榔　一錢　牛膝　一錢　防己　一錢

獨活　一錢　秦艽　一錢　青木香　八分

天麻 八分　赤芍 八分　桑枝 二錢

當歸 五分　水煎溫服（梹榔散原方載醫學心悟）

竹瀝 五升　杏仁 五十枚　附子 二枚

茯苓 二兩　升麻 兩半　防風 兩半

桂心 一兩　乾薑 一兩　細辛 一兩

防己 一兩　麻黃 一兩　黃芩 一兩

葛根 一兩　秦艽 一兩　甘草 一兩

右十五味◎以水七升◎合竹瀝煮取三升◎分三服◎取汗◎（第一竹瀝湯千金原方）

礬石 二兩　以漿水一斗五升煎◎浸脚良◎（礬石湯金匱原方）

麻黃 三兩　芍藥 三兩　黃耆 三兩

甘草 三兩（炙）　烏頭 五枚㕮咀以蜜三升煎取一升即出烏頭

右五味。㕮咀四味。水三升。煑取一升。去滓。納蜜煎中。更煎之。服七合。不知更服之。(烏頭湯金匱原方)

麻　黄　二升(研熬)　桑白皮　五升(切碎)　烏　豆　一斗

以水四斗。煑取豆汁一斗。以豆汁納藥末。煑取六升。一服一升。日二服。三日令盡。(麻豆湯千金翼原方)

烏　麻　五升(微熬搗)酒漬一宿。隨所能飲之。盡更作。(烏麻酒千金原方)

吳茱萸　半兩　木　瓜　一兩　檳　榔　二兩

生　薑　五片　水煎服(吳萸木瓜湯原方載蘭臺軌範)

蘇子粥(養老書)杉木湯(本事方)檳榔散木瓜散八味湯(活人書)以上五方。各載本書。

按用方之道。必細審藥性。無一味之不合於病情而後可。若道聽途說。謬誤甚矣。進而求其方義。各家遺書具在。參考之可也。中醫立方用藥之特色在此。若西醫之簡單藥品。概施對症療法。如便秘者。用撒達流膏迦路米蓖麻子油鎂磺養鈉磺養。心臟衰弱者。用片腦毛地黃士的年精。浮腫者。用鋏淡養鋏醋鹽。嘔吐者。用冰塊高告精。遇急性症。則行瀉血法。發痲痺症。行電氣療法。或皮下注射。硝強酸士的年精。（百倍液）達恢復期。用強壯劑。誠所謂頭痛救頭。脚痛救脚之術。魯莽滅裂。對於複雜之原因。尚不之明瞭。故預後之不良。比比皆是。吾中醫奈何舍萬全之中藥。而就猛烈之西藥。（敝處近來醫界。有一種最大之流行病。卽喜用西藥是也。往往用西藥名詞。書東藥分量。用東藥名詞。書西藥分量。蓋於東西之間。尚無識力以鑒別。而卽以西醫自命。可笑甚矣。且中藥之利權喪失。吾輩雖竭力提倡。而效果尚未發萌芽。方望我諸同志共相提携。促進進步。若再以東西藥爲通行之品。加以鼓吹之。實用之。則中藥前途。尚復有一線之希望者耶。願吾諸同志勉之。近因醫者治脚氣病。多用西藥。故感慨而筆記之。以就正於有道之士云）。以圖一時間之獲效。摧殘人體生理天然之能力。反自鳴得意。詡詡時髦。吁。中國之醫士也。

答第百三十九　前　人

斯症已一誤再誤。病勢甚深。（茲不細辨）但據目下情形。屬津液將竭。脾胃皆傷。元氣陷於下。肝熱熾於上。姑擬一方。以備斟酌。

龜　甲　一具　研末先煎（用水三碗煎至一碗）去渣（宜用過淋紙）納入

連心麥冬四錢　鮮生地　六錢　大玄參　四錢

再煎數沸。約得一碗。冲入磨犀角汁五分。趁溫服之。先用西洋參一兩。煎濃汁服。後再服藥。每次服盡一劑。每日約用二劑。以見效爲度。若服頭一劑不見效者。第二劑可不必再服。以後請另就高明。擬處妥方以治之可也。

食餌（忌米食麵食）宜用藕粉（須用眞的）荳腐漿淡菜海參鴨子豬腰龜肉木耳

等。（玫瑰泡湯代茶亦妙）

靈性上之衛生。循天理。去人欲。作蕭灑出塵之想。毋爲形骸所累。斯可以矣。

答百四十一　前人

治白帶。用藥質療法。（八味逍遙散原方照服可也。用量自行酌定。）治多夢。宜用心理療法。（心理療法。已譯成專書。滬上各大書坊。均可函購。敝處亦有寄售。其中字句明瞭。雖門外漢皆可照行。決無扞格不通之弊。）

答百四十二　前人

小溫中丸。每服三錢。用鮮香櫞皮玫瑰花佛手花佩蘭梗南沙參鮮金橘葉等。煎湯送下。（每味用量均在五分至一錢之間）日二服。以知爲度。此乃不佞在中國醫學上之所謂衣鉢方是也。已經試驗。亦曾有效。但功甚緩耳。執事自行主政裁酌。疾病事件。動關生死。紙上呆方。不負責任。迢迢千里。深淺何知。率意妄逞。尚希研究。

附小溫中丸方藥

陳皮　六麯　白朮　針砂

苦參　黃連　半夏　茯苓

香附　甘草　醋水打糊爲丸

答百四十三　前人

以上事件。姑勿細辨。上下臉胞。赤腫潰爛。亦屬一種流行病。（有傳染性）敝處患此者甚多。不佞用生大黃芒硝各二錢。白礬雄黃各一錢。研成細末。每用少許。外敷內服。均見效果。執事如以爲然。請卽試用。

答百二十五　盧育和

前觀劉君子芹所述之疾苦。及困難之情狀。實堪悲憫。育久擬作覆。奈因診務所糾。未遑握管。嗣閱後兩期報。已載有袁鄧二公之答。育閱之。尤不禁感觸於中焉。夫劉君之痰喘。據云自幼而得。遍服中外藥物。均無效果。想因雜味亂進。臟眞已傷。一屆秋冬。月恒數發者。此衛氣虛。不耐外寒之侵也。現則春夏亦發者。蓋春夏爲木火司令。正陽氣發泄之時。人身腠理開張。而外邪更易入也。發必作喘者。以客感傷肺。肺虛而腎亦不主納也。咳者。肺失下降之令也。頻吐痰涎水液者。是腎陽虛。不能蒸化水津。致水停上焦。而變爲痰飲也。至若炕熱。喉痛。溺黃。便秘。何莫非眞陰不足。虛陽上僭之徵。盜汗。夢遺。亦係心腎交虛。精關不固之候。膜原鬱悶。饑不能入。是痰阻於上。胸中清陽失展所致。愚見議一丸方。請試服之。

製明附片八錢（童便浸）　桂　枝　五錢　白　芍　五錢
炙甘草　三錢　生龍骨　五錢　生牡蠣　五錢
蛤　粉　五錢　麥冬肉　五錢　甜杏仁　八錢
南沙參　五錢　北五味子三錢　淮山藥　五錢
遠志肉　五錢　茯　苓　八錢　茯　神　八錢

廣皮　五錢　薑棗煎湯。法丸。辰砂爲衣。每早空心開水送下三錢。

另用外治法。以哮喘膏。貼肺俞穴。（在脊骨第三椎下兩旁各寸半）藥味錄下。

川草烏　六錢　茯苓　六錢　烏藥　六錢

白芨　六錢　白芷　八錢　官桂　八錢

赤芍　八錢　白薇　八錢　連翹　八錢

桑枝　五錢　槐枝　五錢　柳枝　五錢

棗枝　五錢　桃枝　五錢　以麻油三斤。浸藥一宿。熬枯去渣。入飛丹一斤。急以桃枝二根。攪至滴水成珠。加入乳沒各四錢。收膏。用紅布攤貼。然刻又深秋。北風其凉。背脊一部。尤須加意溫護。不使寒氣內侵。以預防發病。其溫護之法無他。即以背心一件。（或棉或皮）加於裡衣之上。臥時亦不可脫去。務使背常溫煖爲要。另有一外治法。來夏用白鳳仙花一株。連莖葉搗爛。煎成濃汁。擦肺俞穴極熱。再以白芥子一兩。白芷輕粉各一錢。研爲細末。用白蜜調成餅式。厚敷之。隔兩宿洗去。再用前法擦之。擦後再敷。如此數次。仍易以哮喘膏貼之。

以上所述。藥餌之療法。不過如是。貴在平時攝生。爲第一要義。誠如袁桂生先生所言。一曰靜坐。愚按靜坐之形勢。須盤兩膝。雙手下垂交握。胸部微向前俯。臀部宜向後突出。脊骨勿曲。頭頸與身。皆宜正直。面宜向前。口宜噤。眼宜輕閉。耳宜內聽。兩目返觀。（返觀之法可請劉君入同善分社求教）則雜念自然不生。久而久之。覺身心儼若太虛。一空俱忘。（見心經無垢子註）其愉快奚似。蓋以此種內功。復命之道。尙在於是。又何患病之不能却哉。惟在信仰心篤。每早晚須靜坐一小時。能延長者尤妙。不可略有間斷。自獲奇效。二曰遠色。愚所謂遠色者。非節慾。乃絕慾也。孟子雖有男女居室。人之大倫之訓。此對於無病者言。然而房事。亦不可太過。太過則損身。考春秋繁露曰。

新壯者十日而一遊於房◎中年者倍新壯◎始衰者倍中年◎中衰者倍始衰◎大衰者之月◎當新壯之日◎誠以房幃不節◎最易傷精◎而人身中三寶◎尤以精爲第一◎化氣化神◎端由此致◎若夫恣意縱慾◎則精竭髓枯◎神消氣奪◎其人尙能久存乎◎故蘇子瞻曰◎傷生之事非一◎惟好色必死◎苟能分床獨睡◎絕慾保精◎使一點閉而不洩◎（倘再患夢遺◎臨臥時以手揉擦小腹◎擦至極熱爲度◎可保不泄◎）匪獨却病延年◎卽超凡入聖◎脫殼飛昇◎皆基於此◎昔湘子了道歌曰◎顧精神◎養精神◎顧養精神保自身◎精神本是靈丹藥◎不與韓門傳子孫◎古仙云◎生我之門死我戶◎幾個惺惺幾個悟◎若能斬斷此關頭◎長生不死由人做◎愚不避僭妄◎再爲之補贅如下◎一曰删俗事◎不獨房室傷精◎卽日間人事紛擾◎酬酢往來◎應接不休◎煩勞太過◎皆足以消耗陰精◎故吾輩宜將無益之俗事◎一一删除之◎設萬不得已者◎亦以愈簡愈妙◎諺云◎多一事不如少一事◎老子云◎無勞汝形◎無搖汝精◎乃可長生◎一曰愼瞻視◎世人一遇美色

當前◎嬌姿迎面◎未有不喜而盼之者◎此普通恒情◎固無足怪◎苟不嚴其瞻視◎則目眩神搖◎甚至心君妄動◎先天之元精已化爲後天濁精矣◎故老聃曰◎不見可欲◎使心不亂◎孔子曰◎非禮勿視◎又曰◎視思明◎丁福保氏曰◎不可使色慾有發動之機會◎戒淫文曰◎縱對如花如玉之貌◎宜存若姊若妹之心◎斯數語◎足資龜鑒◎吾儕可忽乎哉◎一曰求放心◎先天植此形者惟氣◎後天率此氣者惟心◎而形乃氣之宮城◎心實氣之主宰◎常人之心◎恒放之於外◎鮮能藏之於中◎往往未事◎而先意將迎◎既去而尚多追念◎不知心一外馳◎神不內守◎則氣亦隨之散矣◎大哉子輿氏之言曰◎人有雞犬放◎尚知求之◎有放心而不知求◎哀哉◎一曰戒煩惱◎人生百歲◎石火電光◎一旦壽終◎同歸於盡◎前哲之詩有云◎賢愚千載知誰是◎滿眼蓬蒿共一坵◎趁此一息尚存◎不如修眞悟性◎保養天和◎隨遇而安◎無往不樂◎江山風月◎有我便是主人◎木石禽魚◎相親悉爲好友◎又何計乎富貴利達哉◎惟每十二時中◎行住坐臥◎

問答

皆宜含光默默。勿離這個。是爲切要。値風日晴和天氣。可向野曠散步。藉以運動身體。兼行深呼吸。（其法挺身直立。緊閉其口。用鼻盡力呼出濁氣。然後吸入空氣。休息片時再行。）如此數次。於肺病極爲有益。無事時。可玩索內經上古天眞論。或看心經。清淨經。長春語錄。韓樂吾詩集。以及修道眞言。（現同善分社。有此書敬送。）等書。此皆却病之金針。亦卽修養之寶筏。至若日誦太上感應篇一遍。尤貴勉力奉行。所謂吉人語善視善行善。一日有三善。三年天必降之福矣。

附啓者如果芹君現已入同善分社爲社員矣即請便示藉慰私衷郵寄儀徵舊港鎭盧收無誤

答百〇六　宜春黃去陳

（一）逸君有陰囊冷濕之病。查古方書。詳此病者多。皆言濕熱侵肝。主用龍膽瀉肝湯。然以新理推之。如石頑言兩丸冷。汗出如水。是濕卽所出之汗也。

蓋汗出則放濕太過◎而囊自冷◎猶暑人汗多◎而皮膚冷同理◎此病殆由囊部汗孔收縮神經失其功用耳◎宜用收汗孔振神經之方◎持久行之◎自收效果◎劉君言鹹能滲濕◎證之以酒◎果有是理◎請再以酒試之◎

(二)查解剖學◎淚管下通於鼻◎呵欠爲陽氣◎從陰而出◎感動鼻孔◎逸君神經過敏◎是以呵欠卽淚出也◎秋冬寒風撲面◎凡抱流淚之病者◎莫不涔涔增甚◎

(三)生眞牙之年限◎調查多人◎均不一例◎素問不過言其平均耳◎又不關體質之强弱◎

(四)西醫試驗痲菌侵目◎卽登盲籍◎報載精沾目盲◎確係精雜痲菌而致◎又謂精能殺人◎斷無是理◎現西醫取各動物精◎製爲司配爾明◎服之大補◎未嘗毒人◎如不信◎請以畜物試之◎

(五)潘某身短◎因仆震腦◎以致痛短骨萎◎中風之人◎間有是症◎此乃五萎之

症。且西醫嘗言及之。

（六）鄙人弱冠時。曾聞先賢曾友仁云。（此人淵博世稱書箱）我見古今釋疑。解老年生子無日影。蓋影卽俗景字。言老年所生之子陽微。裸立日中。而不覺有日景。現畏寒之狀也。

（七）令戚某女。初起發熱等症。卽是足軟之先兆。熱退卽見足軟如棉。正西醫所謂骨質軟化症也。李士材醫案。亦有彷彿於是症者。蓋因骨內礦物質。被酸類吸去而然也。試以骨入硝酸水浸之。則骨軟如棉。

（八）任兒之病。係解顱症。古醫書多詳發自先天者。而後天之症。往往略之。西醫名爲腦水腫。然中西治法。皆無完全之效。鄙人曾診過二兒。其症與任兒一轍。俱辭以難治。

（九）衝脈。西醫謂是大動脈。至於督帶二脈。據解剖學。皆無形踪。不足信也。

（十）交腸一症。古書曾言之疊疊。且醫案累累。豈全虛謬。但言小便雜糞則可◎名爲交腸則不可◎蓋此病因大腸穿孔◎糞漏陰內◎故此病多患於婦人◎而男子有患此者◎必因膀胱與腸黏着◎久則穿破◎而糞汁漏入◎故小便雜糞◎此症西醫亦嘗論及之◎

鄙人研究中醫十餘年◎復研究西醫十餘年◎深知西醫之診斷病理◎優點實占多數◎故爲人治病◎每以西法之診斷器械◎化學試驗◎輔其中法之不及◎而以中法之寒熱虛實◎證其西法之所短◎雙管齊下◎自無偏僻◎勸醫界諸君◎於中西醫學◎宜雙方研究◎斯有進步之日◎

答百三十六　鎭江楊燧熙

小翁下問◎熱病替代米飲◎不令胃絕之法◎因錫地風俗◎遇外感及停食症◎惟以陳年風米湯飲之◎倘伏暑夾積◎更加纏綿◎有三四月不愈◎至醫者對之◎羣不敢下◎恐內陷也◎夫實症當下不下◎勢必腐腸潰胃◎虛症不補◎卽現五脫◎或誤攻◎未有不亡陽耗陰哉◎燧在五十九期中◎言實不去◎虛不復◎倘邪多虛少◎

承氣無疑。虛多邪少。條辨中黃龍可用。半虛半實。攻補兼施。裡氣不通。告愈無從。積久不行。粒米不進。則氣液告匱。胃絡脈絕。見呃忒而危者多矣。此時症至末期。宜多進米飲。以補元津。胃之得穀。如軍之得糧。 有胃則生。 無胃則死。參以化痰育陰。雙方並進。若病之初期。中期。又當別論。至熱病替代米飲法。用洋麵饅首切片泡服。或洋鷄蛋糕泡飲。麥麵較米食性純。麥乃秋冬霜雪之氣栽種之。春令發生之氣長成之。味甘性平。 米則賴夏日炎熱之氣與水蒸長之。味甘性微溫。或豬膚皮煎湯去油。或鷄子白冲開水囫圇服之。能使虛陽歸竄。元津恢復。吳鞠通有豬膚皮湯。 黃連阿膠鷄子黃湯。 與胃絕水涸。是不二法門也。黃君食飯說。胃熱消穀也。袁君論兒科研究之法。非大實症未可一概禁絕乳食。劉君前論木耳代犀角。富於淡養氣也。 閣下用綠豆。理法當然。然諸公鴻論。燧讀之欽佩。可爲行海指南針也。

答百三十七　　　前　人

肺爲嬌臟。不耐邪侵。一物不容。毫毛必咳。咳謂無痰而有聲。嗽謂無聲而有痰。咳嗽謂有聲有痰。始傷肺氣。繼動脾濕。然原因各別。治法懸殊。久則傷於肺質。然後津涸。肺虛病矣。易感冒者。故經以邪之所腠。其氣必虛。氣虛矣。陰必失和。陰虛生內熱。致有蘊熱生痰。痰之爲物。在肺則咳。在肋則脹。痰之本在腎。痰之標在脾。脾爲生痰之源。肺爲貯痰之器。見痰休治痰。治病求本。古人治痰。必先理氣。（濕痰理氣熱痰育陰）氣順則火降而痰消矣。　如斯者。則肺胃之數脈。不得不減。如珠如肉之痰。不得不化。若恐肺生堅粒。爲瘵所漸。不妨清滋。斷無過其蘊熱。且數脈不減。猶爲明徵。經以熱淫於內。治以鹹寒。佐以甘苦。使以酸收苦發。水勝火也。甘勝鹹也。佐之防其過也。心苦緩。故以酸收。熱鬱於內。故以苦發。　此治熱性病之大綱也。　白木耳係用硫黃薰白。其性不良。以黑木耳代之最妙。其性較平。其功較大。勿以價廉輕視。燕窩不及鷄卵多多矣。萬不可貪老食之。燧於此二品。經驗多年。頗收成效。　小翁佐以藥餌。功效甚速。

答百三十　陳儀臣

貴恙須分標本。標症原係痰氣無疑。本症爲陽脈絡空虛。無論風火濕熱。皆可乘虛而入。挾飲食以化痰。失治須防偏廢。（卽半身不遂之症）治法大都不出堵截陽明脈絡空隙。則不治痰氣。而痰氣自愈矣。方緣年齡及色脈肥瘦眠食舌胎等因未見明說。未敢懸擬。然有治法。不患無治方。貴省不少名宿。盍請就近照鄙人擬法治之。至令姪孫之龜背風。其症多由缺乳而起。蓋幼孩缺乳。則滋養料之原素乏。身軀因年齡而長大。筋脈因少滋養而乾縮。身長筋縮。而是症成矣。手筋收束。亦爲同一原因。再少乳之孩。其肝必熱。肝熱則液涸。筋失所養而枯縮。亦理之自然者矣。治法。查是症古今最穩妥之方。用紅內消。（卽生首烏）並龜尿（用雄龜一枚放荷葉上以鏡照之則尿自出）搗貼患處。久久自安。蓋紅內消能淸肝熱。而滋長筋骨。龜尿又能入筋骨而解熱毒。誠良方也。並服淸肝熱養肝陰之藥（如已服過多藥切忌苦寒再傷其胃）復以人乳或牛乳佐助之。則此症無不可愈矣。

問百四十四　陳我榷

敬啓者。家父現年五十八歲。自少向有背脊骨痛之病。然氣色頗佳。而勤勞數十年。亦無所病。但近十年內。操勞過甚。脚心作痛。今春應酬過多。宴必盡醉而嘔。忽於二月間患鼻衄。兩耳木聾。鼻塞不舒。初以爲鼻血無關緊要。以致不問於醫。四月間。右項生核一二。如落枕狀。並無寒熱。據多數醫云。係痰核。不妨。是以又無藥石療治。待五月間。則核上漸腫而硬。繼則作痛。再隔一月之久。腫及左項。迄今兩項腫硬不移。痛不可言。且痛及頭之後部。目下不時要痛。約久病則虛。內作濃質之因。肝火甚旺。潮熱本無。然現在亦有虛火身熱之時。胃口初則尚强。今已大減。東西醫生。俱無成見。長此遷延。勢難久生。伏乞海內諸醫。不吝敎誨。賜予良方。俾可速痊。感恩戴德。非獨我榷一人已也。見字務希先予止痛之方。俾能少受狼狽。不勝籲懇之至。

再近來查自醫宗金鑑。家父所患之症。確係石疽。然見後各方可用。陽和湯。香貝養榮湯。外敷活商陸根。可愈云云。但活商陸根。何處可尋。亦乞示知。但據近地醫生徐十彪先生云。前藥已用勿進。故先用滋陰藥。後用陰陽化春丹。或可治之。但此丹係秘方。傳自福康先生。價約二百元。內有主藥猴膽猩猩血犀黃等四十餘種。未審列先生曾見過否。如能醫治家父之症者。不但感恩戴德。並重重厚謝。決不食言。耑此又及。（再此症胡瀛嶠先生已接洽矣）

問百四十五　　黃國材

鄙人前診患足疾者鄧君。係前清貢生。年五十四歲。手無名指與小指。呈有麻木之感覺。至前四年。旁觀其步履異常。呈鴨行之狀。每以足疾進言。然病者除手指麻木外。別無自覺症狀。但足力比較的不如前。至前三年。足力愈減。

有障礙物輕觸。卽致傴仆。足背略浮腫。陽物亦痿。至前二年。膝蓋部有溫熱之感。雖嚴寒不可以衾覆。小指根部。亦有熱感。然皮膚如常。伸膝達極度。膝蓋內筋。振躍不休。復屈膝。卽靜止。年來服虎潛丸等。略能移步。稍見功效。鄙人依中醫之法。斷爲痿症。依西法斷爲脚氣。徵求四方名醫。施其仁術。斷爲何病。處以良方。是爲至禱。

按此症遵新醫之法辨之。症狀均不完全。謂爲脚氣。而腓腸筋不緊張。心臟無悸動等變化。謂爲進行性筋肉痿縮。而此筋肉不痿縮。謂爲脊髓勞。而不同之點尤多。查其手指痲木。足部浮腫。大便閉結。小便短少。呈多數脚氣病之症。是以斷爲脚氣症。中醫古書稱痿弱。卽是西醫脚氣病。但識淺才疏。恐多誤謬。是用叩證明者。

問百四十六　時逸人

鎭江楊燧熙君。答百三十二。有洗目去翳點眼去翳二方。一用大針三支。一用大針三個。逸不之明瞭。望先生詳示之爲禱。

問百四十七　　武林陳慕陶

僕讀內經至靈樞癲狂篇第五條云。治癲狂者。常與之居。察其所當取之處。病至視之。有過者瀉之。置其血於瓠壺之中。至其發時。血獨動矣。不動。灸骶骨二十壯。此條經文。末學小子。學識淺陋。讀之莫解其故。究竟何以能知其血動與否。數千年來。竟無人爲之證明其實驗。抑古人故留此缺陷。以待後人之思索者。雖錢塘張氏註謂（上略）置血於葫蘆之中。至其發時。血動者。氣相感召也。（是必物理作用）如厥氣傳於手太陰太陽。則血於壺中獨動。感天氣太陽之運動也。不動者。病入於地水之中。故當灸窮骨二十壯云云。其他諸家之說。亦多雷同。想古人當時必有所實驗。始可筆之於書。斷非憑空立論以欺人。前哲言之。雖屬明晰。要皆理想之談。恐今之談實際者。難以折服。今閱貴報。有醫學問答一欄。爲此抄錄經文。敬乞海內外醫學經驗家。有以教我。如蒙不棄稚魯。詳示南針。不勝感禱之至。

問百四十八　江都陳龍池

僕有友人某君。其夫人年已四十。今年重九赴戚家。突然中風不語。人事昏糊。次日。余往探詢。渠已延醫調治。乃煩余察其脈象。余見其方仰靠床上。右半身已偏廢。面現紅光。喉有痰聲。牙關緊閉。有時亦略有知覺。頗現煩躁之象。脈象右寸沉弦而小。左寸沉微。兩部關尺皆無。余以探病資格。未好立方。出索各醫士之方閱之。率皆化痰袪風降火之品。但牙關緊閉。藥難下咽。有烏梅肉擦之。齒稍開。然藥究難灌。不及一刻鐘。又復緊閉。後又用巴豆油紙捲皂角末燒烟薰其鼻。仍無效。延至十三日早間而逝。聞死後所灌之藥。仍由口中漫出。色仍未變。竊思此症。若係眞中。何以無口眼喎斜之狀。而半身不遂。明係中經絡。其人事不知。又似中臟。治中風之術。大約已全。何無絲毫挽回餘地。而所灌之藥。四五日後又復漫出。豈胃中竟未能化耶。海內不乏高明。

當有明其原理者。蓋此病實有研究之價値也。

問百四十九

張家口劉煥章

鄙人於五年前。冬月間偶患痄腮。初發頗痛。後經凉藥敷好。不意次年春季。忽又發腫。（在右腮頰處一帶）旋服舒鬱淸心降火之凉劑又愈。近來每遇心事一急。必復犯腫。曾記得由內牙盡處。破過一次已好。惟右腮不時腫起。是否內中結核。與牙根頰穴生有腐骨。均未得知也。去春二月間。又患腫起。外面潰破一口。出膿不少。自破至今。又經年多。敷藥搽藥。面貼膏藥。仍不收口。內中亦時常小腫。且瘡口有毒流出水。目下口已內塌。成一小坑。毒水涓涓時流。（恐成漏腮症）日前用過衛生公報福世無遺錄上之方。亦不見效。據西醫云。非用解剖法子。不易完全愈好。其說雖近理。奈畏刀割之痛。總不敢治。但因循延宕。恐將變爲漏腮。心實憂憤交集。爲此懇祈諸大名醫。賞給良法。以便遵治。一俟瘡愈。除登報鳴謝外。必復以重酬。其德當沒齒不忘也。

（附圖如左）

口內牙上牙橫全無病。此症恐係漏腮也。

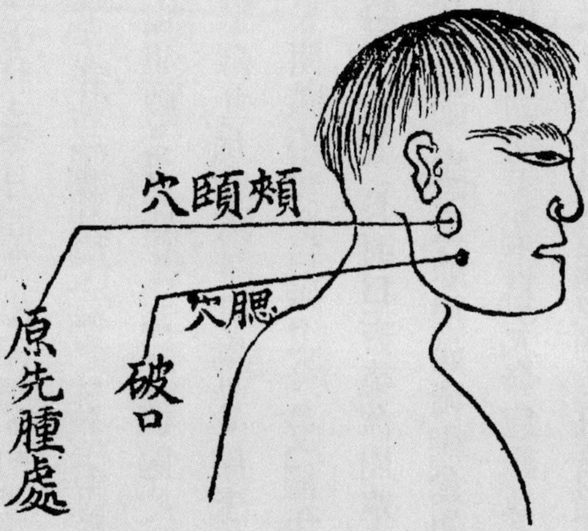

年在三十七歲。形瘦不壯。每日飲食頗甘。脾胃尙强。

有友人出方。令用黑棗冰糖二樣。嚼爛敷上。專治腮漏。已用過五六次。仍不見效。後貼獨角蓮化毒膏。亦未奏功。

問百四十八　陳祝三

有病下利。手冷過肘。足冷過膝。舌黃糙厚。邊尖紅。口渴溲長。並無腹痛後重懊憹之苦。面色紅。餘無他症。用陰藥恐礙陽。用陽藥恐礙陰。誠爲難治。若得南針指示。則幸甚。

答百三十六　盧育和

垂詢熱病。當用何物以代米食。不使胃氣告絕。愚意以生大麥。磨爲細麵。同瓠子少許煮湯食之。蓋瓠子一物。吳人名曰扁蒲。敝地通稱瓠子。斯物有寬腸安胃之功。與生大麥麵同用。則又有清熱。利濕。消積。和中。助胃氣。資健運之力。鄙人凡遇伏邪。或濕溫夾滯等症。輒令病家依此法行之。屢用屢效。如無瓠子。卽用冬瓜。否則蔓菁菜。或單用大麥麵亦可。（法以冷水一碗煮沸。再入生大麥麵一撮同煮。攪如稀糊食之。）猶憶曩年夏令。自病濕溫。客歲秋間。又患伏暑。兩次之病。大都皆蘊熱。脘悶。內燒。溲赤。舌膩。口黏。不思納穀。綿纏多日。均以生大麥麵煮湯。以代米食。但此物入口。其味頗香。勝於珍錯。且爽利非常。下咽之後。脘中亦甚舒暢。毫無痞悶之苦。此皆親自領略而得。故知之眞。言之切。今紀實以答。尙祈小農先生有以敎之。

答百三十七　前人

育近年以來。經診久咳者十數人矣。每咳時胸輙微痛。咯出痰稠。其味微臭。脈滑數鼓指。此屬肺有鬱熱。再延則恐成肺癰。除疏煎方外。另傳一單方。用多年陳芥菜滷。每晨取半茶盃。燉溫服。蓋以是物。專清肺熱。而又能滌痰。不數日後。痰竟減。咳竟平。臭味竟止。雖然。此爲肺氣實。而有鬱熱者設法。若肺虛蘊熱生痰。唾出如珠形。似肉非肉。此恐入瘵之漸。苟執此方。又不脗合。鄙意妄思一法。以空沙參大麥冬肉各二三錢。鮮百合一枚。代水濃煎。湯成去渣。兌入陳芥菜滷一湯匙。冰糖少許和勻。日服一次。可代燕耳之功。於貧病稱便。且此方之配合。補肺而能化粒。淸滋而不過熱。似合機宜。臆說如斯。未諗　方家之尊意何若。

答百四十一　前人

問

令堂體弱。而又工愁。遂患痔疾白帶。及多夢怯懼等症。此心脾肝胆交相爲病矣。何以知之。脾藏意而主思。思慮太過則傷脾。脾傷則生濕。濕流下則爲痔爲帶。心藏神。肝藏魂。而神又混於魂之中。心境多愁。則神明不無擾亂。是寤時神已失其舍。寐時魂不歸於肝。故眼一合。而雜夢輒呈。蓋夢者。乃魂之蕩。神之游也。夢而見鬼者。又屬陰魄用事。陽氣爲其所掩。厥後屢作怯懼。甚至恐畏。不敢獨臥。此胆氣大餒。甦時四肢乏力倦甚。此由神志病。而累及中氣亦虛矣。余酌擬一方。治夢而兼顧白帶。主以桂甘龍牡湯。合仁熟妙香二散。加減爲丸。日服數錢。米飲下。臨臥時。再服磁硃丸數分。以安神鎮攝。藥物而外。尤須怡懷息慮。打破疑團。乃克濟也。

答

答百四十二　前人

閱令郎病原。及藥方盡悉。腹腫迄尚未愈。四肢消瘦。恐成中滿之患。急當健運脾元。宜用參苓白朮散加木香。每日服之。緩圖功效。而利濕耗陰之品。槪不可投◎外用癩蝦蟆數隻◎（此物如一時難覓◎於南向近河之大桑樹根下◎掘至二尺必得◎）剖開腹◎以砂仁末納滿◎用爛泥包裹◎炭火上煅透◎研爲細末◎每晨空心◎以紅糖開水調服錢許◎

答百四十三　　前人

木耳海蜇◎皆富於淡氣◎爲淸血熱◎敗炭毒之妙品◎前劉君吉人◎已發明之◎謂此二物◎可代羚犀之功◎今康君用治目疾◎而不見效◎且上下瞼胞◎發生赤腫者◎想係伏風之目患◎投此物太早◎反使邪氣遏而不散◎壅於血分使然◎玆姑據理以答◎未知是否◎還再質之劉康諸公◎

答百三十六　　王壽芝

錫地遇外感症◎醫生均以陳年風米煎湯飲之◎敝處外感極重症◎多以陳年蛀蟲老米◎煎湯代茶與食◎按新米膠黏性甚重◎病時食之◎往往阻礙胃力消化◎助邪爲虐◎留戀胃中◎不能減病◎且能增病◎人之疾患◎大半由口腹而起◎熱病

初起一二日不食。於病中身體無大妨礙。病既多日。或貧窘之家。求他物代米者。實不容易。鄙意以米先放鍋內炒焦。煑水與飲。無膠黏性。氣味焦香。又可輔助正氣。滌蕩垢邪。至於他物恐貧窘者不易措辦。或非時不生。或市遠難購。蹈因噎廢食之弊。

答百三十七　　前人

肺病至蘊熱。數脈不減。痰唾似肉。恐肺葉腐敗。社會以白木耳燕窩。爲肺癆無上補品。以鄙人目光觀之。服食者效果甚少。不過以多數金錢。服此珍品。在病家視之。病人食之。以爲鳳腦龍肝。病必霍然。徒有心理上作用。其實二味甘平性淡。補力甚微。多食恐增痰便瀉。中醫僅憑肺一部分忖想。而不知肺癆菌毒素。已由肺及胃大腸。蒸熱數脈。白木耳燕窩諒無補救能力。西醫卽從胃一部分考求。不顧胃消化無力。以牛乳鱉魚肝油爲肺癆補益品。楚既失矣。齊亦未爲得也。鄙意以便賤者代之。庶免一人病肺癆。破散一家之產。仿內經五穀爲養。五菓爲助。五畜爲益之旨。或用白菓或榧子。與銀魚。淡菜。及冰糖。用隔湯煨汁飲。以抵白木耳燕窩。仍乞　周君高明教正。

答百三十八　　前　人

貴處四月發現足腫一症。狀類脚氣。或貴處溝渠河井水。發生毒質。或食米放地上。受霉潮發毒。人飲之食之。故症象如此。初發時多起於青年。健脾滋腎。此等治法。恐不合宜。緣病無慮。古有明訓。三陰脈皆從脚起。初時注意攻病爲上。鄙意擬用雞鳴散。加二活。蒼朮。黃柏。黃芩。麝香。以上共研細末。另用萆薢生苡仁煎水調服。每日三次。下肢之病。散勝於湯。

答百三十九　　前　人

新產婦人有三病。一者病痙。二者病鬱冒。三者大便難。令妹產後食羊肉。傷消化器。泄瀉傷陰。陰傷不復。虛則生熱。由營及衛。中氣凝滯。故便燥拘急腷痛舌焦刺所由來也。徐靈胎先生云。胎產之後。總由營處大脫。不論有邪無邪。必養血爲主。其去瘀。消痰。降火。驅風。種種治法。皆從血分中推詳。變化不離本宮等云。此先哲治婦科胎產之要旨也。擬方用四物湯加味。開列於後。請採擇酌用。

大生地　六錢　炒歸身　三錢　法半夏　錢半
提麥冬　四錢（去心）　炒川芎　八分　地骨皮　三錢
大白芍　三錢　上綿蓍　錢半　廣橘紅　一錢
青竹茹　三錢　川柴胡　六分　廣鬱金　一錢
綠升麻　六分

答百三十八　周小農

朱君所敘。是脚氣也。病因濕毒。足腫或否。酸楚麻木。不上升則勢緩。滬俗以淡煑甲魚治之。屢愈屢劇。上衝則毒入心。謂之脚氣衝心。死症也。西醫謂之米毒。非是。以余閱歷。僅能茹菜蔬蘿蔔萊豆赤荳蠶荳諸品。犯魚肉麵芋難痿◎宜獨睡◎犯房室則必死◎此症赤水玄珠·醫通·醫碥·均詳載之◎足腫◎肌膚頑痲◎或痛或冷◎食呆◎溲短◎濕毒由足心而襲脾竄絡◎切忌健脾滋腎◎緣脚氣最忌補滋以戀邪◎擬鷄鳴散◎（檳榔橘紅木瓜吳萸蘇葉桔梗生薑）黎明時◎冷服取瀉◎失治則腹脹皮堅◎嘔惡◎氣促◎納食無度◎ 有動肝襲脾犯胃攻肺衝心之見徵◎脈沉細澀◎或浮亂無根◎血分受毒則凝◎肢節如廢◎狂食苦少◎胃毒已深◎額黑◎爪青◎肢冷◎煩躁◎則不可救藥◎乘其死徵未見◎ 速用下方◎ 相機圖治◎ 一或蹉跎不治◎ 柳柳州杉節湯◎杉木節·橘葉·大腹檳榔·童便·加味平胃散·蒼朮·川朴·陳皮·木香·便秘加製軍◎ 丹溪防己飲◎ 二朮·木通·防己·檳榔·川芎·甘草梢·黃柏·犀角·鮮地·便閉加桃仁◎內熱加芩連◎時熱加石膏◎有痰加竹瀝◎犀角旋覆花湯◎犀角·旋覆花·橘皮·茯苓·豆豉·紫蘇·按足病治方甚多◎瘟疫明辨云◎足腫有寒熱如疫◎謂之軟脚瘟◎往往有一二日卽死者◎治以白虎加蒼朮湯◎其毒走絡隧◎有遍身痿軟者◎宜祛濕通瘀宣絡爲治◎不宜

即補。茲不果述其大概而已。是在曉喻社會。勿妄治焉可

答百二十九

方城李程九

餘姚邵從賓先生。爲其友蔣君敖林患遺精之症。備詢方藥。鄙人於二十餘歲時。曾患是症。延至三十餘。見驗方新編。有甘草浸橘皮用青鹽炒製一方。試用與氣分有礙。淺嘗輒止。因飯後倒飽。胃口作酸。夜夢不安等症。投以和胃舒肝。安神等劑。迄未見效。後用製橘皮法。改用砂仁一兩。以甘草三分。水浸透。拌青鹽五分炒製。每飯後以少許嚼服。胸腹爲之一快。晚間睡而不寐。胃口嘈雜。少嚼鹽砂仁。即覺適然。不數月。而遺精之症。亦消滅於無形矣。連用數年。夙疾全蠲。傳治多人。均見效應。按遺精之症。多以心腎不交。投以降火滋陰安神固精等品。或以滲濕等劑施治。而獲效者卒鮮。不知脾胃居中央。或有濕熱。或有痰飲。阻滯要塞。心氣不能下降。腎氣不得上升。逆而爲濁。致有斯症。用甘草砂仁利氣和中。青鹽潤下。不治遺而遺自愈。王應震所云。遺

漏莫澁泄。正此意也。因蔣君有飯後打噎不止。胸腹脹滿等症。故敢以此方奉告。

答百三十四　前人

令堂染乳巖之症。皮色不變。不痛不癢。深慮後患。孝子用心。令人同感。憶先君在世時。本王洪緒施治瘡瘍。垂四十年。治愈危險重症。不可勝數。每遇是症。則殫心竭慮。惟恐潰腐難醫。先看其紅腫者。係屬乳癰症。皮色不變者。內有堅核。定係乳巖。雖爲肝氣鬱結所致。而虛實有分。陰陽可辨。不可一例施治。乳癰固宜舒肝和血敗毒。而乳巖則宜大補氣血。兼服陽和湯。惟服藥見效最遲。莫如用艾灸肩井穴。消散尚易。肩井穴爲肝經發源之地。令患者端坐。以手指按其肩井中。覺酸痛處是正穴。用蒜切片。如三文銅錢厚。加艾團如大黑豆大。香火蘸燃。每次灸二三十壯。（蒜片乾者另換）數次卽見效應。不惟治乳症。卽項前後瘰癧。亦可治痊。若係乳癰。用針法施治方妙。切忌貼膏藥。恐

內堅未消◎皮膚潰爛也◎用此法已治愈多人◎毫無痛苦◎消化無形◎較之服藥◎甚易易耳◎請質高明◎以爲何如◎

答百二十九　吳興陳祝三

閱第九卷八號醫報◎有蔣君敖林◎壯年久患遺精◎甚至一月八九次◎形體日瘦◎納食雖多◎腹脹作噫◎四肢忽冷忽熱◎經治無效◎竊意精爲水類◎原以氣化◎內經有精食氣之明文◎遺精既久◎氣隨精耗矣◎蓋氣主於脾◎精全賴氣攝◎欲固其精◎必兼治氣◎欲治其氣◎必先治脾◎◎脾得旺◎中氣健運有權◎腹脹噫噯自解◎膜油腠理得充◎肌肉自然充滿◎營衛流行循度◎四肢冷熱自除◎氣機統率有常◎腎竅關鍵自固矣◎先服王荆公妙香散◎每空心服三錢◎服一月再商◎但病在根本◎無速效法◎故能緩性靜養◎尤爲斯症善圖◎

問百四十九　河南范星彩

敝處新鄉一帶◎發現一種霍亂◎初起吐利◎或有腹痛身熱◎人事不省◎煩悶難

言。脈伏。漸即但吐不瀉。渴飲。小便絕無。俗多用針。又盛行熱補劑。或用涼利劑。互行劣術。誠可浩歎。余雖稍明治法。何能普及。敬求示以治法。以救其弊。

答百四十九　前人

尊述時疫。身熱煩悶。小便絕無。諒有伏熱在內。岳景昌云。深秋吐瀉。汗少。伏邪難達。時屬仲秋。如有伏熱。口渴苔黃者。黃芩定亂湯出入。霍亂無汗。有淋雨。暴寒。感冒。或伏天開窗臥者。飛龍奪命丹。（均見王孟英霍亂論）至針治一層。閉症尚可。脫症則忌。所云熱補劑（大約非眞見寒象脫症不可妄用）涼利劑大忌。因多瀉傷命更速。紹興醫藥學報八九號。治法甚多。可參攷。請速購閱。

問百五十　謝壽愚

大埔角調和下嶺仔居民羅亞享。近患不規則之寒熱。延長數日夜。服藥罔效。

其常見者由南洋經商。謂此症近似南洋島內山嶺行之猪毛丹症。用生芫荽與病人嚼之。若覺味甘而美者。即爲是症之確徵。試之果然。連用雄鷄毛煎水溫浴。次日身上發現白毛甚多。長者數寸。短者數分。遂一一拔去。而病霍然。（此係丙辰八月九日。番禺大風日報所載。其中原理如何。敢質疑於我醫界。）

問百五十三　　張森閣

讀貴報者。敝縣客歲陰歷九月間。闔縣患痧症。鄙人現年五十七歲。涉學醫術有年。此時邀求請診者。紛至沓來。有請出診者。有到舍請診者。終日令人迎接不暇。以故寢食不時。勞逸不均。如此者匝月。賤軀因之生病。病之生也。初覺心內空虛。左耳常鳴。當服補心丹治之。反益其熱。轉滋陰降火。熱退耳鳴如故。且精神恍惚。迨今年立夏後。忽又生十指徐徐麻疼。小舌有時腫脹。胸膈不寬。咽喉乾燥諸病。補散溫涼。均不見效。再者有一小子。自民國六年七月十四日。右眼偶得目疾。三四日內。晝夜不安。腫如鷄卵。赤如血紫。疼痛難忍。他人視之。則內不分黑白。俱成藍色。卽請段先生療治。所賜之方。係淸熱降火之劑。其中有大黃三四錢。服之不效。嗣後又經數先生屢次調治。藍色收成白塊。形圓如豌豆皮。在瞳人上。內有紅絲。四面纏繞不退。扯牽翳膜。不能見物。幸瞳人不壞。奈至今年餘。內服外點。百般調治。皆弗獲效。只得將二病原因。及現在狀況。詳細陳明。懇祈諸大名醫。各賜良方。

問百五十四　慈谿林華三

鄙人家伯。於去年七月初五晚。在外乘凉。至二鼓餘。食淡𥹋一個而睡。睡係篾席。因有臭蟲。洒以香水。以致腠理大開。外邪乘勢而襲。次日頭疼咳嗽。似形寒熱。初七日更覺不適。因用辛凉解表藥服之。兩劑。卽嗽甚痰滯氣喘。更醫商酌。用旋覆代赭法進之。氣喘少平。一身肌膚筋絡甚痛。後用王淸任活血湯。合香黑錫丹。服後病未瘥更劇。至十七日午後發厥。近二小時。灌以粥湯始漸蘇。十八日又厥。十九二十又厥。經延多醫。僉云不治。因停藥。而病者思

問　　　　　　答

食西瓜。初不敢進。因思病已殆甚。姑進之以慰其心。食甚爽。屢索不已。大胆任其恣食。如此二三日。忽腹痛下利如痢疾。後竟大下膿血。二三日而氣喘咳嗽頓差。下利亦漸止。此十餘日中。並未服藥。不知病機因何而轉。下利止後。惟覺左肋骨疼甚。進疏肝理氣法不效。因疼痛欲死。不得已。進洋藥丸止之覺瘥。性過又發。又進又瘥。如是約十餘日。洋藥丸無效矣。惟進熱食可止。熱食物粥麵年糕蒸麵等類。日夜恒十餘次。半碗淺碗。食後痛輒止。逾時又痛。又食又止。止後又發。延至十二月終。請西醫診視云。是胃生瘍。忌進硬食。用橄欖油進服二三茶匙後。卽覺納呆。而痛亦如故。不得已。仍用洋藥服之痛止。約過十二小時又發。又服又止。延至近日。胃納大減。日夜雖進食七八次。而每次僅容二三匙而已。且食入卽脹。聞食氣卽有欲嘔之狀。舌苔光絳。脈象細數。不知果屬何病。何藥可療。余等學識淺陋。難從理想論治。仰貴會諸同志。諒以教我。

問百五十五 失名

謹啓者。舍妹於丁巳年。有孕七八月。患腰痛如折。與以各家有孕腰痛諸方。服俱不效。及足月產男痛減。惟酸疲。後二十餘日。復大痛。爾時瘀尚未淨。進去瘀生新藥。亦不應。自是之後。幾經更醫。集方成本。有莫能殫述者矣。略舉二三奉告。有獨從肝腎二經治者。有以脐陰奇脈受傷而論治者。種種治法。譬特如水投石。抑且病變異常。手母指後寸口邊。起二三核。如雞子黃大。背形如龜。步履艱難。但腰之痛。每甚於夜臥後。牽引少腹亦痛。晨興坐頃漸行動。則痛漸減。而腹則反是。有着席卽漸寬漸軟。經行動則漸脹漸大。堅結如石。脈始終小弱帶澁。餘不兼見。敝處醫藥謭陋。療治無功。貴社羣賢萃聚。遇症研究宏深。伏乞高明鑑核。俯賜療治方針。以起沉疴。則非獨舍妹之受惠無窮。卽鄙人亦感戴無旣矣。

問百五十六 湯雨霖

問　答

諺云。一味丹方。氣煞名醫。誠哉斯言不謬也。鄙人前見一婦牙痛症。外科以清涼敗毒殺蟲等法。竟覩其毫無一效。有鄉人傳一丹方。用大蒜輕粉二味搗成泥。敷於手脈之上。左痛則敷於右。右痛則敷於左。二時許。牙痛即止。其效如神。痛止後。手脈上隨起小泡。泡破則淡黄水。別無他苦。似此之良法。不知其中理想如何。吾醫界不乏高明之士。倘祈發明之。

問百五十七　前人

異哉文明進化。萬物變遷。民家畜雞之生蛋。亦有研究之價値也。敝寓於蒲月廿四日。鄰人孫某。手捧一碗前來。碗盛一蛋。將蛋打碎視之。黄白顯然。而大蛋中。發見一小鴨蛋。某問余故。余云不知其何由。鄰里諸人。叱爲奇異。詢諸老叟。亦云並未見聞。茲請登入貴報問答欄內。以供醫界同人之切磋。望深於閱歷優於學識之士。加以參考。指導一切。非特鄙人受教誨之益。而羣疑胥於此釋矣。

問答

問百五十八　葛家輔

今讀貴報。慨歎君子之心當濟世。能弘斯會。舍公等其誰。某僻處山陬。愚蒙可誚。惟不知自信。差堪共白耳。二三月間。觀鄉里連阡達畝之紅花草。農人常採苗作蔬。其味淡。過食即頭暈。某未開其性質寒熱。暨多寡功用。及與衛生上輕重關係。爰詢諸博雅君子。乞希惠我好音。不勝引領之至。

霖按紅花草。即是農家所種之紅花草。其草農家作爲肥料。其肥質無過此也。(雨霖附誌)

問百五十九　馬翰臣

有一婦人。右耳後頸項間。初發出瘰癧一枚。時在客歲四月內。漸見宏大。不痛不紅。奈鄙人學淺才疎。不知此症。據鄉人傳方云。用老鼠花根同人乳搗敷。於是連敷數夜。或發白點。或起小泡。皮破覺痛。鄙人深慮是病沉篤。曾在瘍醫大全書尋取二方。一用艾灸。以槐樹白皮加灰麵。捏出薄條。作圈。復取槐皮蓋上。中間放出一孔。一用蘄艾摶爲丸。俱用數次。又以水藥紫貝天葵白朮等藥。照方服二十餘劑。亦未見消。又服夏枯草及二花土茯苓。作茶飲。迄今未效。又用火針針過。復取土公蛇煎桐油搽之。仍然無效。刻下增至七八枚。自右行左。幾經調治。徒勞精神。刻又從須骨下行。至左乳下。發出一枚。鄙人思索再四。無如之何。不得已不揣冒昧。仰祈貴社諸公。熱心濟世。賜一良術。以救疾苦。果不遐棄。則不第病者鏤心鐫骨。不忘大德。而鄙人亦感恩多多矣。

問百六十　　沈玄明

有一婦人。並不受孕。而經水斷。且有乳汁。與孕婦相同。其故何歟。乞明家有以敎之。

本社特告（閱者注意）

問答一門本爲同社研究學術及病家顧問治療而設無論問者答者旣經投稿必當照刋且莫不期於急載蓋一則交換智識得以先覩爲快一則挽救沉疴尤望早瘳厥疾無奈限於篇幅又屬月刋往往徵得方法轉輾數月答案過多亦礙他欄之地位爰擬自陽歷九年起逢朔望發行星期增刋一次專載問答兼關於病家看護及衞生並社友社驗案及醫藥界新聞以期消息靈捷每期定價一分全年五十期定價四角外埠加郵費每期每份五厘均須預先惠欵空函不寄

紹興城中紹興醫藥學報社啓

醫藥問答三集終

九卷十號勘誤表

問答欄　逸人校

頁	行	字	正	誤
[illegible]	四	[illegible]	誘	旗
[illegible]	五	[illegible]	北	分
[illegible]	七	七	律	猜
[illegible]	十	[illegible]	高	南
[illegible]	[illegible]	[illegible]	致	知
[illegible]	[illegible]	[illegible]	物字下	[illegible]
[illegible]	[illegible]	[illegible]	助字	件字
[illegible]	[illegible]	[illegible]	角字下	點
[illegible]	[illegible]	十七	[illegible]	[illegible]

雜著欄

頁	行	字	正	誤
[illegible]	[illegible]	[illegible]	[illegible]	伯
[illegible]	[illegible]	[illegible]	署	誤
[illegible]	四	七	[illegible]	[illegible]
[illegible]	五	五	治	古
[illegible]	八	[illegible]	方驗	臨方

雜錄欄　逸人校

頁	行	字	正	誤
[illegible]	四	只	編	誤
[illegible]	[illegible]	[illegible]	[illegible]	訓
[illegible]	九	大	[illegible]	假
[illegible]	十	[illegible]	乃	[illegible]
[illegible]	四	[illegible]	神融	雜
[illegible]	七	[illegible]	毛對山醫話	醫話伯
[illegible]	[illegible]	九	可	[illegible]
[illegible]	[illegible]	[illegible]	[illegible]	致
[illegible]	二	大	[illegible]	面
[illegible]	四	八	[illegible]	且
[illegible]	四	四下	[illegible]	[illegible]
[illegible]	十	四	[illegible]	[illegible]
[illegible]	[illegible]	[illegible]	[illegible]	[illegible]
[illegible]	[illegible]	[illegible]	[illegible]	[illegible]
[illegible]	[illegible]	[illegible]	[illegible]	圓
[illegible]	七	二	[illegible]	學

本報九卷十二號擬提先十天出版以便早作一年結束間有報費未繳數戶及代派處書報各欵均祈惠寄至十卷一號起大加革新增添篇幅改用本國白連史紙單面印刷中式裝釘內容多選切實之新理以互闡中國固有之學術定價如前惟近來百物昂貴周轉不易空函委寄决不發報如在陽歷十二月內惠洋預定者每份贈送家刻婦嬰至寶一大册凡代派最多數三名一如前例厚贈望海內外同志廣爲提倡不勝感幸

紹興城中紹興醫藥學報社啓

第九卷第十二號
原一百〇四期　己未十二月出版

紹興醫藥學報

神州醫藥學會紹興分會發行
中華民國郵政特准掛號認為新聞紙類

本報九卷十二號擬提先十天出版以便早作一年結束間有報費未繳數戶及代派處書報各欵均祈惠寄至十卷一號起大加革新增添篇幅改用本國白連史紙單面印刷中式裝釘內容多選切實之新理以互闡中國固有之學術定價如前惟近來百物昂貴周轉不易空函委寄決不發報如在陽歷十二月內惠洋預定者每份贈送家刻婦嬰至寶一大册凡代派最多數三名一如前例厚贈望海內外同志廣爲提倡不勝感幸

紹興城中紹興醫藥學報社啓

循例酬勞

本社對於各地代派處之推廣本報不遺餘力每年十二號發行完竣凡查銷數最多數者一處與次多數者二處以各處惠購書籍轉贈或本社自加贈品以答厚意以資鼓勵茲將今年最多數與次多數及贈品開列於後

計開

南京包農輔君代派三十四份爲最多數贈葉氏伏氣解二十部

餘姚徐友丞君代派二十二份爲次多數

處州何九齡君代派十六份爲次多數

各贈景景醫話十部

（注意）明年本報大加改革各地代派諸公能更格外推廣本社備有値洋二十元之孤本醫籍數種奉贈銷數最多者諸公雖志不在利然亦聊助興趣已耳至本報之星期增刊內多關於病家事尤易推銷凡代派最多者亦當有贈

本社特白

閱報者鑒

一　本社自七卷十二號報端宣佈信誓凡每年十二册按陽歷每月二十號出版不誤期日二年以來踐行不爽現已出至一百零四期信用昭然自十卷一號起仍當確定每月二十號爲出版期以慰閱者之望

一　閱者諸君因多年定閱以爲本社必按年接寄往往於十二號報收到後不再函訂致本社不敢續奉數月後函來補定乃巳出之報不能一時再版補送此次報到後務希惠函重訂

一　定報必請將報資洋一元郵力洋一角二分一同郵匯方可發報如不通郵滙之處須以五厘或一分之郵票代之

一　各代派處繳欵仍照舊章惟定報份數亦祈於本號報到之後卽行訂定本社以便十卷一號之報可先期寄上

紹興醫藥學報百期紀念增刊目次

紹興醫藥學報第九卷第十二號目次(原一百另四期)

醫學雜著八集

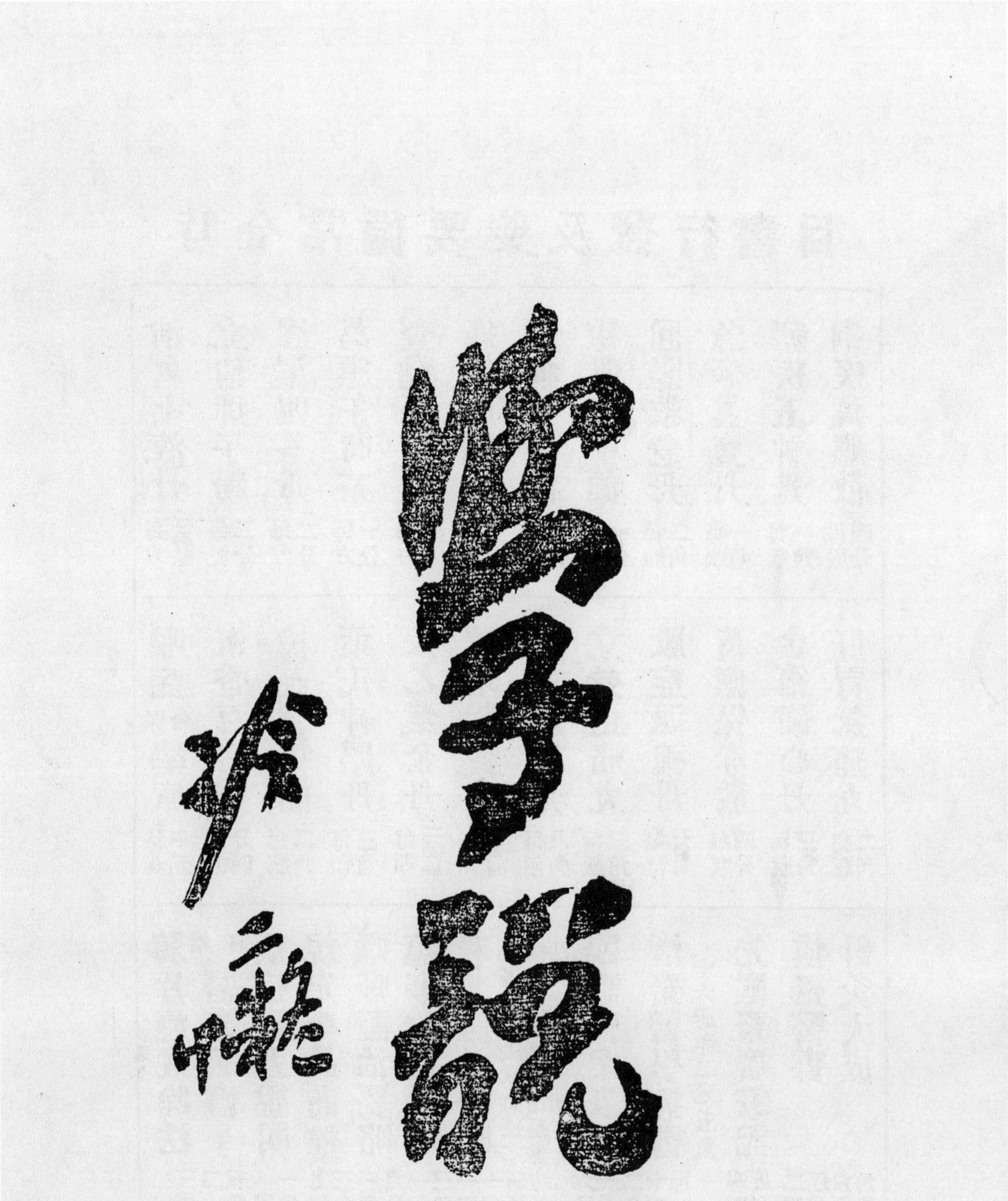

牛黃清心丸之芻議

盧育和

自古名醫立湯液製丸散。皆取君臣佐使。配合成方。然後審症用之。乃可以收效果也。若夫方內苟有一藥之不善。羼雜其間。匪特不能見功。抑且有害生命。如近世廣東陳李濟所製之牛黃清心丸。仿單載明藥共二十九味。內有犀角羚羊牛黃阿膠等味。專治諸風癱瘓咳嗽吐血五勞七傷。心怔驚惕。瘟疫邪熱。以及小兒急慢驚風諸症。吾觀至此方內旣列阿膠。而云兼治瘟疫。則鄙意不敢贊成。蘊蓄已久。不得不一辨論焉。夫諸風癱瘓。吐血勞傷。取用阿膠者。以其能補心養血。滋肝熄風。允推合法。徵之仲師復脈湯治傷寒脈結代。心動悸。合地冬等補心液以滋血脈。豬苓湯治脈浮發熱。渴欲飲水。小便不利。協苓澤等以利水育陰。黃連阿膠湯治少陰病心煩不寐。配雞子黃以交媾水火。錢氏阿膠散治肺虛咳嗽。火盛津枯。取蛤粉炒以清肺滋腎。葉氏治諸虛勞損。與龜板熟地等同用。以塡補精血。由此可知阿膠治內傷貧血。頗擅其長。若施於外感瘟疫。則貽害匪淺。何則。考阿膠一物。係黑驢皮取山東阿幷伏流之水。煎煉而成。其性則陰柔滯膩。而且沉降。其味則腥濁濃厚而不清純。一況此物眞者甚少。近時多以鞋店剪下之廢皮。用火熬成冒充道地）凡瘟疫邪熱。當以清芬宣解。若一投此味。如火上加油。禍不旋踵矣。乃近日時醫不察。變本加厲相習成風。凡遇感邪傳入心胞。內閉神昏之候。動用此丸。希開發以奏功。病家聞其品貴。樂從購服。詎料入咽。益昏蒙而就斃。嗚呼。斯一紙丸方。眞可謂送命靈符。一粒蜡丸。不啻乎催死神丹矣。余爲此言。非矯枉過正之談。實因閱歷而得。無徵不信。近有一症可證。傚鎭陳姓子。於七月初。偶感風涼夾暑。則伏遏蘊熱。汗少脘悶。微咳溺赤。口乾舌白膩。尖佈紅點。余以荆薄葱豉合藿香香薷六一散加減爲治。詎意隔兩日復延再診。則神昏灼熱。弄舌搖頭。語言蹇澀。舌苔黃垢。此邪氣已傳心胞。痰蒙熱閉。迷塞心胃。神經上衝於腦所致。勉以透邪清化。藥用藿香葛根豆豉連翹山梔川鬱金天竺黃羚羊片益元散冬瓜仁石菖荷梗等味。方甫書成。適有伊戚某醫至。見其人事不省。令購牛黃清心丸一。急灌之。未一句鐘。則兩手厥冷。神更昏沉。牙關緊急。氣促痰湧而逝。觀是豈非因該丸方有阿膠而爲禍甚捷乎。客曰。此方已備列犀羚麝香等味。皆靈異之物。可謂清心開竅無上妙品。雖夾阿膠。又何傷也。余曰否。有此膠。質雜入其中。用治痰熱昏蒙。無異如油入麵。即此一味之謬。足敗諸藥之功。蓋以是物能膩膈滯竅。助熱生痰。反使邪氣膠黏。不能開泄。而閉結之勢。愈轉愈深。終至變症而死。可不哀哉。不如用局方安宮牛黃丸。有利無弊。最占優勝。凡讀過溫病條辨者。皆能知之。然博訪各省大店。已製斯丸。而鄉鎮小舖。尚缺是物。揆揣其故。皆緣發莊未曾推廣。美品遂使滯銷。大好古方。鮮見重於近世。粵東客貨。反暢售於今時。言念及玆。能無太息。爲今之計。尚希吾界巨子出而提議。向各省製藥公司。及諸大丸舖。精製斯丸。廣登告白。竭力鼓吹。說明效能。俾各埠分售。以備急需。如是則創行者。既益人而壽世。復獲利而享名。豈非一舉而數善備乎。育謹貢微忱。伏維採納。無任禱盼。以惠蒼生。則幸甚矣。

論牛黃清心丸之誤

牛黃清心丸之芻議

時逸人

世傳中風病之風邪入心一症。用牛黃清心丸爲治。古籍載之。時醫言之。彰彰可考。非妄言也。雖然。逸竊有疑焉。無他。因其雜亂而已。欲立言而無從可言。欲不言而又無從可言。憶之心而不能出諸口。宣諸筆者。三年於茲矣。昨見汪曰楨先生所輯之隨山宇方鈔萬安牛黃丸。註下列宋末周草窗之言曰。和劑局方中牛黃清心丸一方。誤與金匱虛勞門中治風氣百病之薯蕷丸混合。故其方雜亂無紀。甚不可從云云。逸誦讀之下。憬然悟曰。異哉。周草窗之言。何其與逸見之如出一轍也。千古迷津。一朝點破。逸自信言然。故不能不推戴周草窗之言爲然耳。質諸海內同志。未卜以爲何如焉。

說磁石

周逢儒

磁石爲吾國向有之藥品。非西人所發明也。而一經西人之手。卽目之爲新發明。良可慨已。電帶一物。近十年來。西醫所發明。實卽磁石所製。束於腰間。無論何病。皆能霍然。常佩之能卻疾病云云。（按此物幾全球皆知。考其發明磁石。不過十八世紀時與中國較有霄壤之別。然西人則日新月異。中國電學未能發明。所以無進步也。有滑稽者云。西人再至中國。思中國羅盤必已改良。乃入市購之。仍如舊式。不噤嗒然若喪云）而本經曰磁石味辛寒。主周痺風濕。肢節中痛。不可持物。洗洗酸消除大熱煩滿及耳聾。他若別錄甄權大明時珍諸說。大致相類。今姑略之。總之磁石吾國早已知其功用。用其氣能治周痺。與西醫之電帶。中外一轍也。曹君炳章所編醫界新智囊中。有佩磁石之療病一節。卽電帶之所由仿也。蓋磁石之具有攝力。引動人身中所含之電。與玻璃摩擦及藥物化合成電力相同。不過磁石之引電。施之身體。寂然不覺。能調和血脈。以及筋骨臟腑。使體力復壯。弱者復强。非尋常藥劑所能幾及。亦非他種電器。試驗片刻。四肢卽覺痲木。其不若磁石也明矣。夫電者生命之基。天地之間。皆電所包羅。故日能攝地及各太陽系。能攝行星。孳生萬物。皆電力主持。今西人所發明電氣作用者。僅五百分之一。農業既藉電力輔助。醫學亦藉電力療治。余理想所及。他日通星球。起沉疴。非藉電力不可。惜吾國人留心者少。故磁石之功用不彰。余甚望國人於辨性分味之外。繼以化驗。使有用之良品。不致湮沒耳。

杏仁中毒之解救

江都陳龍池

謹按貴報九卷二號四號七號。載有時君逸人及包君農輔傅君近秋。發明杏仁毒質遺害說。固已詳且明矣。然於施救之法。尚未論及。僕不敏。敢徵諸古卷以補三君之不及焉。考中杏仁毒之狀。李時珍本草綱目云。致迷亂將死。洗寃錄云。雖迷亂將死。亦可救。至迷亂中現何症狀。均未明言也。傅君於杏仁毒質研究論中備言之。是中毒形狀。已可想見。當迷亂時。毒已深入血分。若不急救。何能聽其束手待斃。當遵照綱目。用杏樹根洗淨。煎湯灌之。或遵洗寃錄。用杏樹皮煎湯飲之。均立刻可愈。但杏樹根皮二物。其性質若何。無從查考。海內不乏高明之士。能有知其理由者。請登入報中。以供研究。此僕所企望者也。又思杏仁一物。藥方中常用。從未聞有中其毒者。蓋以用之至重。每劑不過三錢。就傅君之論言之。則三錢中所含輕炭淡酸不過九忽。受毒至輕。是以不覺。但不可常服久服耳。

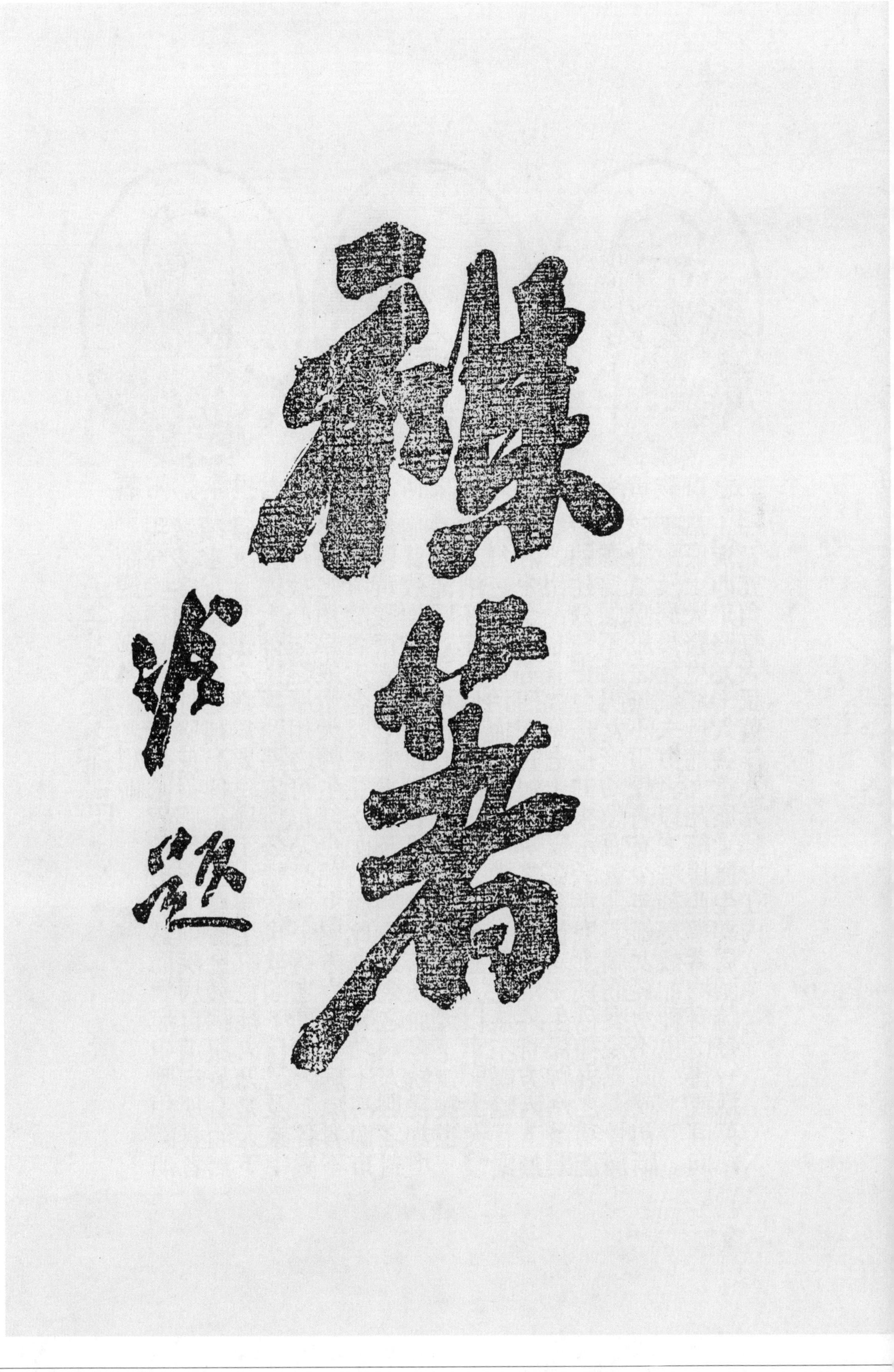

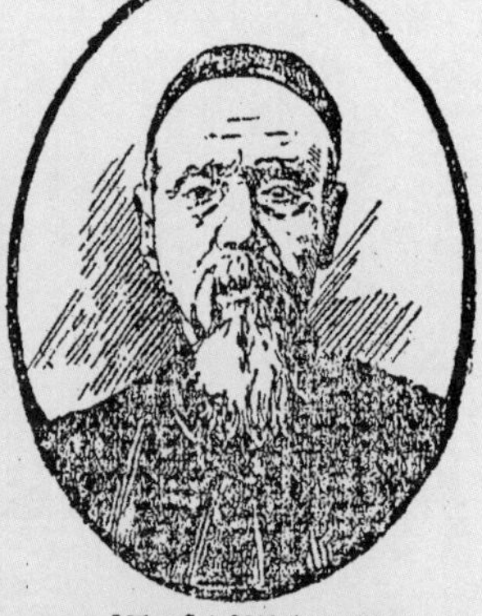

福州鄭奮揚君

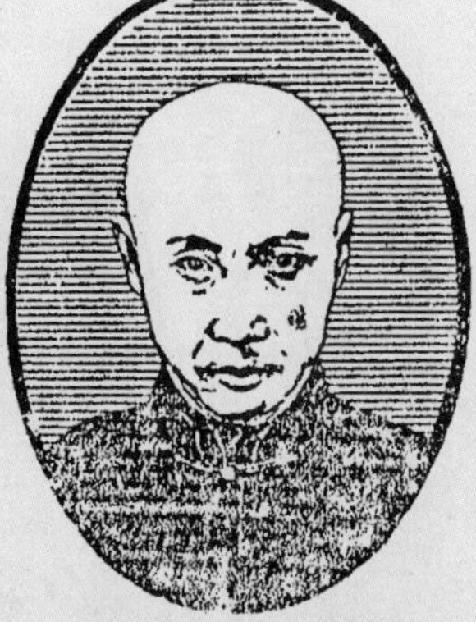

定海何東昇君

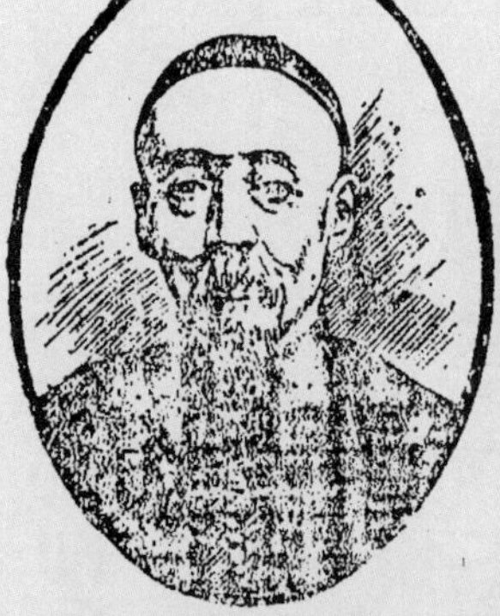

上海黃駿甫君

天下無雙之補品

請觀各處名醫之頌稱

現今疾病衆多患者亟求療治方法然而病症中應用調補者甚多卽補血健腦俾得強健有力則疾病自消矣所貴者須求正當合宜之補品俾得不至虛擲金錢購服於身體無衙反且受損之藥爲要韋廉士大醫生紅色補丸乃是天下馳名之大補藥爲醫藥家所公認者也故閣下自己及家中均可放心無疑服用之可也乃是極平穩之補藥天下各處名醫之用韋廉士大醫生紅色補丸處方療治其病家者不可勝計故各處名醫往往來函稱須此丸之奇功上海南市世醫黃駿甫老先生來書云予曾開方與余之病人服之對症其效如神咳嗽吐血而黃肌瘦服後咳止血停飮食加增身體健旺妙不可言有起死回生之功誠爲天下無雙也尙有浙江定海何東昇醫生來書云余處方以韋廉士大醫生紅色補丸療治血薄腦弱所致各症服之無不靈驗且藥性和平余悉心研究實無嗎啡之慮眞乃海外奇方天下無雙之出品也且福州七十一叟鄭奮揚老先生係神州醫藥會福建分會正會長也其來示云韋廉士紅色補丸之功無轉弱爲強不論男女老幼患血氣薄弱腦筋衰殘風濕骨痛咳嗽氣喘服之無不靈驗若有少年婦女經水不調或初斷烟癮及病後之氣未復者以之培補奏效如神也

韋廉士大醫生紅色補丸凡經售西藥者均有出售或直向上海四川路九十六號韋廉士醫生藥局函購每一瓶英洋一元五角每六瓶英洋八元郵力在內

雜著

予之霍亂病理新思想

包農輔

今年霍亂症流行之險惡◎爲數十年來所少見◎因今歲之霍亂◎每見螺癟肉脫◎較曩歲所發者◎多且甚◎其來也暴◎其死也速◎以甯省而言◎緣霍亂而死者◎已不下數百人◎然則其無法救治耶◎抑病家自誤耶◎抑上帝之不愛斯民耶◎是則非予所知矣◎予今欲貢獻於海內諸道友◎而求誨正◎以資研究者◎爲霍亂之病理◎夫今世人所言霍亂病理◎要皆爲飲食不潔◎起居不時◎寒暖不勻◎冷熱並進等因◎然觀此種種◎皆屬霍亂之病根◎爲受病之由◎預防之法也◎非霍亂之病理◎病理云者◎乃病之發動◎何以吐瀉不止◎而肌肉遽脫◎何以目眶內陷◎而肢體逆冷◎何以舌卷囊縮◎而指螺下癟◎此爲病理之研究◎予前閱紹興醫報第八號◎上海徐君相宸云◎吐瀉之濕霍亂◎大都爲糟粕水液◎並非吐血瀉血◎其血何由而虛◎此乃徐君駁西醫血虛之說◎然霍亂之吐瀉雖無血◎而予均目之爲血◎何以故◎蓋霍亂之機一動◎中焦之氣瀰漫◎不能主持升降◎淸濁混淆◎故

而上吐下瀉◎尤之機器之氣門一開◎百件靈動◎全身之血◎爲邪濁之氣所鼓蕩◎頃刻變爲淡質而吐瀉出之◎是以霍亂之初◎其吐瀉之物◎有腥味而無臭氣◎是爲血也明矣◎迨至吐瀉危篤之時◎諸絕狀已現◎則純爲五液下注◎並腥味而無◎其始也◎治以逐穢安中◎藉作中流之砥柱◎其甚也◎宜速固中回陽◎以冀懸崖之勒馬◎夫全身之血與津◎於數小時之間◎盡行泄出◎是以肌肉消瘦◎ 手螺皆癟◎血管無血◎肌肉豈能充滿◎肢體何由溫暖◎是故霍亂甚時◎針刺無血也◎今更有一確證◎可以明霍亂之吐瀉爲血液而無疑◎並可證予之新思想◎ 非全屬乎理想也◎本城（甯省）下關和記洋行◎有小工一名◎患霍亂吐瀉◎因送入該行自設之醫院療治◎西醫視其病已危篤◎以針刺之無血◎因在血管處◎用刀割開◎見血管皆癟◎毫無點血◎誠如西醫所云血虛◎然西醫尚未發明其血所以致虛之由◎要知此種血虛◎乃虛於病後◎非虛於病前◎是血因病而虛◎ 非病因虛而得◎故有極强健之人◎因得是病而致死者◎是以非遽進補血品◎所可療治也

◎應先治其病◎斷其去血之路◎然後再治其餘◎可固而不可補◎所謂留人治病法也◎若此補而彼瀉◎仍屬於病無濟◎倘更進以牛乳等◎滋膩胃氣之品◎直促其速死耳◎初也◎予雖有血質變淡而泄出之議◎然尚未敢妄談◎今日覩該小工之剖驗◎始敢言之◎以供海內諸同志之研究焉◎更有言者◎近世每將霍亂與痧氣並論◎實屬不經◎且目霍亂爲血質凝滯閉塞之症◎尤爲荒謬◎蓋霍亂是臟腑病◎而牽及氣血者◎痧氣是氣血病◎而轉入臟腑者◎霍亂乃血液泛濫外泄◎痧氣乃血氣凝滯不通◎一屬於內◎一屬於外◎霍亂爲開◎痧氣爲閉◎逈乎不同◎豈可混合而言◎故霍亂可服參附等◎固脫回陽之品◎至於痧氣◎萬無滋補溫固之理◎是以霍亂甚者◎忌服辛竄通達之劑◎因其本屬於開脫之症◎豈能再用耗散精血之品◎以散其垂盡之元陽◎而促其死乎◎質諸明哲◎以爲然否◎

附啓　徐君相宸與　先君子交頗契學識經驗夙爲　先君子所企仰農何人敢與前輩爭長短而論是非第以事關研究天職所在不容放棄爰將管見所

及者言之以供諸同志之研究想亦爲　徐公所樂聞焉

對於袁黎二君商榷五行生尅意見書

陳芷馨

曩讀神州醫藥學報二十六期。有袁君桂生擬廢五行生尅之提議一篇。至二十九期。有黎君伯槩根據醫籍學說。致書與之商榷。近閱紹興醫藥學報。袁君復歷引醫籍學說。覆書與黎君商確。足見吾國醫學界中。研究斯道。大有人在。不勝欣慰。僕嘗就二君之書細觀之。黎君之意。蓋謂五行生尅之說。自靈樞素問傷寒金匱以及各醫書。存此說者。僕指難數。其意在未可遽廢。袁君之意。則謂五行生尅之說。自靈樞素問傷寒金匱以及各醫書。雖多存此說。然祇爲沿襲之名詞。無關醫術上之必要。故不若廢之之爲愈。此二君書中之大略也。愚謂君子立言。不可不慎。事理有爲天下古今所公認者。斷不容輕爲詆訾。以駭舉世之聞聽。中國之有五行生尅。其義至大至精。固無時可廢。亦無人能廢者也。蓋人之一身。莫不禀有五行之質。賦有五行之氣。因氣質而生剋之說起

雜著

焉。（如肝木乘脾土。心火刑肺金之類。）因生尅而亢害之病生焉。因亢害而補救之法備焉。然補救之道。亦惟取天地間之飛潛動植。稟有五行之質。賦有五行之氣者。泡之製之。以資調攝而已。（如地黃知柏。壯水以制火。人參白朮。補土以培金之類。）岐黃仲景。以及歷代名醫。無異旨也。然則五行生尅。於醫藥實有密切關係。詎非無時可廢。無人能廢者乎。藉曰廢之。諒不過取心火肝木肺金脾土腎水沿襲之名詞。易之以外國名詞。冀新人耳目已耳。然易其名者。決難易其實。亦何必多此曲折。以博推倒古人之名乎。又袁君覆黎君之書之末段。謂近日出洋之後生小子。忽視中醫。寧讀哀情艷情小說。不屑讀五行生尅之醫書。故不如廢之。以免若輩藉口。噫嘻。是何言也。彼出洋之後生小子。頗多浮躁淺露。不學無術。凡中國之仁義道德。彼皆欲破壞之而後快。豈獨五行生尅之說。爲彼所不屑道哉。袁君爲醫界鉅子。乃亦不惜廢歷朝學說以徇其意。抑何重視若輩。而輕視古人乎。例如袁君所著叢桂草堂醫草。僕曾披閱二次。平心而論。較諸徐洄溪之醫案。俞嘉言之寓意草。或微有不及。然見證之洞澈。處方之和平。立論之矜愼。固得力於魏玉璜王潛齋二家甚深。雖不敢謂海內外無此人才。然就近日醫林中論之。亦不可多得者矣。設有後生小子焉。謂此平平無奇之醫草。閱之令人倦而思臥。不若閱笑林廣記。神怪小說爲佳。吾知袁君聞之。必付諸一笑。决不因此種讕言。遂取從前之梨棗。銷之燬之。以徇個人之私意也。而今獨毅然爲廢五行生尅之論議。以避漸染洋風者之攻擊。抑獨何歟。嗚呼。世變奇横。狂濤洶湧。中原國粹。半付淹沉。有大力者。不爲輪之扶。而爲石之下。則所謂合力保存者。果何在耶。明知袁君大著。乃與黎君商確之書。本無庸第三人干預。然煌煌大文。刋諸報端。則閱報者似不妨發表個人意見。以資攻錯。故走筆成此。特寄登於紹興醫藥報。質諸大雅。以爲何如。

與張君汝偉商確頭頂疼兩肩疼目疼鼻疼牙疼

喉疼藥方

黃眉孫

前期醫報。登君所擬病症治法。僕竊有疑。願與君一商酌焉。余以爲頭頂疼兩肩骨疼。衛病也。及至目鼻牙喉。一齊作疼。則風挾內熱。由衛入營矣。君謂爲衛病。余謂爲營衛俱病。此不同之點也。夫頭頂疼。與兩肩疼。爲風初入衛。必經過之事實。原無商確之必要。唯加以目疼鼻疼。牙疼喉疼。則風已由衛入營。傳至血分。乃有是症。何以言之。蓋火在身內。必從竅出。猶烟窗焉。人必先有內熱。故一感於風。又無寒熱。其氣不能從皮膚上洩出。所以風借火勢。火挾風威。直冲上竅而出。故目鼻牙喉。一同作痛。其病之容易入營者。因營血先熱。一感於風。即兩相混合。故皆以得病二三日內見之。有似乎風初入衛之病也。君之初方。用桂枝葛根川芎天麻乳香等藥。爲僅一頭頂疼。兩肩疼者。用之則可。爲兼有目鼻牙喉。共同作疼者。用之則不可。他人診病。余所不知。以余所經驗而言。凡頭頂兩肩作疼。更兼以有目鼻疼而無牙喉疼。又或有牙喉疼。而無目鼻疼。如此之症。在醫院內。三日之中。必診一二焉。診治之法。較尋常治風。多加涼解。乃易見效。若如君所言。頭頂兩肩。目鼻牙喉皆疼者。十日之中。在醫院內。必診一二焉。大約此症。爲氣血先熱。又感風寒。邪入經絡。與熱氣兩相感觸。風與火合。其勢上炎。薰蒸於目鼻牙喉間。故皆作疼。其輕者。則用熄風清火之法。治以辛涼。其重者。則用白虎湯。或竹葉石膏湯。加入風藥。及涼血者。再重者。則用防風通聖散。大小承氣湯。或表裏兩解。或釜底抽薪。乃能有濟。此余所經過事實。確有見效。非敢自欺以欺人也。君之初方。用剛燥辛烈藥品。爲陽氣深陷。達表徹邪。方爲對症。似此火已炎上。再用辛散。將動陰血。不可不愼。今試閉目凝思。設自己頭疼肩疼。以及目鼻牙喉。無所不疼。當此時節。其焦燥煩擾。不言可喻。與陽氣陷入陰中。昏悶沉睡。宜用剛燥發表之劑者。是否有別。自必恍然悟矣。又余作此書時。前後數日。各診一症。其一則與君所舉症候。若合符節。雖身無寒熱。然診脈至沉部。覺有一股熱氣逼人。心部按沉。亦覺極熱。蓋心爲藏血之所。邪已入營。故熱度較增也。用余前法。今已全愈矣。其一則如上列之病。加以發熱譫語。大汗淋漓。則加入羚羊犀角。於白虎湯中。三劑始愈。然多一發熱自汗。與君所舉症候不符耳。似此症候。其不可食飯。以增火勢。有斷然者。君駁余食飯說。對於此症。則令啜熱粥。以助汗出。得毋曰。是粥也。非飯也。可乎。君又言無不發熱之外感。君舉此症。非外感耶。何以又不言發熱。以此質君。恐君亦無辭自解耳。余恐沾此病者。照方施治。其有效。則醫報爲之增色。設無效。則醫報亦爲之減色。故與君商確之。當不見責也。然余竊有所疑焉。所疑爲何。則以星洲地居熱帶。四時皆夏。來醫院診看者。又多苦力工人。時肩挑負販於烈之中。渴飲雪水。傷其腸胃。熱浴冷水。傷其肌膚。天時問題。地理問題。皆異祖國。余之治法。施之他處。可否恰合。則賴同道諸君。研究而試驗之。非余所敢懸空預擬也。

黃張二君食飯問題之解紛

徐相宸

學問之道。原貴辨難。然一駁再駁。往往語氣之間。抑揚太甚。未免有傷感情。余謂食飯問題。二君皆有心得。與一般只知教人吃藥。不知管人吃飯之醫。已有霄壤之別矣。余請爲數語。與二君解紛。內經之訓曰。問病人所欲。蓋謂欲食者。不必禁之。不欲食者。不可强之也。然病人欲食。實有口欲與胃欲之分。口欲者。口中變味。饞而欲食。非知饑也。胃欲者。胃氣流通。自然思食。胡可禁也。虛症宜食矣。然亦有病久胃倒。或爲氣味惡劣之藥所傷。當先誘以甘芳。實症宜禁矣。然病未入裡。或裡邪已淨。可進以淡食。總之食飯問題。不可胃不欲食而强食。亦不可胃欲食而强禁。病中食飯。宜少而頻。不宜頓而多。飽能傷人。饑亦能傷人。無病之人。則大飽大饑始受傷。有病之人。則小飽小饑亦足以受傷。且有因而不救者。如此而已。二君於食飯問題。如此盡心。則平日用藥。謹愼更可知矣。欽佩欽佩。請二君就此結束。

醫藥雜著八集

醫藥學報社同人著

紹興裘吉生編輯

益人堂醫樂叢書第一集序

盧育和

時逸人君。余之忘年友也。爲人生性直率。博學能文。其與人交也。犯而不較。和而不流。且言必信。行必果。然諾必誠。取與不苟。慷慨有大志。但不形於色。故人莫能識之。幼治經書。即能知其誤謬。著有讀論語廿篇。讀孟子十四篇。及大學中庸讀意各一卷。并詩書易禮春秋三傳諸書。亦皆各有筆記。攻詆歷代諸大名儒。實能洞鑒本源。並於孔孟誤謬之處。亦直言不諱。蓋能考据百餘家經解。而得此精華者也。辛亥孟秋。因遭兵燹。由杭來儀。隻身歸里。故所著書籍。無一存矣。自茲以往。遂翻然改途。若佛教若黃老若哲學若精神若靈魂諸學。兼及於工藝商務農業軍事諸科。凡書肆有出售者。靡不博收而鑒閱之。歷時既久。覺皆無關得失。乃毅然棄之。乙卯孟冬。方專攻醫藥之學。上凡

益人堂醫學叢書第一集序　二

百家之典籍。於書肆中能購得者。皆羅置以研究之。識見高超。思想敏銳。故獨能得其神髓。而遺其糟粕。於吾道中。洵三折肱九折臂矣。戊午施診於儀邑者逾年。常戶爲之穿。其全活之數。不下以數萬計。居恒嘆古學之益衰。知斯道之將墜。名醫之誤謬。市醫之庸妄。幾無人知之。遂感慨而執筆。所著有益人堂醫學叢書。江左益人醫社叢書。各數十種。握要鈎玄。張皇幽渺。洵足爲吾道中集大成者也。年甫弱冠。著作之宏富如此。若將來之進步。何可限量哉。余雖讀書臨症三十餘年。自問差堪自信。及覩君之著作。又不禁有相形見絀之感焉。茲以益人堂醫學叢書。由裘吉生先生慨任付刊。發行於紹興醫藥學報社。以餉吾醫界同人。從茲皓月光輝。爝火自熄。中國醫學之轉機。其在斯乎。因念書籍之刋行也。往往單行之本。易於消滅。而余手抄前輩遺著。爲醫源。醫方詩要。溫病條辨方合溫疫明辨方歌訣。共三種。已寄紹興醫報社付刋。爲表彰至理起見。今見君有叢書之刋也。特願附驥尾。以免流傳不廣之憾。蒙君慨然許諾。遂致函裘吉生君。囑其將醫源。醫方詩要。溫病條辨方合溫疫明辨方歌訣三書。附入全體論。濕溫三字訣。醫學演義之後。合刋爲益人堂醫學叢書第一集。現已付印矣。指日將出版矣。爰誌其緣始於此。以作他年之紀念云耳。民國八年歲次己未夏歷十月初十日育和氏盧鍾拜敘。

益人堂醫藥叢書第一集自序

時逸人

不佞杜撰之書極夥。未告成者固多。已脫稿者。亦復不少。然皆前二年在儀徵時所編。少年逞意氣之談。實不能免。糾正中醫之處。多有失之過激者。攻抵諸家之誤。多有失之過當者。及今思之。宜加修改。殆將居其半矣。近擬編輯江左益人醫社叢書。釐定第一集爲十種。（附在醫學演義書後）已成者亦有五六種。多爲糾正東西醫之誤謬而設。容當一一錄刋。以供同道者先覩之快。益人堂醫學叢書。原釐定爲二十五種。已脫稿者十四種。寄至紹興醫報社付刋者。一爲全體論。丁巳年春之舊作也。一爲濕溫三字訣。戊午夏季分送之稿也。一爲醫學演義。乃最近所編成者也。裘吉生先生見而善之。許刊益人堂醫學叢書。仿國醫百家式。用白連史紙裝訂。以符國醫之舊學。且附於流通醫藥學籍公司發行。以供同人之採擇。盧育和先生。復願將手抄前哲遺著。醫源。醫方詩要。溫病條辨方合溫疫明辨方歌訣等。共三書。納入拙著益人堂醫藥叢書。與全體論。濕溫三字訣。醫學演義等。合成六部。先刊爲益人堂醫學叢書第一集。已函促裘吉生君。儘先付印。出板在卽。行見揚江野人之俚言。又呈我博雅諸公之前矣。慚感私衷。殊難言喩。唯是拙著叢書。荷徐友丞先生贊賞於前。復蒙裘吉生盧育和二先生。如以表彰之。刊行之。不佞之私幸。亦中國醫學前途之幸也。所著固不止此。容當續出。不棄鄙陋者。敢請教之。爰贅數言。以誌歲月。作他年之紀念云耳。詞之工拙。所不計也。黄帝甲子紀元四千六百七十六年十二月朔日江左時逸仁益人氏序。

醫學演義宣言

時逸人

黃帝甲子紀元。四千六百七十六年。夏歷十月初五日。江左逸人氏。編纂舊撰之短篇稿件。爲中醫之退化與進化。神志病論理。脾胃經用藥例。氣血用藥例。表裡用藥例。四時用藥例。七方定例。十劑定例。虛實談。火字解。生理說意。論全體生理。醫學觀之療法種類及藥質療法問題。療法中原因與對症。 匯通療法中精神食餌藥質三項之爭執觀。西藥略釋與中藥。硝石芒硝玄明粉功用之鑒別。石膏秋石之效用。忠告醫家宜注重診斷學。中華病理學編纂記等。共二十篇。彙成一帙。已郵付紹興醫藥學報社。刋入益人堂醫學叢書矣。出版之日已不遠。凡我諸社友。不棄鄙陋者。皆將取而閱之矣。 唯是既邀諸君青睞。謬託爲知音。敢不將著作大意。及編纂大意。爲諸君一宣布之。不我鄙遺。 請加糾正。

（一）著作之大意

全球醫學。以吾國爲最古。非他邦所能及。而創之始者。以理論爲最先。 非他書所能儔◎靈樞素問◎逈乎尙矣◎此後若難經若脈經若病源之理論◎古之遺敎◎猶有存者◎繼此以往◎率皆趨於症治之途◎爲傷寒金匱一派矣◎由症治而處方◎千金方◎千金翼方◎外台秘要方◎和劑局方◎太平聖惠方◎諸書出矣◎由方法而藥質◎本草諸書興矣◎由敷衍而能實行欺人者◎醫案諸書夥矣◎愈出愈多◎愈趨愈下◎市醫之伎倆無窮◎而醫已離道成術矣◎揆厥由來◎果誰之咎耶◎間有千里一賢◎百里一英◎如醫經溯洄◎吳醫彙講諸書◎幾同麟角鳳毛◎希世難覯◎而下士聞道◎方且以空談斥之◎嗚呼◎吾中醫理論之不修◎非軒岐所能逆料也◎歷來諸大名家◎著作雖富◎不過於籠統冒昧惑世欺人之術◎轉相描摹◎當敷衍糊口則可矣◎抑末也◎本之則無◎如之何◎近來歐風東漸◎科學維新◎潮流湍急◎咄咄逼人◎有識之士◎知非改進不足以圖存也◎改進維何◎進而求其理論是已◎誠以今日中醫之地位◎不進則退◎不存則亡◎而理論者◎乃事實之母◎有精確之理論◎方有精確之事實◎此新學所以進步敏捷也◎理論之悠謬◎

卽事實之悠謬◎此舊學所以感應遲鈍也◎若中醫之不修理論者◎則其誤甚矣◎及時而圖◎猶爲未晚◎而今而後◎吾知之矣◎試觀近世理論之發明者◎方層出而不窮◎以著者所目覩之書籍而道之◎有解剖學理論◎生理學理論◎診斷學理論◎病理學理論◎以及內科外科婦科兒科等各科之理論◎已出版者且不可勝數◎若將來之後進◎更不可以限量也◎新醫派人才◎有如此其盛◎而環觀吾國舊醫派◎所謂積學之士◎初無何等之發揮◎豈仍蹈從前之覆轍◎鄙理論爲空疎者耶◎著者揣軒岐之遺志◎及近世識者之心理◎而知理論一科◎實爲醫學上重要之問題焉◎本書之作◎因此意也◎

(二)編纂之大意

古世醫者◎以理論爲主◎故靈素之出◎甲於他書◎蓋理明則法自通也◎張長沙稱醫中聖人◎不過得力於此◎後世醫者◎以症治學爲主◎視理論爲無足重輕之具文而已◎所以日趨於市醫之惡習◎而大道墜荒◎嗚呼◎今古之相去遠矣◎理

論之不見知於世也久矣◎天時迭轉◎人事變遷◎法有限而理無窮◎理至深而法難定◎是故拘法者◎貽墨守之譏◎明理者◎得通神之益◎雖曰著者之私意◎然亦爲中外識者所共諒也◎爰本此旨以發揮◎非敢以振道自任◎實私意所不能自已者◎奮筆書之◎但求於心無愧◎及於事有濟焉耳◎故年來率意任志之稿件◎爲類甚多◎而精當確切有俾實用者◎特一一檢出◎抄錄成書◎顏曰◎醫學演義◎夫演義◎乃稗官小說◎爲士君子所不齒◎今特以是名書者何◎蓋不佞學識淺陋◎實不足以著書◎是書之作◎猶稗官之小說耳◎安敢望士君子以掛齒者耶◎世有哲人◎當不河漢斯意也◎吁嗟夫◎百喙爭鳴◎是非淆亂◎羣螢熠熠◎皓月無光◎學之不修◎道之不講◎是吾憂也◎所著雖不止此◎而所編止此耳◎閱者若病其未備◎則請俟夫續編◎

內經寸口陰陽分配臟腑（周徵之先生著）　俞鑑泉錄

脈要精微論曰◎尺內兩傍◎則季脇也◎尺外以候腎◎尺裡以候腹◎中附上◎左外

以候肝。內以候鬲。右外以候胃。內以候脾。上附上。右外以候肺。內以候胸中。左外以候心。內以候膻中。前以候前。後以候後。上竟上者。咽喉胸中事也。下竟下者。少腹腰股膝脛足中事也。此固顯然寸口分配臟腑之診法。其內外之義。有以浮沉解者。有以前後各半部解者。有以內外兩側解者。總之。浮也。前也。外側也。皆屬陽。當以候腑。沉也。後也。內側也。皆屬陰。當以候臟。而經文相反者何也。嘗思之矣。外以候經絡之行於軀殼者也。內以候氣化之行於胸腹者也。如尺外以候腎。是候腎之經氣。外行於身者也。尺裏以候腹。則指定腹內矣。左外以候肝。是兼候肝之經氣。外行於身者也。內以候鬲。則指定鬲內矣。右外以候肺。是候肺之經氣。外行於身者也。內以候胸中。則無與軀殼之事矣。左外以候心。是候心之經氣。外行於身者也。內以候膻中。則指心體之處矣。卽右外以候胃。內以候脾。亦非以臟腑分也。候胃。候其經氣之行於身者也。候脾。候其氣化功用之行於裡者也。又云前以候前。謂關前候胸腹也。主陽明衝任。後以候後。謂關後脊背也。主太陽督脈。是推廣上義。以寸關尺三部之正位。爲脈之中段。以候身之中段矣。上竟上者。喉胸中事。下竟下者。少腹腰股膝脛足中事也。是更推廣於寸之上尺之下。以分候軀殼之極上極下矣。人之一身。四維包中心。故以內外言之。兩頭包中段。故以上下言之。兩面夾中間。故以前後言之。可知寸口之部位。其分配有三。一以浮沉候表裡也。一以關前關後候身之前後也。一以寸上尺下候身之上下也。李士材以內外爲前後各半部。謂臟氣清。故居上。腑氣濁。故居下。此不但古人無此診法。卽士材亦豈能據此爲診乎。且胸膻鬲腹。又何能專指以爲腑乎。　尺內謂尺之正部。兩旁字與下文竟下之下字同義。謂兩尺之後也。不在正位。故曰旁。非兩側之謂。季脇。卽賅在少腹腰股之中。經先提而言之者。蓋古人診脈下指。是先定尺部。再取關部寸部。故曰中附上。　上附上。非如後世有高骨爲關之說。先取關而後定尺寸也。膻中者。心體四旁之空處。在肺葉所護之內

◎胸中者◎肺前空大之處皆是◎經意蓋卽以膻中爲心◎胸中爲肺◎鬲爲肝◎腹爲腎◎六腑各從其臟也◎而三焦之空處◎亦舉賅其中◎於此徵經文措詞之靈而密

按周氏醫學叢書◎說脈甚精◎此節釋經義內外兩字甚分曉◎其謂古人診脈◎先定尺部◎甚爲有見◎蓋經文尺內兩旁四句◎統指兩尺言◎附字（字典玉篇附依也近也）中附上句◎是統指兩手依近於尺之關◎左外以候肝四句◎分左右關臟腑而言◎上附上句◎ 是統指依近兩手關上之寸◎ 右外以候肺四句◎分指左右寸之臟氣而言◎鄙說本爲畫蛇添足◎而中附上附二語更明◎ 夫古人言脈有以六部賅言寸口者◎有以六部分言者◎以寸口之脈均屬肺◎ 而五臟之氣皆上注於肺◎故得以寸口診之◎其分三部者◎腎氣深沉而居下◎其氣不能徑達於寸◎故測以尺◎脾胃肝鬲居身之中◎故測之關◎ 心肺之氣在上◎故測之寸◎初學之士◎必先知寸關尺部位所以然之理◎再遍考諸書◎參以四診◎方能曲盡脈之變化◎故有病在肺◎脈見於尺者◎病在腎◎脈見於寸者◎病

在脾。脈見於肝者。病在肝。脈見於脾者。有有病脈。無病形者。 有病形。無病脈者。有病機獨見於一部者。有獨見於一手者。脈數非爲熱者。脈遲非爲寒者。脈大偏爲虛者。脈細反爲實者。離奇曲折。更僕難數也。 古賢言脈之有尺。如樹之有根。左脈重血。右脈重氣。左尺根在腎水。生左關之肝。左關之肝。生左寸之心。右尺根在腎火。生右關之脾。右關之脾。生右寸之肺。而左寸之心。亦生右關之土。右寸之金。卽生左尺之水。生氣足。則各脈神足。生氣漓。則各脈神衰。明其部位。察其衰旺。知其變幻。確有可據之理。其明顯較西人之聞症筒爲更詳。况又參以望聞問。病症可無遁情矣。 經以此言脈。乃提脈之形層總綱。周氏述之。 大有裨於初學。知明如李公。尙有千慮之失。蒙於前本報中。有脉學膚言一則。自愧蕪淺不詳。今讀周氏讀醫隨筆。覺其言之明。敢錄之以補不逮。 更贅數言。 以爲初學英俊由粗入精之階梯。非自矜博識。弄斧班門也。

鱘溪醫述十五種總叙

陸錦燧

諺云。久病知醫。僕家子姓繁衍。即親丁亦不下數十口。常有病者延醫。與之討論。輒有所悟。嗣後宦游他方。覺不自知醫。動多困難。遠族文瑞公潤庠。世以醫著。近族芳石兄世慶。名著吳會。往者嘗詢以學醫之道。僉曰多看書。勿專一家。并勤摘錄。究其理。不必記其方。用其藥。先當防其弊。久自貫通。歲月既更。屬稿漸多。爰分十五種曰。外候答問。病症辨異。據證分經。據證定名。治法述。用藥禁忌書。百藥能力類述。要藥選。醫方選。醫案選。醫論選。鱘溪內服單方選。鱘溪外治單方選。諸家得失論。景景醫話。隨時纂輯。並敎四子兩女。分科學習。命之協同分纂。以言非己出。述而不作。世居鱘溪。因名曰鱘溪醫述。然纂之不盡。缺略滋多。未足以爲完帙。且門類之分。先後之次。複雜之言。均未能悉心釐訂。不過存諸案頭。便於翻閱。教諸兒曹略知門徑耳。今紹興同社諸君子。以爲便於習醫者。欲付梓民。自維謭陋。實不足以問世。若以爲初學先路之導。則無不可。爰叙其緣起如此。歲次己未季春之月吳郡陸晉笙錦燧識。

外候答問叙

陸錦燧

小戴記曰。莫見乎隱。莫顯乎微。又曰。其次致曲。曲能有誠。病之生於人身。以內至隱也。至微也。而證之形於人身。以外灼然可見也。就其可見者而揣詳之。則隱者見微者顯矣。所謂證者。證固證也。脈亦證也。舌亦證也。形色情形。無一非證也。凡可據以爲外候者。比比皆是。夫治病如治獄然。詳辨證候。不猶搜證物。憑證人乎。開列醫案。不猶酌案情。判案語乎。審症而用某法某方。不猶用律乎。病情變幻。須某法變通。某方加減。不猶獄情變幻。須引例比例乎。惟是證同也。而原不同。知其一不知其二。烏乎可。曰。凡證之原因有幾。必備知而勿遺。原既不同。究屬何因。又將恍惚而失據。烏乎可。曰。參諸他證。凡診一病。互勘各候。合於此。不合於彼。非是症也。合者多。而不合者少。症則是矣。而所以不合之處。機卽在是。思之思之。神鬼通之。此固非博通無窮之理不可。然未先知各候之種種原因。卽欲索其理而末由。僕於是輯外候答問。俾學者先知證之各因。此致曲之道也。由是博學審問。愼思明辨。不且進臻於誠哉。吳郡陸晉笙錦燧識。

病症辨異叙

陸錦燧

百病之有表裡虛實寒熱也。猶六合之有上下東南西北也。表病而裡治之。虛病而實治之。寒病而熱治之。豈非南轅北轍。愈治愈劇耶。故治病必自辨症始。先辨其表裡經絡臟腑。知病之在表在裡。何經何絡。何臟何腑。然後於脈象舌苔及他候參考。再辨其爲虛爲實。爲寒爲熱。或在一經。或兼他經。如是。庶得其眞相。僕南游閩浙。北走燕齊。以及湘鄂等處。見南醫多善治溫熱。北醫少善治傷寒。能會通者實尠。且南醫遇神昏譫語。無不以開心包爲急。曰。葉吳所論也。一若是症。決無胃實肝熱心虛等因者。北醫遇發熱。無不以麻黃桂

紹興醫藥學報　第九卷第十二號

枝從事◎遇腫脹◎無不以腎氣從事◎曰仲聖之法也◎一若發熱◎决無風濕內傷等因◎腫脹◎决無濕熱積聚等因者◎抑何執而不化也◎僕舉此數症◎以概其餘◎際此輪船火車◎交通利便◎天地之氣◎亦爲之變遷◎醫者幸勿泥於西北燥寒◎東南濕熱◎當就證論病◎對病發藥◎斯爲善治◎苟不辨證◎症曷由明哉◎閱古今方書◎載以證辨症之說甚詳◎似可毋庸贅言◎然未有薈萃成書者◎因粗具體例◎命兒子培初◎編輯足成之◎名曰病症辨異◎以爲初學之資◎臨症之助◎逾朞漸成帙◎同人謂有裨於醫家病家◎慫恿付梓◎惟遺漏尚多◎未足爲完帙◎姑付刊以爲先路之導◎倘得勤學者◎補苴掇拾◎隨時補纂◎跂予望之◎　吳郡陸晉笙錦燧識◎

病症辨異叙

陸培初

治病之道◎當治其原因◎不當治其表而◎所謂表而者◎若咳嗽也◎腫脹也◎瘧也◎痢也◎諸如此類◎皆病之表而也◎頭暈也◎口渴也◎腹脹也◎納呆也◎諸如此類

◎皆證之表面也◎其實則各病各證◎俱有其原因◎或因於六淫外感◎或因於七情內傷◎或因素禀之偏於陰虧◎偏於陽虧◎未明其原因◎第就表面觀之◎泥用古方◎不知其爲虛症咳嗽◎虛症腫脹也◎而以實證咳嗽實證腫脹之方治之◎不知其爲熱症瘧疾◎熱症痢疾也◎而以寒症瘧疾寒症痢疾之方與之◎不知其頭暈口渴◎腹痛納呆之因於此也◎而以頭暈口渴腹痛納呆◎因於彼者之方療之◎籠統論治宜乎◎愈治而愈壞◎不明醫理者◎且謂我用某書某醫之古方◎明明載治某病◎不識何以不應◎而反劇如此◎遂疑病本不治◎而茫不自知其紕繆◎究其所以紕繆之故◎由乎未能辨症◎試觀從前名醫◎同一血崩也◎證見氣滯◎用醋炒香附炭◎證見血瘀◎用五靈脂炭◎證見氣陷◎用荆芥炭◎證見血熱◎用槐耳炭◎證見血寒◎用烏梅乾薑炭◎證見血脫◎用棕櫚白礬炭◎同一悶痘也◎證見火閉◎臥之以漆桌◎證見氣閉◎激之以發怒◎證見寒閉◎塗之以雞矢醴◎證見血閉◎嘬之以蚊口◎非辨明原因◎而同病異治哉◎夫舌苔脈象◎神情面色◎飲食大小

便。皆辨症最緊要處。苟辨明原因。則治肺腎虛寒之咳嗽方。轉可移治肺腎虛寒之踵脹病。濕熱薰蒸之瘧疾方。反可移治濕熱薰蒸之痢疾。何則。其原因同耳。培初趨庭時。習聞　家大人論說如此。並粗具病症辨異一書規模。命爲纂輯。培初年幼學淺。隨侍濟垣。書亦不多。就案頭書逐日分類抄錄。雖已成帙。缺略尚多。今欲付梓。殊爲惶惑。　家大人謂並非己作。梓亦何害。爰述庭訓。而作此敘。吳縣陸成一培初誌。

重錄醫源序

盧育和

醫源一書。爲芬餘氏遺著。嘗聞吾友蕭君衡先曰。余家寶是書。沿留三代。已百年於茲矣。先父介春氏。以醫名噪於儀征。凡四十餘年。宿所根據者。惟是而已。先祖吉林氏。在清道光年間。亦爲儀邑名醫之冠。聲播一時。凡教授及門弟子。全以是書爲依歸。又云。余先祖幼時。得是書於某君。某君乃芬餘氏之高足云云。（蕭君對育言時。佚其姓名。）此乃蕭君親口。對育所言也。育聞而羨之。因力請蕭君。假我一閱。蒙蕭君當時取出。育乃得而見焉。惜苦時匆促。所得無多。而大義微言。已略知梗概。去年春。與時君逸人。趙君託莘。同閱紹興醫報。知是社爲保存國粹起見。搜羅先哲未刊之遺著。嗣後育之投稿也。訂報也。於函中曾談及是書。蒙裘吉生先生。函催索閱。書數至矣。育遂晤蕭君。而道及之。蕭君亦欣然允諾。慨出是書。育重錄一通。循其章法。仍其句讀。明知輾轉抄傳。難免訛誤。而匆匆駒隙。未遑細研究也。因託逸人君。詳加校正。今書既成矣。付梓將有日矣。爰不揣謭陋。而爲之序曰。凡成一書。前輩畢一生之精力。其材其識。夐乎尚矣。然不能冀後世之必傳者。其故有數端焉。一以後人編訂。玉屑夾沙。一以錄校非人。致多誤會。一以木板易朽。魚魯難分。其最大之原因。乃係夫著者精神之趨向。泥古者薄今。趨時者廢古。宗丹溪者。視溫熱如寇仇。信養葵者。斥寒凉如蜂蠆。故於十百千萬之典籍。求其允執厥中。不作偏倚之論者。實難其選。且地之習尚不同。人之性情各異。

古册流傳。方沿所不能劃一者。此也。（如壽世保元。盛行於西川。救偏瑣言。盛行於北京之類。）今夫醫源一書。芬餘氏著之。蕭氏藏之。未嘗不費生平之精力者也。育之重錄。逸君之校正。報社之發刊。未嘗不費一時之材力者也。然冀其信用社會。流傳後世。尙未可必。吁。書籍之能流行也。豈非戛戛乎其難之哉。雖然。是書論止四十八篇。而談生理。談病理。談症治。談方藥。頭頭是道。纖細無訛。且對於李東垣朱丹溪趙養葵張景岳喻嘉言諸家之論說。多所辨正。洵足爲國醫學。極有研究之價値者也。有識者試鑒閱之。方知育言爲不謬云。民國八年菊月朔育和氏序於北沙東城外容膝寄廬。

校正醫源序

時逸人

洄溪老人曰。經學之不講久矣。惟知溯流以尋源。源不得則中道而止。未嘗有從源以及流也。不佞校正醫源竣矣。不禁心有感焉。醫源者。醫學之源也。謂醫學之源。僅在夫是。豈其然乎。且生理病理症治方法藥物諸科。各有天然範圜之限制。若籠統混而言之。果爲可耶。說者謂市井鄉閭之間。以醫鳴者衆矣。往往得一方。明一法。輒矜爲枕秘。雖骨肉不相告。故業醫者雖多。而著書者甚尠也。淺焉者。無論已。等而上之。葉天士費伯雄王九峰輩。名高天下。聲盛一時。其所遺著。果何如也。子獨斤斤乎是。毋乃過矣。不佞有惑斯意。遂缺者補之。訛者正之。字句文義之間。略爲修飾之。若其立論初意。未嘗稍有移易也。承育和君來命。重加編訂。加以批按。不佞以俗務羈縻。未遑細辨。而自慚學識淺陋。故敬謝不敏。附述於此。以誌愧疚。嗚呼。吾國醫學一科。爲理想之醫學也。哲學之醫學也。故注重天時也。陰陽也。五行也。八卦也。所謂形上之道。迥非形下之器也。然以講氣化。談神志。則可。若症治方藥諸項。而全混乎此。恐多窒礙也。保存國粹諸君。其各愼之。不佞於是書中。略見一斑。爰不辭而爲之序。以就正於天下有道之士云。

孔子紀元二千四百七十年夏曆八月廿二日逸人氏識於江左之研究醫事社

增訂脚氣芻言叙

周小農

曾心壺先生脚氣芻言一書。昔年旅滬時所得。以其辨症明晰。多資借鑑。顧粤中醫籍甚少。衝心難治之症。列方尚缺。生死關頭。詎容恝置。迺展舊籍。脚氣衝心之治法。燦然具備。有此經驗。立意與病奮鬬。期救什一。已有轉機者。不敢以一得自秘。援互助之新理。增編數方。將古人之經驗。傳遞下去。如有同志遇症之逆者。爲之死裡求生。不猶愈於束手無策乎。至濕毒滋蔓。絡隧瘀痺。縱緩似痿。勢重可癒。拙案具在。茲姑從略。紹興裘吉生君。函徵方書。愚以脚氣一症。捐生甚多。目擊心傷。懇請速行付梓。以廣心壺先生濟世之誠。承君慨諾。嗣後脚氣危證。因是得挽回者。皆裘君刋書流通之功也。民國八年己未秋九月無錫周　鎭小農別署伯華識。

診斷書稿

陸成一

病人男女姓　名　年　歲籍貫　職業　住

（望）神氣衰旺若何◎神志清昏若何◎身體肥瘦長短若何◎生物否◎在何處何色◎僵直否◎角弓反張否◎皮膚潤燥若何◎皺揭否◎青黃赤黑白何色◎深淡若何◎筋跳否◎露否◎舌形腫大强硬長短小捲裂圓胖痿歪斜伸出不收否◎生瘡芒刺赤瘰紅紫點斷紋否◎在尖邊根中何處◎舌質糙光燥潤若何◎青黃赤黑白何色◎深淡若何◎有無光彩◎舌苔乾燥潤滑膩若何◎有苔無苔◎厚苔薄苔若何◎糙黏若何◎青黑黃白赤何色◎深淡如何◎有無光彩◎有無夾色◎夾何色◎在中邊尖根何處◎有斑疹痧痘瘖否◎已出淨否◎大小高尖圓平陷何形◎青黃赤黑白何色◎深淡若何◎焦否◎稠密稀疏若何◎何處出最多◎何處最先現◎痘皮厚薄軟硬若何◎已未成漿◎已未結痂◎生癰疽疔瘡否◎在何處◎青黃赤白黑何色◎深淡若何◎大小高尖圓平陷何形◎已未成膿◎已未破◎膿出多少◎膿血孰多◎疔走黃否◎頭腫否◎禿否◎髮黑白若何◎多少若何◎發直冲起否◎面青黃赤黑白何色◎深淡若何◎何處最深◎垢

否◎腫否◎生青黃赤白黑點否◎在何部◎現黑紅氣否◎ 於何處現青筋否◎額獨赤否◎耳輪厚薄潤枯若何◎青黃赤黑白何色◎眉傾否◎冲起否◎ 目有神否◎是呆是活◎上竄斜睨低視否◎有眵流淚發瞯否◎青黃赤黑白深淡何色◎有點否◎其點何色◎在角梢白黑何處◎有翳膜否◎厚薄如何◎有赤脈紫脈否◎從角梢上下何處起◎瞳子散大否◎反背否◎瞳子中發青黃赤黑白何色◎眼胞腫瞯青黑否◎鼻上現青黃赤黑白何色◎孔扇否◎口內有無糜點◎歪斜否◎唇燥潤若何◎青黃赤黑白何色◎深淡若何◎裂否◎ 生熱瘡否◎ 齒燥枯潤若何◎黃白灰何色◎有垢否◎稀密若何◎長短若何◎齦腫否◎ 爛否◎咽喉潤燥若何◎青黃紅白黑深淡何色◎ 生物生點否◎ 何色◎偏左偏右大小若何◎ 頸項倒否◎强否◎生痰核否◎在前後左右何處◎胸背骨高起否◎乳腫否◎ 鞭否◎ 腹高起否◎腫否◎腸突出臍外否◎四肢腫否◎不仁否◎ 引掣否◎ 在左右何邊◎手指撮空否◎搐搦否◎手掌有無紋◎指甲何色◎枯否◎

膝骨大小若何。

(問)從前有何舊病。何等藥治愈。起病時先見病症作何形狀。氣向上冲否。氣滯否。悶否。筋痛痿急緩縱縮抽若何。拘攣否。跳躍否。 骨痛痠响痿軟重蒸若何。髓熱否。身反側便否。痛癢重拘急否。有力否。痛偏左右否。有汗否。冷熱如何。顏色如何。專在一處否。發熱否。熱何時爲甚。有退時否。瘧先寒後熱。抑先熱後寒。寒熱孰多。寐安否。睡中有無夢。夢作何狀。驚醒否。神氣旺否。倦怠否。痘現時喜臥否。善飲食否。 癰疽痛否。 按之起否。未出膿時痛否。已出膿後仍痛否。頭痛脹重否。眩暈否。 痛與脹連及巔頂否。是新病。抑舊病。偏左右否。面痛否。左右顴頰痛否。紅杏。 耳聾否。偏左右否。新舊若何。鳴否。痛癢否。耳中生物否。有惡水流出否。 水是何色。眉棱骨酸痛否。眉毛落下否。 目酸痛乾澀暗否。 怕見光喜闇眼否。見風淚下否。見物變狀否。合眼如見有物否。其物何狀。 鼻乾塞衄鼽嚏淵酸痛燥癢否◎有瘡癰痔否◎流涕否◎清濁如何◎鼻中氣冷熱如何◎口燥潤若何◎渴否◎日夜有輕重否◎喜熱飲冷飲◎抑不思飲◎ 口中苦酸淡甜辛鹹澁腥作何味◎沃清水否◎無音否◎是猝病◎抑久病◎能言語否◎如不能言◎心中清否◎譫語否◎譫語在晝夜何時◎咳嗽否◎咳時有痰否◎有聲否◎其聲若何◎ 是新病◎舊病◎喘否◎喘時有無休歇◎喘在何時爲最甚◎ 呃逆否◎有無止時◎其氣是否自下衝上者◎嘔吐否◎聞各物之氣欲嘔否◎ 吐酸水否◎有物有聲否◎食已卽吐◎抑早食暮吐◎吐出之物◎ 有臭味否◎ 吐血否◎吐出之血◎白紅紫黑爲何色◎從痰中帶出咳出否◎其血散漫否◎ 似肺肉否◎血多少如何◎吐於水中浮沉如何◎有塊否◎有臭味否◎ 涎唾多否◎清濁若何◎睡時流否◎吐口水否◎吐白沫否◎自出者◎抑吐出者◎唇乾否◎熱否◎齒痛否◎痛在早暮何時◎牙齦亦痛否◎出血否◎ 牙縫有血否◎ 牙關緊閉否◎寒否◎上下如何◎咬牙否◎平常如何動否◎ 有痰否◎ 青黃紅黑白

何色◎稀稠腥臭若何◎如蟹沫否◎咽喉痛癢否◎分日夜否◎腥否◎有聲否◎其聲似何物◎乾否◎咽嗌利否◎頭項强痛否◎肩胛酸痛否◎背脊惡寒否◎酸痛◎熱否◎脇痛否◎左右如何◎是否長病◎抑猝病◎痛在何時◎胸膈痛否◎熱否◎煩悶否◎脹滿否◎有塊否◎心下痛否◎喜按拒按如何◎是暴病◎抑久病◎多怒多驚悲哭不止◎無端悲哀否◎恐憂思否◎畏風火寒熱否◎惡香甜辛辣焦苦羶酸腐鹹等物否◎惡聲响否◎心中驚悸否◎跳否◎怔忡健忘否◎心煩燥嘈雜否◎發狂否◎狂時要打人否◎有歇時否◎有癎病否◎乳跳動否◎壅腫否◎結核否◎其核軟硬如何◎大小如何◎皮色如何◎推之能動否◎痛否◎胃脘痛◎脹悶否◎痛時喜按拒按如何◎得食緩否◎抑愈甚◎晨昏有輕重否◎噫膈否◎腹痛◎滿悶脹鳴冷否◎痛時乍作乍止◎抑常作不止◎走注無定否◎板緊不移否◎喜按拒按如何◎絞痛否◎下墜否◎腸鳴否◎腰酸痛否◎善食否◎食後易饑否◎向嗜甜酸苦辣鹹何味◎病時喜何味◎素飲酒

否◎吸烟否◎所吸何烟◎病時喜食否◎喜食何物◎飲食能下咽否◎平時喜食何物◎多吃茶否◎陰痛◎縮否◎莖痿否◎易舉否◎碎癢否◎囊腫否◎縮否◎ 汗否◎ 其汗臭否◎小便痛否◎長短多少清濁暢澁冷熱若何◎ 紅黃白何色◎如米泔砂石膏否◎精溲否◎溲時有無夢◎尿血否◎尿中帶血◎抑尿後有血◎膿血血絲血塊如何◎有疝氣否◎立則疝出否◎ 胯下有核否◎ 軟硬大小如何◎痛否◎肛門痛墜否◎漏否◎生痔否◎脫肛否◎大便通否◎ 或堅或溏或夾血◎深黃淡黃紫灰紅綠黑白何色◎兼何色◎其氣是臭是腥◎泄瀉否◎ 瀉下之物如何◎直傾而下否◎瀉在何時◎痢否◎所下之物何色◎ 暴迫下注否◎便血否◎便後見血◎抑便中帶血◎ 是否膿血血絲血塊◎ 婦女陰吹否◎ 癢否◎糞從前陰出否◎室女經已行否◎老婦經已斷否◎後重來否◎婦人經來◎從前遲早若何◎深紅鮮紅淡紅紫黑何色◎現病時何色◎ 如屋漏水烟薰水豆汁否◎多少若何◎前後若何◎閉否◎有塊否◎暴下否◎緜延不止否◎ 腥臭

否◎來時腹痛否◎痛在經前臨經經後何時◎有帶否◎赤白何色◎五色夾雜否◎稀黏腥臭若何◎多少若何◎有孕否◎已有幾月◎胎動否◎上逼否◎墜胎否◎墜在幾月爲多◎產後惡露行否◎多少如何◎有矢氣否◎四肢爲左爲右◎酸痛痲癢否◎有力否◎冷熱如何◎腫否◎屈伸便否◎瘓癱否◎手足心發熱否◎臂痠痛痲癢否◎十指痲木否◎屈伸便否◎病在何指◎膝酸痛否◎腿酸痛否◎

(聞)言語聲音◎緩急若何◎清楚否◎重濁否◎高低若何◎啞嘶否◎不續否◎咳嗽喘哮呃噫否◎暢澁長短高低若何◎有無力◎氣急否◎短否◎鼻鼾否◎(附)嗅病榻前有何氣味◎口噴穢氣否◎

(切)左右寸關尺病脈現於何部◎浮中沉三部若何◎浮否◎辨爲芤爲革◎滑否◎辨爲動◎數否◎辨爲疾爲促◎虛否◎辨爲濡爲微爲散爲弱爲細爲短◎沉否◎辨爲牢爲伏◎實否◎辨爲洪爲大爲弦爲緊爲長◎遲否◎辨爲結爲代◎澁否◎

緩否。（附）手按頭發熱否。潤燥若何。有汗否。腦骨裂否。手心背熱否。臂冷否。熱否。胸背腹拒按否。

（病源病名）如外感風寒暑濕燥何因。化火否。內傷驚恐憂思悲喜怒何因。病在皮毛肌肉經絡何處。病在何腑。病在何臟。是虛是實。是寒是熱。是何病名。

（治法）如辛溫發汗。辛凉解表。甘淡滲下。芬芳逐穢。甘溫補脾。甘寒養胃。鹹寒滋腎。苦寒堅腎之類。多不勝舉。宜用何法治療。

附脈狀明辨

浮脉輕按卽得。重按不見。如水漂木。芤脈浮大而軟。重按僅得。兩邊中空如葱。革脈浮按加按皷皮。沉脈重按乃得。牢脈弦大而沉。動而不移。若牢固然。伏脈三候如無。遲脈一息三至。去來極慢。結脈遲而一止。非有定數。幾跳乃止者。代脈或四動一止。或兩動一止。止有定數。數脈一息六至。疾脈一息七至。或八九至。促脈數而一止。非定數定動乃止者。滑脈往來流利。如珠走盤。動脈形圓如豆。厥厥動搖不離其處。澁脈往來艱難。如雨沾沙。虛脈往來無力。重按則空。濡脈浮而且小。如水漂棉。微脈輕按若有若無。重按不見。散脈散而不收。如水浮漚。弱脈沉細而軟。輕按不見。細脈重按如絲如髮。在筋骨之間。短脈見於寸尺。不滿三部。實脈重按中按輕按俱有力。洪脈如洪水上湧。大脈較闊於常脈。來剛去柔。弦脈弦直如張弓弦。緊脈若牽繩轉索。長脈過於本位。緩脈從容和緩而有神。

藥方

住　　醫生　　診　　街　　藥舖兑

又病家不用此書塡寫但照書逐條對過另紙寫出亦可但須毋漏此書爲臨診時勿致疏忽遺漏而設可移作說病討藥用查病證與書中合符者加黑圈於其旁如

書中無者用墨筆單寫在朱字上卽病家不明脈象獨有脈不寫明亦可無誤惟舌苔舌質舌形而色唇色口渴不渴大小便爲凡病辨表裡虛實寒熱最要緊處必須詳載年歲察精力盛衰籍貫住處察天氣地宜亦勿漏

鵪鶉集醫學揭要緒言

王如恪

鵪鶉揭要一書。恪 先君蔭南氏。昔在北京琉璃廠書攤。得印版破亂一小册。卷外有硃題鵪鶉集醫學揭要乾隆間資州漢溪翁振基著十八字。此册 先君愛之重之。以其約繁爲簡。可爲初學入醫之門也。恪 自入泮後。歲一至京都。留三五日輒歸。專爲物色書籍。二十餘年來。竟不見有此版印行於世。恪 是以抄錄。復較正而按之。遂都爲一篇。本擬刊印成讀本。以公於同道。乃有志而未辦。今紹興醫藥學報社諸公。一聞是本。卽函覆願予付刊。其熱心更盛於 恪 自應筆之於卷端。俾讀此書者知之也。

己未季夏寶坻王如恪嘿葊甫題於遯齋

本社特告（閱者注意）

問答一門本爲同社研究學術及病家顧問治療而設無論問者答者既經投稿必當照刊且莫不期於急載蓋一則交換知識得以先覩爲快一則挽救沉痾尤望早瘳厥疾無奈限於篇幅又屬月刊往往徵得方法轉輾數月答案過多亦礙他欄之地位爰擬自陽歷九年起逢星期發行星期增刊一次專載問答兼關於病家看護及衛生並社友驗案及醫藥界新聞以期消息靈捷每期定價一分全年五十期定價四角外埠加郵費每期每份五厘均須預先惠欵空函不寄

紹興城中紹興醫藥學報社啓

本報發行百期紀念增刋一厚册
各處前寄各稿均經登出讜論
鴻篇彙成一帙定價五角凡購閱
本報諸公及投稿社友均收
半價
紹興城中紹興醫藥學報社啓

中華民國郵政局特准掛號認爲新聞紙類

紹興醫藥學報

第十卷第一號

恭祝

新禧

本社同人鞠躬

本社出版醫藥書籍百餘種皆世所罕見之孤本及名家未刊之精稿又代售各處社友手著最新醫書二十餘種定價皆廉因宗旨不爲謀利專爲流通也凡醫葯爲業者固宜爭先購閱以輸進學術於臨證治病大得裨益卽普通人民購閱此種書籍稍備醫藥常識未病時得明保衛之法已病時勿爲醫藥所誤費小功宏較之購讀他種書籍其損益可不待贅述也印有書目奉送不取分文函索卽寄

紹興醫藥學報

紹興醫藥學報

第十卷第一號

第十卷第一號

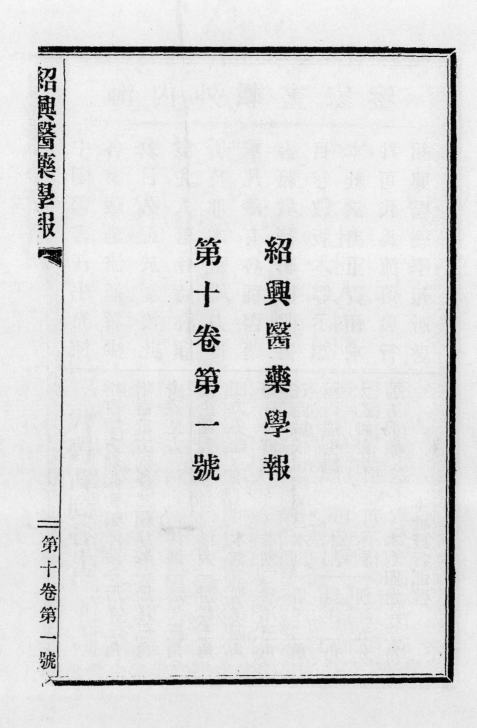

△本報星期增刊第一號目次

△本報星期增刊第二號目次

閱報者鑒

一本社自七卷十二號報端宣佈信誓凡每年十二册按陽歷每月二十號出版不誤一期日二年以來踐行不爽現已出至一百零四期信用昭然自十卷一號起仍當確定每月二十號爲出版期以慰閱者之望

一閱者諸君因多年定閱以爲本社必按年接寄往往於十二號報收到後不再接函訂致本社不敢續奉數月後函來補定乃已出之報不能一時再版補送此次報到後務希惠函重訂定報必請將報資洋一元郵力洋一角二分一同郵匯方可發報如不通郵滙之處須以五厘或一分之郵票代之

一各代派處繳欵仍照舊章惟定報數亦祈於本號報到之後即行訂定本社以便十卷一號之報可先期寄上

時令常備要藥及發行書目

消暑七液丹	每方二分四
立消痱子粉	每袋二分
滲濕四苓丹	每方二分
萬應午時茶	每方一分
查麯平胃散	每方分六
痧氣開關散	每瓶五分
急救雷公散	每瓶一角
霍亂定中酒	每瓶一角
回陽救急丹	每瓶二角
急痧眞寶丹	每瓶一角
瘧疾五神丹	每瓶一角
痢疾萬應散	每服四分
喉症保命藥庫	每具一元
沉香百消麯	每方分四
樟腦精酒	每瓶二角
葉氏神犀丹	每顆三角
太乙紫金丹	每顆二角四
犀珀紫寶丹	每顆六角四
開閉煉雄丹	每兩八角
立效止痛丸	每瓶三角
厥症返魂丹	每粒二角四
萬應保赤散	每瓶四分
金箔鎭心丹	每瓶三角
肝胃氣痛丸	每瓶二角

增訂鴉片癮戒除法	二冊三角
醫醫病書	二五角
痧症膏丸說明	一冊一角
規定藥品商榷	上冊三角
喉痧證治要略	一冊六分
瘟痧證治要略	一冊三角
秋瘟證治要略（是書爲治去秋時疫之病源病理病狀診斷治療豫防各法皆屬經驗發明）	一冊一角
臨證醫案筆記	六冊一元二角
潛齋醫學叢書（十六冊洋二元五角）	十四種
先醒齋廣筆記	四冊近刊
慎齋醫書	二冊近刊
針灸大成	六冊角五

紹興城內縣西橋南首和濟藥局發行

因瘋成癱

金晉臣先生曾患是症甚爲劇烈服用韋廉士大醫生紅色補丸得獲全愈如若閣下患有瘋濕骨痛之疾當以金晉臣先生之治愈爲模範因彼曾受瘋痛之慘苦兩臂不能舉動雖然現已過去矣特修寸緘述及如何得獲復原曾聲明彼之獲痊乃由天下馳名療治瘋濕骨痛之靈藥韋廉士大醫生紅色補丸所治愈也且此丸已曾治愈多人矣

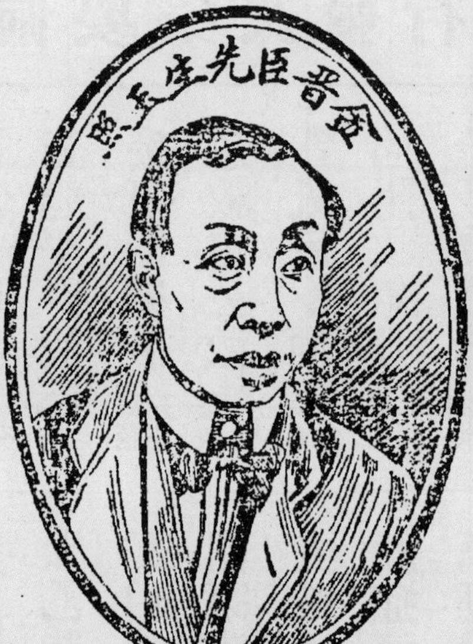

浙江德淸金晉臣先生乃是德豐醬園之主人爲該處紳董其近日來函申謝云鄙人兩臂素患瘋氣疼痛每遇陰天覺骨節筋絡更爲疼痛慘苦異常甚至不能寫作舉動維艱天寒時則更加劇烈去年夏季忽患瘡疾熱症並未服藥後覺瘋濕隱痛更甚不克支撐辟延醫調理亦不過除寒祛風無見大功當時身體之痿弱精神之困倦苦不堪言一日於案頭忽見韋廉士藥局所分送小書一本披覽之下始知韋廉士大醫生紅色補丸有治各症之功效遂購二瓶試服之詎料二餅甫罄使覺病勢少減續服至九餅病覺歸於烏有且從此不復發也現較往年身壯力健與前不同辦事毫不知倦可知韋廉士紅色補丸非但有治病之功亦能轉弱爲强鄙人感激之餘無所爲報爰修數語聊誌謝忱並爲同病者亦可共受其益也

瘋濕骨痛血之病也醫治之法只須改良血液可也韋廉士大醫生紅色補丸有生血淸血補血之奇功並能生長鮮紅稠濃有力之新血曾經治愈千萬之患瘋濕骨痛者矣其行世已歷三千餘年之久且亦曾療治　血薄氣衰　諸虛百損　少年斲傷　胃不消化　山嵐瘴癘　皮膚諸恙對於婦女各種疾病尤見神效凡經售西藥者均有出售或直向上海四川路九十六號韋廉士醫生藥局函購每一餅英洋一元五角每六餅英洋八元郵力在內

奉送精美新年月份牌

韋廉士醫生藥局所出之五彩精美圖畫月份牌現已印竣如欲索取一張即須將韋廉士紅色補丸包皮上之兩端藍色圍牌子二枚及郵票七分半滯至上海四川路九十六號韋廉士醫生藥局原班掛號郵送一張不取分文

紹興醫藥學報第十卷第一號（原一百〇五期）目次

論文

學術

紹興醫藥學報百期紀念增刊目次

中國白連史紙印一厚冊定價五角、

新年之醫事雜談

裘吉生

一歲之首人事隨時序以更新雜誌報章咸有循例文辭發刋於報端或稱紀念或致歡祝要旨皆爲一種希望之心所表現吾人當深爲贊同焉雖然於此新潮澎湃學術日新之際故違心理强作諛詞未免自欺欺人遑論希望也哉惟有追溯既往凡自忖有不滿人意之處拉雜談之冀與此新年爲去舊更新之預備倘亦爲同志所許乎知我罪我非敢計焉

（一）公　至公無私能有幾人然而有私無公惟吾醫家爲最例如藥稱秘製方有秘傳惟此秘字足以知吾醫家之無公數千年來多少前聖後賢絞腦耗心而成之著作至今亡佚泰半即有流傳非贗鼎不眞亦割截簡誤未始非此自秘自私之惡習有以致之不知世無私物吾人之一飲一啄何不由社會所供給設無耕者及織者吾能持此三折肱而爲生活耶惟公斯同時有相互交換

之道古今有遞邅繼續之傳願吾人知公之益而一秉於公

(一)誠　誠之反面謂之僞醫稱司命豈有僞哉吾同道乎吾何敢暴吾醫之短然憑良心言之知事事胥涉於僞謬種流傳無可諱也上池飲水剖腹納書妄托仙傳詭稱夢授此古人之僞也出必輿馬無事故作匆忙貪取兼金有意高抬聲價此今人之僞也至若竊他人言據稱心得尤爲僞之至者近來崇尚實際吾同道亦知誠爲處世之要乎

(一)虛　謙受益滿遭損學然後知不足虛即不足謙而不自滿也吾國工與農素別於士以其不必學而可爲今且有工科農科之專門學也矧吾醫自古通三墳五典不必待近代始有專科奈何吾醫獨衣也食也必求精美過於人一若有天賦特殊之祿當應享若論學問不曰吾世傳必曰吾秘授微特不屑出貲購書以資研究終日惟茶肆酒館爲消磨光陰地嗚呼吾言自覺過刻願吾

同道無此類爲幸

（二）仁　醫稱仁術南北風尚不同惟醫者開業必標識貧乏不計之字樣則同此足徵吾醫皆本乎仁何待贅言夫如名實不符之事莫醫若焉一方之價了了數字最低率亦須二角他如商埠醫家診例或五角或一元甚則有每一次診費所需十二元者至遠道請診出數百金亦不過求得八九味藥物之一方洛陽紙貴不能喻此彼之尺布升米爲難者一患病劇雖典質盡凈而未能求先生一診不到也仁云乎哉

中醫術改良必賴中藥物改良爲輔說

盛澤王鏡泉

歐風東漸國粹日漓而醫界有志之士因欲改良醫術融貫中西以期免天演淘汰而致國粹保存意甚善也鄙人雖愚陋適逢其會曷敢置若罔聞乎蓋鄙人承祖父之傳從事醫學已四十餘載於茲矣列名醫界亦將三十載於茲矣素性喜勞惡逸

自穉齡以迄壯歲儒書醫書雙方並進初未嘗一日輟書以嬉也近二十年來鄙人見新醫學說足補舊醫學說之不及如解剖學生理學病理學黴菌學衛生學種種諸說引人入勝爰將譯本數十册於昕夕得暇時竭力研求希冀稍窺門徑得追隨改良諸君子之後乃屢更寒暑博引旁參既久雖未能新舊豁然貫通然亦間有會心之處以鄙人之不敏而效果猶如斯則少年英俊之超出於鄙人者其必進步神速可知矣惟甑生以爲醫界中人雖力求進步而藥界中人亦必須力求進步則中醫中藥始堪達到昌明之目的聖訓有之工欲善其事必先利其器凡業皆然即醫藥亦何獨不然醫生工也藥物器也醫生擬方縱令面面圓到而一藥不良即有僨事之虞矧一方中未必僅一藥不良耶曩年讀曹炳章君之規定藥品商榷書與本庚秋讀徐相宸君之用藥有別說不禁使我心驚我目眩我一語一太息覺有千萬之感激刺我腦而我乃不能傚金人之緘口矣曹君之言曰南星能裝製九胆者誠

爲至寶任彼眞正牛黄莫能及此若市肆胆星一胆而已切不可用且近有一種京胆星更不可用云云徐君之言曰樸必川產上海祇有頭等藥店可靠其餘如二等藥店三等藥店皆不可靠云云洵如曹徐二君之言以南星之祛風痰厚樸之瀉濕滿俱爲無可抵代之要藥而尙有不良者雜其間則其他無關緊要之藥更何問乎雖然官料飲片之不良者在明眼人自能辨之若丸散膏丹酒油花露即有識者亦往往被其所欺第酒油花露猶在可重可輕之數至於丸散膏丹醫生用時大半恃爲救命符偶一乖違貽誤殊非淺鮮此愈宜注意者也總而論之難彌者缺陷可貴者完全官料飲片也丸散膏丹也酒油花露也一一當佳良者也往不可諫來猶可追所望全球各藥鋪棄僞取眞捨短從長勤其推詳密其貯藏精其泡製嚴其修合以廉爲宗旨以愼爲主義而以實事求是爲方針舉向之不良者今咸改不良以盡底於良庶幾醫生之改良者恃良藥物以爲輔佐不啻身之使臂臂之使指相助爲

理相與有成至是醫藥與醫業如淬厲而鋩之劍礎磨而光之玉拂拭而明之鏡有不蒸蒸日上哉是則鄙人所馳思所翹企者也

今之著書擬廢棄五行支離生尅發揮新理商榷

王壽芝

醫學一道不進則退斷無永久中立之理追思軒岐推測陰陽以天五行御五位以生寒暑燥濕風以人五臟化五氣以生喜怒思憂恐由天及人一有疾病本五行生尅而運其療治補救之能其疾病之來也則曰五行尅伐其疾病之去也則曰五行生旺亢則害承乃制醫中盛衰生殺之理古聖欲昭示後人著之簡編故以陰陽水火金木土等字假定人身中臟腑官能非眞以此等字爲臟腑眞宰所以不厭求詳千篇不離其宗歐西則有希臘醫聖歇樸氏發明人身四液一曰血液二曰粘液三曰黑膽液四曰黃膽液當歇樸氏液體病理學鼎盛之時有羅馬大醫家亞氏倡論人身中固體病理學與之相敵其言曰人身之原素爲原子原子之形態與各原子

間之罅隙正規而無異狀，則原子之運動如常，而體亦健康，反是則起變化而生疾病，十六世紀間有巴氏，謂人身內有一種靈氣，譯曰普內買，厥後保氏排氏，又謂人之生活力，夫液體也，固體也，原子也，靈氣也，生活力也，與靈素之水爲陰，火爲陽，陽爲氣，陰爲味，味歸形，形歸精，精歸化，或從哲理，或從物質，而其探索形容之苦心，上下相隔數千年，東西相距數萬里，觀諸家之學說，而能彼此暗合，不亦奇哉，以今之生理學細胞學微菌學，傷寒中風冬溫春溫溫熱濕溫內傷之痰癆臌膈，病理證之，古疎今密，似覺後來居上矣，雖然莫爲之前，雖美弗彰，莫爲之後，雖盛弗傳，後說勝前說，前說終在淘汰之列，後說包前說，前說仍存統系之銜，如漢之張仲景著述六經治法，較內經三陰三陰已進一步，自後如河間之清涼洩火，東垣之甘溫健土，其餘肺肝木腎水，葉天士葛可久高鼓峯趙養葵各家發明療治，莫不由五行生尅而來，丁此科學奮鬭之會，而吾儕猶以五行生尅爲不祧之秘旨，奉爲金科玉律，不出古人範圍陳言不去人云亦云詎知五行生尅其中與病理合度者固多而其中支離附會亦復不少如藏氣法時論云肝病者愈在丙丁丙丁不愈加於庚辛庚辛不死持於壬癸起於甲乙他臟類推此等支離生尅不向病理推求僅向干支預測惝恍迷茫甚無價值之可言讀之不値識者一笑新會梁氏曰古人測算未精泥左旋右轉之說今三尺童子皆知地動之原因非今人勝古人也時勢與聰明積聚不得不然也誠能將人身軀殼臟腑本生理病理參以古義今義融滙而詮釋之以補前人之不逮是則後人仔肩保存之責也試思戈矛之器今已易爲槍彈矣削簡之書今已易爲印紙矣洞垣之空談何若透光之葛鏡野馬之寓言何若黴菌之的確各學如是醫學何獨不然吾儕當此時代不著書則已如著書也對內同胞不得不廢棄五行支離生尅而發新言論對外潮流不得不廢棄五生支離生尅而創新理想陶冶古今鎔鑄華夷稍縱卽逝之時機其在斯乎其在斯乎野鄙狂言敢質有道

痧疹痲痦喉及治法再論

鎮江楊燧熙

夫天地間祇有六氣氣平則爲和氣不平則有勝復勝復至極則爲厲氣瘟氣疫氣瘴氣是也人若感之不拘老幼强弱俱病由手經少陰口鼻吸入者爲溫病由足經膀胱受者爲傷寒傷寒宜護陽溫病宜存陰世人以傷寒之法治溫熱如鑿柄不合而汗下並行助虐滋甚矣蓋痧方書名痲疹浙人呼爲瘄子惜世少專書至石頑醫通始有痲痧一種邇來痧疹痲痦喉變幻百出其危有甚於痘者近年發痧大半爛喉大半白痦並見且復重險何也感疫毒也正陰虧也疫輕則喉之白腐輕而痧亦輕疫重則喉之白腐重而痧亦重重者最易傳染往往一家一境一村有一日連斃數口可謂險而又險也正虛而疫毒盛者亦爲危疾正不勝邪也正虛脈細如絲如縣正氣欲脫疫邪直干臟腑矣陰虛疫盛舌絳而光且短且强陰液燥涸疫火灼傷臟腑矣二者之斃甚速葉天士論極精細吳鞠通溫病條辨更爲賅備陳耕道袁桂

生疫痧艸尤爲卓論朱翔宇紫珍集最宜瀏覽之書思維辰戌之歲初之氣民厲溫病卯酉之歲二之氣厲大作民善暴死終之氣其病溫寅申之歲初之氣溫病乃起丑未之歲二之氣溫厲大行子午之歲五之氣其病溫己亥之歲終之氣其病溫厲又冬傷於寒春必病溫溫之爲病衆矣見症發熱惡寒頭疼鼻塞咳嗽失音嘔噁吐蚘目赤鼻衄氣促鼻煽鼾睡溺澀便阻腹痛齒乾唇絳肌癢乾燥發熱二三日膚現紅點亦有隨熱隨見者三五叢叢零星散布顆粒不大時痧也又名猩紅熱甚則爛喉水飲難下耳之前後腫呃忒鼻煤喉痧也又名實扶的里夫痧每夾疹出於脾肺胃脾主肌肉肺主皮毛胃爲十二經之長痲每夾痦（一有單出）初起多有咳嗽噴嚏鼻流清涕眼淚汪汪兩胞浮腫身發壯熱二三日或四五日始見點於皮膚之上形如痲粒色似桃花成片每二時至三四時焮赤一次色黑乾燥無救色紫較險色紅爲吉旬日後其皮脫落足徵新陳代謝排濁生清倘不退皮非痲症也間有類如

豆大者惟見形之後形尖稀疏漸次稠密有顆粒而無根暈微起泛而不生漿大異於痘也雖云較痘稍輕而變化甚速始終調治大要提心總之初期清疏宣達俾得透澈大忌溫升中期用清解清化末期養血存陰兼雜症者隨症參治如盤走珠須潑潑地未可拘執也

產後傷脬辨

江都陳龍池

產後傷脬小便不禁古人皆云產時穩婆以手探入致傷膀胱小便由其破處漏出按生理學婦人前陰內有二道前通膀胱後通子宮同出一竅而其內各不相屬斷無損及膀胱之理且婦人生產皆子宮作用卽以手探之傷子宮足矣焉能旣穿破子宮復傷及膀胱乎即使有之小便祇能漏入腹內絕無第三條道路出於陰戶外也且其現證並不疼痛僅欲少忍須臾而不能足徵爲產婆手指誤入尿道致尿道口受傷無啓閉能力而不能約束其尿猶之門戶不閉任人出入耳鄙見如斯未敢

自信是用登入報中以供諸方家指摘

時痦初起亦不能誤用風寒藥

己未冬裘吉生稿

痦子一名痲子發於春令其症爲順因氣候漸溫萬物皆蘇人身邪氣自易透達而處方稍涉風藥尚不大忌以天時風氣旺盛證必多兼風邪且亦須在初起內熱未高津液未燥之際加以診斷確實方爲得當至發非其時如近來吾紹流行之一種傳染症人多稱曰痦子以其傳染迅速亦稱時痦其實即東醫所謂八大傳染病中之一猩紅熱是也爲時疫中最易耗氣刧液由裡達表之急性症初起雖亦惡寒發熱咳嗽鼻塞宛如風寒而其脈搏數極舌苔黃厚口渴胸痞裡證甚於表證若誤以風寒爲治用荊芥防風羌活蘇葉等藥無不即現氣急鼻煽壞象乃時雖以大劑清透法補救其液已不能復其皮膚紅暈將透未透之病毒反因之而隱陷蓋此證初起只宜辛涼疏達若病過一二日即當顧及其液未可皆執謂初治必兼風寒也

續醫俗拾遺

盧育和

前閱本報四十五期登有紹興醫俗而主任裘公並闢有徵求醫俗一門意在以破除迷信之文爲改良風氣之法誠善舉也故厥後應徵者已有數家如常熟張君著有海隅醫俗徐君著有揚州醫俗今年逸人君又著有儀徵醫俗弁言楊君復著有醫俗迂談育步其後塵亦有醫俗拾遺之作可謂登高一呼衆山皆應然吾邑之醫俗較他處尤甚種種陋習書不勝書茲際冬日多閒再泚筆爲之續記

一叫魂　小兒發熱多半外感夾食不曰是病輒疑受嚇落魂每延老嫗叫之其叫魂之法若何以盌兩個一注以水一覆以紙左手將紙綳緊盌口右手洒水於上並喚該兒乳名謂某某來家了某某來家了俟紙上之水有珠目爲魂已喚回遂將斯紙揭下束成一團藏入病兒懷內嗟夫不知魂者乃陽之精氣之靈也晝寓於目夜藏於肝無形像以可窺非剖割而能取豈得以水珠一物便認爲身內之魂耶斯謬

誤甚矣

一改殃　習俗有一班瞽目專以算命爲能一遇病者八字輒曰今年某災星進宮改殃方可無事其改殃之價千文不等病家允之卽命僕扶入病室謂忌某某屬使人走去一空將門密閉口中念咒俄頃開門另給符一道囑向門首貼之病卽愈此爲改殃之能事已畢社會偏信仰無疑不知遘疾自當延醫釋禍惟須行善若徒恃盲人施詭術以改殃謂能消災而愈病不亦愚乎

一神樹　沙河有古槐一株圍圓須數人環抱人見夫是樹老大遂疑爲有神因稱之曰神樹嗣有病者往求之倖獲愈乃謝以匾懸之於上其所題之字有神通廣大者有威靈顯赫者噫神靈在天豈得謂附於此樹且大樹到處皆有亦未聞言及有神此臆說妄談不值通人一笑也

一張大仙　病家之婦女往往夜半向空焚香禱求張大仙取香灰一撮和以開水

使病人服之偶或痊愈輒用黃紙帖若干上寫張大仙仙方有求必應弟子某某叩謝遍貼通衢最可怪者所貼之謝帖例行欵斜決無一張端正豈非有意眩奇而惑人眼目歟況爲仙者都從正道而成又豈喜如斯之邪僻哉

一割股　割股一舉類皆婦人爲之然必遇病勢險篤時乃靜夜避人向堂前焚香手持剪刀自割臂肉一塊煎水以奉不知人身之肉不能療疾被割之處反致破傷病者知之未有不頓添憂慮而症勢益劇者此女子心愚計拙如是雖然其情可憫其孝行尤可嘉也

一查祟書　得病不即醫治多半先查祟書如某日有病即看某日條下載有病者某方得之某鬼作祟見某某症鬼在床頭或坐在背脊等語並有符式以黃紙書成或貼於門或佩於身另用黃錢或白錢數張向某某方數十步送之大吉噫不知此種祟書即刻板之玉匣記僞託許眞君所著其中占驗吉凶諸法多虛渺難憑而又

立有查祟一門尤屬荒誕不經之語試問果有鬼祟値日以禍人爲務乎究竟何所見而云然且退送之法不過用紙錢數張鬼卽貪此微利而又復行遠去乎斯誣之甚矣

一送瘟　邑之陋習例於每年五月十四十五兩日出會送瘟將各廟偶神一一舁出隨燈傘執事遊街一般看會之婦女咸以所戴之花擲入瘟亭其送瘟之狀若何各班皆手執令箭踴躍爭先勢湧聲狂直奔江口逐以蘆席一張將紙紮之瘟亭安置於上放乎中流隨波飄蕩其浮其沉一任所之此爲送瘟之手續已完計此兩日糜費不下萬元勞力傷財孰甚於是夫瘟而果可送也則出會一舉不得謂之無益矣殊不知瘟病多由人造疫厲每從穢生平時個人如能講求修養以攝生再公共討論淸潔以衛生卽雖有天行之災亦可免傳染之患非然者以爲瘟已送過卽保闔邑平安此必無之理吾社會諸公際此文明時代竟不思提倡改良仍沿此陋習

何耶

畫痄腮　按痄腮一名含腮瘡此症多由胃經風熱蘊伏而成遂致腮肉紅腫焮熱疼痛甚至身有寒熱鄉人一遇是患不以藥治專覓人畫之其法以黑筆一枝向患處書魑魅魍魎四字隨即塗成一團畫時並口念咒曰赫赫陽陽日出東方畫山山滅畫水水消吾奉太上老君急急如律令勅念既畢轉向於牆如法而畫嗚呼今之施是術者豈亦有古人徙癰於柳之神技乎吾見夫連畫數日腫勢不爲之減毒餤反因之張卒至蔓延腐潰膿水頻流者比比觀是豈非因畫而貽誤哉奈何愚人不思之甚也

衞生芻言

餘姚戚有三

近日以來疫症流行傳染日甚病勢劇烈往往不及救治此種災害雖爲天時所製成而爲夏季所常有實亦世人之不講衞生不重公德有以致之茲特錄拙稿兩節

以就正於有道願世人稍加注意焉

一飲食　餐有定時食毋過飽無論膏粱之美藜藿之粗悅於心而適於口者固無所謂禁忌惟常食八分以留餘味庶使胸腹通靈胃氣不敗應酬宴會俱守此意飲食之節卽在於此若不論其味之美惡其性之善否而以好奇心勝勉强嘗試如吃番菜食野味不顧品物之生熟胃納之宜否滿口大嚼以鳴得意或餐畢之後進以水菓飲以咖啡以謂助消化益衛生知其然而不知其所以然此崇拜歐風太過而自視性命如兒戲何其愚耶又五味須和調而後食之無害五穀之能久任者以其味淡倘偏嗜太過如喜鹹喜酸喜甜喜辣久之臟腑亦一氣之偏勝而病作矣故飲食之不可不愼也夫人生所不能一日缺者曰衣食住然衣與住猶在身外如覺不合立可更變若食則由口入腹爲養爲害效生頃刻迨乎自覺不合而病患已成縱使療治得法卽時平復然精神已受數日之委頓故古聖人魚餒而肉敗不食色惡

不食臭惡不食其愼口腹愛生命爲何如乎今則魚蝦之腐臭者陳於市肆貶價求售而購者爭趨之以爲便宜雖食之未必咸生疾病但終爲疾病之媒介設不幸因此媒介而竟成疾病其爲便宜否乎況與其食腐臭之魚蝦何如食新鮮之蔬菜何必貪此口福而以性命爲嘗試此吾國人無衛生常識之故也要知生命之可愛則飲食何可不愼胃喜靈活不喜呆滯鮮美入口胃納自然醒動惡劣到腹胃敗必致病起若論養料魚肉固勝於蔬菜蓋植物不過爲雨露所生長而動物却爲血肉之有情然必須新鮮優良非所論於徽腐臭穢即如一經醃臘亦失本性鹽鹹之味能助消化然脾胃弱者消化太過便成尅削故所謂常下飯者亦係備小菜間斷時之代品非可作每日之常食也其次則烹飪之事亦極有研究之價値而今家庭之婦女飯作之廚役皆因陋就簡未嘗有飲食上優良之程度雖有米爲炊初毋需乎巧婦而易牙知味千古獨標美名可知烹調之事殊非易易斷不能一日了然便可操

刀砧於厨下茲就普通而論當應有三種智識其一則油鹽醬醋之配製火候緩急之適宜此雖極爲平常然太過不及珍饈亦失其味況煎炒蒸炸味能數變同燒一物各手卽判優劣此須留心爲實地之比較方可與言研究也其二宜量人口之多寡食慾之粗細以備適量之菜最好則餚饌數牒以供一餐之用其人口少者一餐必不能盡則至多以供一日之用蓋凡百小菜煎炒出鑊之際味正而美一度蒸熱即失美味若再隔宿或變惡劣棄之似覺暴殄食之又嫌礙胃故家常便菜盌牒不在乎多物品不在乎貴總以新鮮味優爲最要朱柏廬先生所云飲食約而精園蔬愈珍饈能於約精二字着想思過半矣其三宜知化裁以出新味或換物質或換燒法喜新厭故人性相同譬如蒓鱸列爲上品詩人詠之風味不凡倘使每日每餐進以蒓鱸則食者且嫌不如園蔬矣此何故多食生厭也厭則胃滯不但無益於身且足爲生機之障礙故能日爲更迭雖靑菜豆腐其濡養之功或不亞於餐餐珍饈之

羅列也

二起居　日與夜寐此其常也如能以寂靜而安眠與日光以俱起夏季稍早先呼吸其清凉冬季稍晏略待和於日光斯於身體上最爲有益其或漏深始眠日中方起者雖習慣移人亦不足怪然亥子之交必須安睡庶幾陰陽不致錯亂氣血得循常度既睡之後尤當屏絕思索以免輾轉不寐耗傷心神至於睡臥時間通常宜達八小時之久少則精力尚未回復多則脾氣反生困倦日間居處惟以清潔爲第一几案四壁勿蒙塵垢戶牖洞闢若無狂風暴雨門窗不宜嚴扃即在寒冬亦當開豁數小時以通空氣倘至盛暑窗戶更宜早開遲閉收逗清凉之氣所以退屋内暑熱也

上海一隅自西人來後風氣先開耳濡目染亦幾成文明之淵藪然而商旅麕集人烟稠密煤氣電氣滿布空中早寂夜囂奢靡成習居家涉世殊大不易況吾國人之

於生活程度尙未發展源旣不開不得不節流以資彌補故樓房一幢居者四五家人口二三十空氣旣極窒塞穢濁自必充斥即西人所謂炭氣多而養氣少疫癘一起如放邊砲循此藥線而接續不絕此亦衞生上一大問題然經濟困乏者雖知之而不能行也若夫鄉間僻壤屋宇旣暢空氣自足倘能稍明衞生於衣食住加以相當之注意則身體健康固可遠勝於上海正氣旣能抵抗病害自不易犯雖疫癘盛行而履險如夷矣

警鄉村庸醫文

吉人氏鄧鈍

吁嗟乎目今時世日非人心險詐倍出醫界亦其一也而鄉村之醫則尤甚余目覩心傷三載於茲久欲草文警之恨余不文未克如願今見此風日甚一日實有不忍已於言者蓋醫乃仁術藉此活人則可謀財則不可且醫爲疾病所必需尤負生死之關係責任何等重大治之者先分明內傷外感再察其虛實寒熱而後投以方藥

分別君臣佐使庶能收什一之效也每見鄉醫臨症於此大相背馳初則信口雌黄繼則一味敷衍對於四診（望聞問切）不暇深究寒熱溫凉攻補表瀉信手拈來隨意而書又遑問生死乎倖而不死便夜郎自大到處誇揚不幸死亡則言天數且侃侃而自辨曰醫能治病不能治命此實絕症我豈能挽回耶嗚呼此等人清夜捫心方寸問能無耿耿乎或曰此等人聲色貨利充塞腦中又何耿耿之有哉余不禁有感而著斯篇并編俚句以忿恨之心作過激之言實寓當頭棒喝之意兼博同社諸君子一粲焉

醫籍從未寓目　但將湯頭讀熟　竊記古人丹方　自謂懸壺已足

豎起招牌一面　祖傳秘授亂錄　挾術時過病家　云延及我君福

切脈假意凝神　狂言藥後回春　浮沉遲數莫辨　虛實陰陽那分

據案握管大書　味雜亂進寒溫　試思此等湯藥　奚堪信口嘗吞

卽使寒溫無誤　治法定不週全　病端千變萬化　何能徒執一偏
服後僥倖而愈　誇揚自己能爲　設若數時畢命　只言天數難違
此類誤人庸輩　其性實同豺狼　撞着歪時歪運　騎驢坐轎猖狂
只愁死見閻王　屁股打成肉醬　餘孽遺留後代　還要男盜女娼

讀小便不禁治驗書後

盧育和

頃閱百期紀念增刊醫案門內載有時君小便不禁治驗一則謂張氏婦產後瘀淋便與人交合遂寒熱大作頭暈昏眩少腹作脹小便不禁醫用四物加發散及小柴胡湯服後昏狂譫語煩亂延逸診之脈沉結有力少腹拒按逸思此乃傷寒蓄血下焦之症此病不應如是因追溯其源其家因告之故乃憬然悟矣用桃核承氣湯一劑而安余按此病與馮氏錦囊積經一症大致相類其言曰婦人月經來時陰陽交合精血相射入於任脈留於胞中以致小腹結病病如伏梁水溺頻澀是名積經多

成經漏淋瀉俗云血沙淋是也治當調和血氣使臟腑和平瘀滯自消而愈時賢徐友丞君亦曰凡婦人經水適來苟不禁房事則積精相射敗血不出致有此症今觀時君謂張婦之病又因產後交合而成竟以桃仁承氣之峻劑逐精下瘀而獲愈誠有胆有識此案可傳今特濡筆以書於後

解決張黃二君頭項兩肩目鼻牙喉等痛之藥方實驗談　時逸人

逸幼年寡學何敢妄言爰因實驗中之理想堪作此中問題之解決故率筆書之以就正　前輩祈勿吝教爲荷

（一）衛病及營營病及衛皆事理之所必至無足怪也人之一身豈有營衛分爲二派而扞格不通者乎

（二）痛之種類甚多以逸所實驗者舉之如下（甲）炎症之痛爲搏動性（乙）寒症之痛爲痙攣性（丙）梅毒之痛爲穿刺性（丁）神經病之痛爲扯裂性（戊）僂痲

質斯之痛爲遊走性

(三)二君商榷頭頂兩眉目鼻牙喉等處疼痛釐定正確之藥方須先解决痛屬何種特性之問題不我鄙陋請注意研究之

(四)凡病有虛實寒熱之宜審吾醫界中人莫不知之乃於此項問題張君言其寒黃君言其熱各執一偏之談理則窒礙甚矣

(五)本症食粥食飯之宜忌須得正確診斷鑒定之非可以在紙墨間逞意氣之爭執也請三思之

(六)星州地居熱帶四時皆夏自不能與他處相同可斷言也逸現居圩鎭多半爲湖南湖北江西安徽山東河南各省之人雜居體質不同秉賦各異用藥施治且不能劃一請君思之豈不然耶

以上六條聊供採擇如尊意鄙杜撰爲不足道請直接駁之是爲至禱敬祈諒之

上報社社友書

逸人氏敬祝　新禧於報社諸社友之前曰縷縷私衷敢邀公鑑逸自慚駑下故就正方家妄肆雌黃惟冀裁成於哲匠乃高情稿誼不以不可教而辱教之拜識之餘殊增慚感茲際庚申初吉歲轉星迴時與日新本報又增光彩逸因此而生感慨矣想諸社友亦可表同情也回憶己未一年奔馳背道小人好議論而不樂成人之名有難辭其咎矣在私意以爲犧牲管見供諸君子以發揮故首犯衆難甘獲罪戾乃一誤而至再誤再誤而至三誤人非木石其孰無知由今思昨四十九歲之皆非矣嗚呼樂諛而惡毀吾豈異於人哉特管見有所不敢居者曰諛之必作三日喜毀之必作三日悲人情事理所必至者喜必驕驕必敗悲必愼愼必昌斯二者之孰得孰失何忌何從想吾諸社友當必有能辨之者矣古諺有之曰君子之愛人也以德細人之愛人也以姑息逸嘗繩之以律己舉之以勉人戰戰兢兢不敢他馳操明哲者

當曲諒也或者從而詆之未免過矣且夫中國醫學症治無成規可守療法未能擴充生理病理無專科之研究解剖組織無獨立之範圍診斷有煩雜之葛籐藥學無生存之價值凡此數端皆中醫學識幼稚之鐵證持保存術者不去其誤惟就其偏此逸所以敢謂爲危者也爰爲諸社友告之不敏之誅無所逃避略佈遁詞祈各鑒而愍焉謹此寄懷載拜請教　時逸人啓

復吉生君函

吉生先生大鑒另呈一片諒邀台收茲啓者拙著醫學叢書分爲二派一爲益人堂醫學叢書爲糾正中醫而作一爲江左益人醫社叢書爲糾正西醫而作蓋以中西醫學各不相侔而皆有獨立生存之性質足資研究原不必拉雜而偏執之然亦各有缺點誤謬之處如拙著諸書內容糾正之學說是也閱者自知益人堂醫學叢書原擬釐定廿五種已成者十四種寄至社中有二種餘皆雖已脫稿但此叢書乃前

二年在儀徵時所編其中糾正中醫之處多有失之過激者攻擊諸家之誤多有失之過當者蓋少年逞意氣之談實不平妥及今思之宜修改者居其大半江左益人醫社叢書所釐定之十種乃最近之作爲糾正東西醫之誤謬而設容俟陸續脫稿即行寄刋益人醫話雖已脫稿但其中材料甚爲菲薄刋成單行本不過十一二頁逸意將年在各處對於醫學上演說之稿約數十篇訂入卷首容俟抄錄清楚後即行付郵此復　　時逸人啓

致方肇元先生論臍風症治意見書

肇元先生有道頃讀第三十七期衛生公報欣悉執事具保赤熱忱徵集驗方以治嬰兒百二日內諸病誠仁人之用心實堪欽佩並謂臍風一症夏禹鑄之元宵燈火有效有不效盧君所登紹報之預防法似覺未爲盡善育捧誦之餘感愧奚似辱荷指示敢不一加研究焉夫臍風之原多由嬰兒臍門未閉感受風寒從臍帶而入欲

免斯病須令產婦臥於棉被內分娩此說乃創自金穗屏先生理想極爲充足及觀幼科諸書亦謂剪臍不愼致水濕風寒襲入而成惟王氏臍風悟源又專主兒在胞中疊受淫泆之毒火蘊蓄而發於臍字風字無涉育細玩是書不敢盡信矣何則孜胎毒所發之患如初生無皮目胞紅爛重舌鵝口瘡赤遊丹等症乃是若臍風之症初起必臍腫腹脹日夜啼叫口撮如囊不能吮乳間吐白涎甚至面青肢冷抽搐腹上見有青筋諸狀誠以風寒水濕由臍而入風氣通於肝濕氣犯於脾肝脾受病故見證如是且脾開竅於口而上下唇又屬於脾脾氣爲邪所傷故口撮不能吮乳脾又主四肢中陽爲寒邪困憊故外見肢冷至面色青暗臍見青筋上冲心口者此邪氣已入心臟肝之本色外呈生氣將絕治亦無效育猶憶丁巳冬天氣奇冷點水成冰適有契友歐君涵秋延余爲伊兒診病並述內眷坐草太久不無受寒嬰兒生已三日全不吮乳余往視之已而青神呆口噤肢冷全體皆青按之毫無暖氣遂辭不

治果於次日而殂觀此即臍風之症至論其病原非受風寒所致而何故單方書載有預防臍風一方用枯礬二錢五分月石五分飛辰砂二分明雄五分冰片麝香各五厘研末凡小兒落地洗後即以此藥摻入臍內每日換尿布必摻一次一料用完永無叫患愚意冰麝二味宜減去勿用蓋以嬰兒之臟腑柔嫩得此香竄之品反使正氣耗散易召外邪似宜加入上安桂末外以布膏藥一張護之較妥又法嬰兒初生兩乳頭下如按之有核大如黍豆急以衣針刺破再用燈草蘸蔴油燃火吹熄向核處焠之口內有小泡亦以衣針或手指掐破至於臨症施治內服之方以驅風散益脾散(見金鑑幼科)堪稱合法設有兼證再隨時變通此外外治之手續亦不可廢如鐵鏡十三燋黃眉孫先生已用之甚效(載入神州醫藥學報)再看臍上如有青筋急用艾火向青筋頭灸之少頃即縮下寸許再移縮處灸之以青筋消盡爲度據諸書皆云屢用如神育惜未一試然揆揣其理此法定能取效又方以口含上好

燒酒對臍吮之鄙意或用姜葱艾葉同酒醋炒熱熨臍亦妙今不揣學識淺陋謹將臍風之原因證治及預防諸法拉雜錄呈統維垂鑒未知然否尚希賜教爲幸手此

敬請　道安並候　冬祉

致小弟盧則鍾鞠躬

致本社函

紹興醫學報社社友鈞鑒蒙於舊歷十月初四日抵章門此次道經滬上小住五日口口口口總會價値風息私立醫校並不爲總會附屬十月總會大會各報亦無廣告開會日期因此猜疑未趨總事務處接洽迨到贛垣贛分會會長諸君無一晤談滬總會開大會者自七年總會開去鄙人外埠調查員職想因六年設立函授學校蒙專函詰問函授不如附研究診察二所俾駐校敎習員擔任二所主任以便駐校學生暨滬上初學生實地習見云云且附大英洋十三四元交大會常年會及醫學報費等郵局有收條交蒙而大會並未寄收條今秋間總事務處函覆云會計所忘

發收條惟醫學報已停改爲特別捐收條十元蒙以總會唾棄故未到會總事務處耳本年總會必常有函到貴分會紹興醫學社其中近況整頓望詳示一二可否將拙函附列報章茲郵寄大英洋十二元以十元添入流通醫藥書籍公司股分外二元作明年醫學報費昨接流通醫藥書籍刊行代售章程一束容徐徐勸同志分行擔任第恐贛省風氣未開通耳此請著安並頌同福

蔡星山上

致黃眉孫先生中氣症治質疑書

眉孫先生鈞鑒頃讀大著考卷第二問之答案曰此中風也怒傷其氣則痰涎湧起故口眼歪斜云云育觀此竊有所疑焉考醫宗金鑒謂類中諸病均無口眼歪斜形證金匱著眞中風始有喎僻不遂之文足見口眼歪斜非中氣之症明矣至云汗出遺溺六脈浮大又爲危急時期誠然然此恐屬於脫象非氣血閉塞之先兆即用針法而使氣血流通不致閉塞亦似不宜取關元氣海蓋此二穴於元陽虧虛陰症痼

冷遺精虛積諸病始可以行針灸也育後生小子何敢妄爲立說而存絲毫辨駁之意於其間實因讀先生此篇之論答心第有所不明素稔先生學識經驗兩者俱勝嚮慕之私已非一載故不揣冒昧用特錄出以請教先生萬里雲天不勝翹企臨風致臆尚乞鑒原倘荷德音俾開茅塞則幸甚幸甚肅此祇稱道安　盧育和上

答黃君眉孫商榷拙擬治方書

黃君質問書中大意因牙疼喉疼故謂熱入營分宜用白虎犀羚等法而詆謂以桂葛芎麻所治之非誠哉是言也然則風爲百病之長治之匪易外風宜疎達內風宜潛熄古今不二之法門今猝然現此症而痛者是外風也桂葛芎麻正以祛風出衛正以釜底抽薪火雖燄而易熄若猝用涼劑或能取效一時終是揚湯止沸彼爐燄之火方蓬蓬勃勃也矧牙疼喉疼亦屬陽明之經牽引所致耶而拙著本定兩方前方中尚有蒺藜荆防疎肝熄風桑葉桑枝枳殼姜黃順氣和營而瓜絡桑葉亦能清

熱奈之何專以桂葛芎麻爲言耶尊著亦云甚者用防風通聖散不知防風通聖散中是用何藥耶謂於第二方明明說去桂葛麻加鈎鈎丹皮銀花瓜蔞連翹以通其便不知丹皮銀花是清營耶抑疎衛耶白虎湯治陽明之標熱汗不出者忌之口不渴者忌之今症中並無口渴汗自出之症奈何遽用白虎使風熱陷入乎立方治病貴有次序前方去衛外之風繼方清陽明之熱仍佐以鈎鈎桑枳等不忘風痰之治用意頗爲周密矣謂臨症不及先生之多然以拙方論治亦頗有效豈風會果有不同歟雖然是非自有公論謂本不應再事煩喋以生意見特因見解旣以不同理論卽有或異各本研求之得以待當世之評庸何傷乎　常熟張汝偉

黃復生君購送本報星期增刊函

紹興醫藥學報社諸君子同鑒逕啓者讀九卷十二號　貴報及百期紀念增刊中所宣示謂每月報中病家之治療問答太多特於九年一月起擬加出星期增刊一

種每星期發行一次定價一分每年發行五十次定價四角鄙人初聞之以爲專載病家治療問答雖於社會不無益處而醫家不過當一種醫案讀已也取價雖廉預料閱者必不能多於月報蓋月報究竟各門並列著作又豐是以鄙人於前寄洋定購月報時並不預訂星期增刊迺日昨蒙不棄封菲惠寄星期增刊第一號一份展閱之下令人一讀一拍手不覺雀躍三百誠如刊中小言欄所謂寧馨兒也吾知見之者莫不起愛護之心可不待貴記者諄諄之向告至衛生談與病家鑑兩欄大能灌輸社會未病攝生已病調養之常識金科玉律暮鼓晨鐘造福人民豈有涯埃哉茲特郵奉滙洋二元至祈查收除定閱長年星期增刊一份外餘望將第一號如數核訖寄下因鄙人擬仿從前送善書方書之法在本地按戶分佈也祇惜年關伊邇欵項支絀不能按期購送惟望將鄙函登入貴報通訊門中冀閱報者以鄙人一得之愚可以取法或者購送日廣則楊枝灑遍到處皆春矣（下略）漢陽黃祖岐鞠躬

鷦鷯集醫學揭要

資州漢溪翁振基著
寶坻後學王如恪訂正
紹興吉生裘慶元校刊

嘗聞緩病不可急治急治則忘急病不可緩治緩治則死風寒時病脉浮有力汗當急而下當緩脈沈有力下當急而汗當緩在上者主風火在下者主濕寒水流濕火就燥本乎天者親上本乎地者親下也在左者屬風與血在右者屬氣與痰左有肝木血海右有肺金氣源也故治風先治血血行風自滅治痰先治氣氣行痰自行治氣先治火火旺氣升無火則氣息又氣爲血之帥氣和則血行氣滯則血凝且心生血肝藏血脾統血肺運血腎藏精受血血如水流也流動則生凝滯則腐血凉則生熱則腐溫則行寒則滯熱極則流溢不止寒極則滯塞不通不通則痛所以痛極當

活血癢甚要凉心又問諸癢屬心諸痛屬肝腫脹屬脾咳喘屬肺諸弱屬腎又云久咳亡肺久瀉亡腎久哭亡肝久吐亡脾久慮亡心肺損則皮槁毛落心損則血液衰少脾損則飲食不爲肌膚肝損則筋緩不自收持腎損則骨痿損其肺者益其氣損其心者調其營損其脾者調其飲食損其肝者緩其中損其腎者益其精六極謂氣極血極精極筋極骨極肌極也五勞謂志勞思勞憂勞瘦勞力勞也七傷者太飽傷脾大怒傷肝强力舉重久坐濕地房勞過度傷腎食寒飲冷傷肺憂愁思慮傷心風雨寒暑傷形大恐不節傷志也夫七情者怒則氣上悲則氣消喜則氣緩恐則氣下驚則氣亂勞則氣耗思則氣結又寒則氣收熱則氣瀉百病多生於氣人在氣中猶魚在水中氣存則生氣散則亡六鬱者謂氣鬱血鬱痰鬱火鬱濕鬱食鬱也五積者堅而不移其處爲積爲臟病心曰伏梁肝曰肥氣脾曰痞氣肺曰息賁腎曰奔豚六聚者推移不定其處曰聚爲腑病胆爲清凈之腑有進路無出路喜溫和而不喜寒

熱寒熱則聚膀胱爲州都之官泉源之腑有出路無進路喜清和而不喜混濁混濁則聚小腸爲受盛接引之腑有下無上喜流動而不喜靜塞靜塞則聚大腸爲導引接送之腑亦有下無上喜滑實不喜燥澀燥澀則聚胃爲水谷生化之腑喜溫暖而不喜寒涼寒涼則聚三焦無形爲使者需要之腑易起易滅喜安靜而不喜擾動擾動則聚　表症須當汗之誤下則邪氣乘虛入裡裡症須當下之誤汗則邪氣乘虛入表表裡不識或誤補之使賊關門內終不得出又曰關門趕賊反受其害　暑熱之時遇症用涼藥爲捨症從時遇症用熱藥爲捨時從症寒冷亦然　病在上而必求諸下病在下而必求諸上病在外而必來諸內　久病從本新病從標　腎爲先天之本脾爲後天之本故飲食有節脾土不瀉此後天之說也服藥千粒不如獨宿一宵此先天之說也又兩腎一般無二樣中間一點是眞陽陽者先天元陽之火也人無此火不能有生天無此火不能化生萬物此火一滅猶萬物之無也又曰一水

既虧不能勝二火況腎主精精生氣氣生神精氣神爲三靈活命之丹乃人生之至寶脾土能生萬物猶萬物之母也不消病在脾不食病在胃　夫氣者爲陽爲衛陽虛則精竅不利夫血者爲陰爲營陰虛則導引不通血枯面容瘦氣耗皮毛焦　夫有汗爲傷風無汗爲傷寒何謂也汗者心之液也汗卽津液所化津液在營化爲血在衛化爲汗　風傷衛衛氣外瀉不能內護於營營氣虛弱不能固津液隨氣而散故有汗發熱而惡寒　寒傷營營血內滯不能外通於衛衛氣閉塞津液不能行故無汗發熱而惡寒　風散氣而通陽故有汗寒凝血而閉塞故無汗　血虛盜汗睡而出之氣虛自汗醒而出之醒睡類流爲氣血兩虛　易汗之人必易傷風皆因表虛裡熱腠理不實毛竅常開耗散津液則風乘竅入故易汗而易傷風又過汗亡陽不可輕發又人之鬱熱須當汗之人之汗猶天之雨天之鬱熱既久一雨而清涼矣人之鬱熱既久一汗而清涼矣地氣升爲雲天氣降爲雨地氣不升則天氣不降天

地不交而雨露不施則萬物不能化生清陽不降則濁陰無以生濁陰不升則清陽無以化又孤陰不生獨陽不長是以陽盛求之於陰必用寒凉之劑陰盛求之於陽必用溫熱之品肥人多痰瘦人多火　夫久病反咳皆因虛火上炎津液生痰不生血祇宜補其陰血制服虛火痰咳自除夫久病反瘧皆因正氣旣衰邪氣未除重感六淫變而爲瘧　止痛安胎袪風去癢必先活其營血去黃疸濕熱消腫脹瀉利必先利其小便小便利大便實水去土乾脾暖脹除安胎先活血平肝先理肺理肺先調脾總由血活胎安金旺木平脾强肺健乃生尅自然之理　又肝實目痛腎虛腰痛肝有有餘之相火腎缺不足之眞水故肝知瀉而不知補腎有補而無瀉　肺開竅於鼻肝開竅於目腎開竅於耳脾開竅於口心通竅於舌言心之聲也哭肝之聲也歌脾之聲也呼肺之聲也呻腎之聲也　肝屬乙木爲將軍之官象足厥陰經膽乃肝之腑屬甲木爲中正之官象足少陽經心屬丁火爲君主之官象手少陰經小

腸乃心之腑屬丙火爲受盛之官象手太陽經脾屬己土爲倉廩之官象足太陰經胃乃脾之腑屬戊土爲水谷之海象足陽明經肺屬辛金爲傳送之官象手太陰經大腸乃肺之腑屬庚金爲導引之官象手陽明經腎屬癸水男爲作强之官女爲技巧之官象足少陰經膀胱屬壬水乃腎之腑爲州都之官象足太陽經三焦爲使者之官象手少陽經此五臟六腑也合手厥陰心包絡卽膻中共爲十二經也　心藏神肝藏魂脾藏意肺藏魄腎藏志心主髮肝主筋腎主骨脾主肌肉肺主皮毛　眼爲五臟六腑之精華瞳人屬腎黑珠屬肝白珠屬肺眼眥屬心眼胞屬脾　六淫者風寒暑濕燥火也諸病皆從六淫得惟風居先

【論風】易曰撓萬物者莫過乎風風善行而無所不入經曰風爲百病之長變化無常受之者輕則爲感冒重則爲傷風又重則爲中風總由表虛裡熱腠理不實風乘發入感冒者不過皮毛之間易治傷風者不過肌肉之間亦可治中風者中入臟腑無發不入在頭面則口眼喎斜在

筋脉則手足拘急在左則半身不遂爲癱右爲瘓在心則舌不能言在肝則目閉或搐動不已重則目睁直視在脾則口閉重則口開在腎則牙關緊閉在肺則氣閉不能呼吸又癲痺癘疾爲内熱生風本氣自病非外感之風治之總宜養血活血順氣降火不可純用祛風之藥恐耗其榮衛竭其津液百無一瘥【論寒】夫寒者陰慘肅殺之氣寒之傷人最速故仲景著爲綱領使易明而易治也又直中陰寒爲正氣不足寒邪易入法當溫補回陽傳經裡熱之傷寒爲氣有餘在表宜汗在裡宜下在半表半裡宜和解經曰寒之傷人自太陽乃傳陽明次少陽次太陰次少陰次厥陰又曰太陽爲表之表陽明爲表之裡少陽爲半表半裡六淫惟寒病無汗寒能凝血故也在三陽宜表宜和解在三陰宜清宜下【論暑】夫暑者陽邪也天地之酷邪心屬火暑熱之時六陽皆浮於地上故暑中少陰心經汗乃心之液傷暑之人故多汗爲裡虛不足之症也皆因長夏火盛灼金肺氣受傷故倦怠喘急只宜收斂肺氣

清利小便使暑氣下降正氣得安則病易治不可純用香薷發散恐耗損元氣其病難痊蓋夏月之用香薷猶冬月之用麻黄非實症不可輕投誤用則殺人或因處高房大厦納凉太過飲冷太多陽氣爲陰邪所遏反中入內有兼風兼濕兼食有手足拘急名風暑有手足逆冷爲厥暑有昏沈不知人事名中暑又曰冒暑伏暑易治中暑傷暑難治冒暑者皆因形勞熱蒸冒暑汗流心慌頭痛伏暑者皆因暑熱貪凉因冷引暑伏藏於胃秋後多變爲熱痢中暑者皆因裡虛渴極汗出太過蒸逼不已則中入心經耗亂精神虧損元氣故昏沈不知人事傷暑者皆因迎暑重擔重負冒暑奔走乍飲冷酒冷水使暑毒收閉於內熱不能泄故汗流嘔逆倦臥不安又熱則氣泄夏至後陰生之時裡虛內寒表熱外盛內陰外陽亦有內寒之症故有溫中實脾之劑暑症爲不足脈虛無力故有清暑益氣生脈散等方也（恪按此段言暑語多夾雜不清不知暑必兼濕故也細繹溫病條辨之暑溫伏暑等論自明）

【論濕】

夫濕者陰邪也地蒸之氣多生於夏末秋初皆因大雨時行受之者或因冒雨涉水或貪臥凉地或乍雨乍晴濕熱相蒸久坐其地傷入肌肉令人浮腫痲木傷入經絡令人手足不遂傷入臟腑或腫滿黄疸膨脹或頑痺便閉或淋濁瀉痢瘡疝崩漏此外傷之濕又諸濕熱腫脹皆屬於脾因飲茶酒湯水太過灌損脾胃濕停於內脾土既濕水不能滲變生諸病亦令人浮腫痲本脹塞鼓滿中滿黄疸頑痺便閉淋濁瀉痢瘡疝拘急喘渴等此內傷之濕也或云土乾水滲土濕水停但感濕傷濕只宜淸熱利便實脾寬中燥濕爲主有傷風濕寒濕者發汗爲先濕從汗出汗出濕除方書云濕久生熱熱久生風風動生火濕熱相蒸故生痰涎又治濕病多用風藥取風能勝濕之意又云水流濕本乎地者親下故病濕之人脚必先腫也（恪按風能勝濕之語亦宜愼用參看條辨自知）

【論燥】夫燥者天地亢陽之氣因陰虛火盛灼金金者生水之源金既受克水絕其源津液枯涸則陰血無化生之機不能灌漑周

身是以口乾舌强咽焦鼻熱二便燥澀皮膚肌肉無潤色在裡或消渴煩躁在表或皴裂枯槁總宜生津潤肺補血凉血降火淸便使津生血旺火降躁除忌食辛鹹宜食甘酸水絕於辛鹹生於酸甘也（恪按燥之本氣爲小寒化氣爲火此論未明其旨宜細讀條辨）

【論火】夫火者心有君火腎有相火人之一水不能敵二火在天者爲太陽之火龍雷之火陰火相火是也在地者陽火君火是也心肝脾肺四臟俱各有火用寒凉之劑如用水以滅火惟腎臟之火水不能滅腎屬水水中之火用桂附以引之使火歸元蓋火與火同氣相求必開戶竈而招留用之爲鄉導其火自降自伏（恪按此法言之甚美而用之多僨事宜細加審量不可鹵莽）又虛中在內之陰火只宜滋陰可以勝之浮火亦爲虛中在外之陽火乃燈光之火遇風自滅故表熱用升散而除又陰虛火盛之人不可純用寒凉瀉火之劑恐寒與火爭而火更盛又丹田有火是眞寶丹田之火乃先天之元陽也動生脾胃蒸化飲食人無此

增訂脚氣芻言

南海曾超然心壺著
無錫周　鎭小農別署伯華增訂
紹興裘慶元吉生　校刊

脚氣略論

脚氣一證千金外臺諸子百家所論大同小異詳略不一雖有乾濕內傷外感之殊實不出內經痺厥痿厥厥逆三證之旨夫頑痲腫痛爲痺厥縱緩不收爲痿厥氣上衝胸爲厥逆語約而意已盡迄漢名緩風晉稱脚氣顧名思義可想而知葢由緩而至急風爲百病之始也自脚而入腹氣乃六淫之原也以腫爲濕以痛爲乾飲食不節爲內傷四氣所侵爲外感此其大略也脚氣爲生死大關頭惡證也無論天之氣地之氣人之氣皆能爲害不拘挾風挾寒挾濕挾熱挾飲食總不離氣血凝滯經絡

壅閉所致也

脚氣望色

脚氣之色面必黑黃而暗晦脛足皮色多蒼老間有皮發光亮至衝胸時爪甲青目額黑已屬不治夫黑爲水色黃爲土色土爲水制脾胃受侮暗晦者色之滯也壅疾使然現於面面屬心陽明胃脈絡於心是病下而呈於上也脚皮蒼老暗晦之徵時發光亮水之本象其時尚可因證施治至於爪甲青則肝絕目額黑則水尅火之危候旦占夕死雖藥勿濟此色診之大法也

脚氣脈法（凡脚氣脈無論浮緊實大皆右手甚於左手）

脚氣之脈每見浮緊實大居多實證固然也至於沉弦微滑爲虛證遲緩長澀爲寒證細數虛促爲熱證此三者不數見六脈沉伏不起或浮亂無根俱爲將死危候左寸尺俱絕者亦死蓋浮主風又主表緊主痛又主邪盛實爲邪實主有餘大主病進

中華民國九年一月二十日出版
紹興醫藥學報第十卷第一號
（原一百〇五期）
編輯者　紹興裘慶元吉生
發行者　紹興醫藥學報社
印刷者　紹興印刷局
分售處　各省各書坊

紹興醫藥學報　第十卷第一號

報價表

新報	册數	定價
全年	十二册	一元
半年	六册	五角半
一月	一册	一角

代派或一人獨定十份者八折五十份七折郵票抵洋九扣算空函恕復

舊報	定價
一至十三期	五角
十四至十七期	三角
十八至四十四期	八角
四十五至九十二期	四元八角

郵費	
中國	加一成
日本台灣	加二成
南洋各埠	加三成

廣告價表

等第	地位	一期	六期	十二期
特等	底面全頁	八元	四十四元	八十元
上等	正文前全頁	六元	三十三元	六十元
普通	正文後全頁	四元	二十二元	四十元

注意 所稱全頁即中國式之一單面外國式之一配奇如登半頁照表減半算

本社特告（閱者注意）

本報問答一門本爲同社研究學術及病家顧問治療而設故無論問者答者既經投稿必當照刊且須急載蓋一則交換智識得以先覩爲快一則挽救沉疴尤期早瘳厥疾無奈限於篇幅又屬月刊往往徵得方法轉輾數月答案過多亦礙他欄之地位爰擬自陽歷九年起逢星期發行星期增刊一次專載問答兼關於病家看護及衛生並社友治驗案及醫藥界新聞以期消息靈捷每期定價一分全年五十期定價四角外埠加郵費每期每份五釐均須預先惠欵空函不寄

紹興城中北海橋東紹興醫藥學報社啓

中華民國郵政局特准掛號認爲新聞紙類

紹興醫藥學報

第十卷第二號

紹興醫藥學報

第十卷第二號

以下問題請自答之

且閣下今年之幸福全憑乎以下所答覆爲表準也

閣下自覺身體康壯有力否形容豐潤否是否如少年應得之狀否萬一非然請問其故閣下自覺衰老否推其衰老之由全在乎閣下自己之氣血大凡血液鮮紅有力則腦力充足腦筋及肌肉均强健豐盈精神亦充足有餘矣如血氣衰薄無力如水漸成酸瘀散布週身即軟弱無力矣其病狀即現於面容消瘦精神頹衰未老先衰壯年者易成衰老是也或問如何氣血充裕或覺疾病衰老之時欲求血液强健身體康壯長春不老果有何術耶

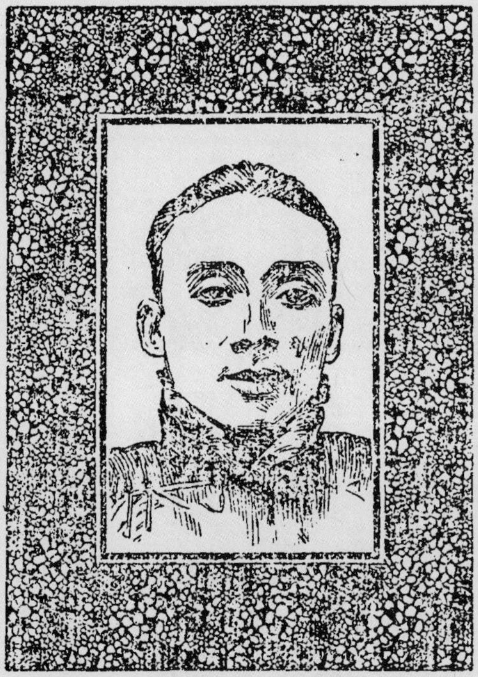

答曰由韋廉士大醫生紅色補丸之功力而得身體强健者已千萬人矣並非只有中國人即天下文明各國均有賴是丸之功力者矣均有確據爲憑即如上海名醫丁福保君之證書是也丁君係中西醫學報主筆爲醫界中之大著作家也其聲名廣播歐洲及中華各省其來書如左云

數年前余得悉著名大英醫士韋廉士所精製之紅色補丸爰即細心研究大爲滿意因知是丸詢爲最完備補血健腦之聖品也余自試驗之後確證是丸並無損害之雜質實有特別之奇功能助初脫鴉片烟癮之人而得極大之益從此每日行醫均竭力推薦服用是丸凡由血薄腦疲所致之各症一服是丸咸獲奇效即如腦筋無力瘋濕背痛少年斲傷胃不消化婦科各症均見奇效耳韋廉士大醫生紅色補丸凡經售西藥者均有出售或直向上海四川路九十六號韋廉士醫生藥局函購每一瓶大洋一元五角每六瓶大洋八元郵力在內

◎奉送小書　如有男子因氣血虧弱腦筋衰殘所起各疾即如操勞過度吸烟成癮或烟酒傷身等患敝局印有精美小書有益於男子來函索取立即郵奉如有婦女患有各種隱疾敝局印有忠告婦女小書一本可以奉送凡爲父母者欲保其赤子之康健欲知小兒之飲食如何小兒起居如何以及小兒尋常疾病之療法等情敝局印有精美小書名曰保赤妙訣可以奉送以上各種小書如欲索取即須書一明信片至以上所列地址原班郵送可也

紹興醫藥學報社發行書目提要

增訂傷暑全書（國醫百家第一種）

本書爲明張鳳逵先生原書版已久佚經清葉子雨先生由舊書肆中購得增訂自內經素問以至宋元明諸家之論暑者無不採輯精華聚於一書凡一證之論治一方之收採張氏巳列發明之語葉氏又增訂正之條明病因焉由春夏秋冬溫熱寒涼以至天時地氣辨病證焉由寒熱證狀各異以至暑厥暑風暑瘍暑瘵至寒疫時疫審診斷焉由脈理而及於五運六氣設治法焉由主方而及於備用方附以痢瘧類症殿以名醫品彙有此一集無事他求允稱全書矣每部兩册定價六角

琉球百問（國醫百家第二種）

本書爲前清道光間吳郡曹伯仁先生答琉球門人呂鳳儀君之問而作柳選繼志

堂醫案序中曾提及之惜未之見社友常熟張汝偉君覓得而加按之錄寄社中書中一問一答頭頭是道論症論脈合男婦內外各科兼而有之旁及經絡腧穴作病理學讀可作治療學讀診斷學讀亦可且琉球近既藩屬日本而本書則記吾國醫學輸入琉球之醫事作琉球之史讀更無不可每冊定價四角

薛案辨疏（國醫百家第三種）

薛立齋先生醫案固已風行全國之書凡吾醫家無不備焉其文簡而其義蘊治驗各案往往讀之似屬平易而仔細推敲則一案有一案之精義惜無人而詳爲辨疏擂李黃履素雖有評注要亦未能闡其奧旨是書將薛案之斷證立論用藥處方明辨而詳疏之不特足爲讀薛氏書者之指南針更可以開醫者治病時神明變化之思書無辨疏者之名其爲未刊稿可知社友徐君蓮塘購自書賈不以寶貴而自秘特郵寄付刊以公同好每部兩厚册定價六角凡欲知薛氏之實非偏事補益確有

深得治病秘旨者速購此書校刊既竣社友查貢夫君郵到立齋醫案疏殘本一卷知書爲梅里錢北山先生所辨疏清乾隆壬寅爲其甥馮克磐先生刻於南昌署中又有其孫樸齋先生之箋注其板已存與否不得而知惟較諸稿本則原文已爲割裂者多然則此稿之刊行尤爲世所歡迎

葉氏伏氣解（國醫百家第四種）

揚州葉子雨先生醫名噪於大江南北其著作如增訂傷暑全書已由本社印行餘皆未曾付刊其伏氣解一書引經據典辨別精詳對於吳鞠通王孟英輩猶多辨正洵足爲國醫病理學極有價值之書稿爲社友吳傑三君錄寄又奉哲嗣仲經君郵寄家藏原稿本社以先賢遺著固應及時印行而此書裨益醫家之診病辨症尤爲匪淺爰急付刊以廣流傳書已出版請速惠購白連史印中國裝一册定價洋三角

胎產指南（國醫百家第五種）

本書爲單南山原本越中錢升稔先生得之而成胎產名家寧波伊學曾先生又得之亦以治胎產名伊先生又將四五十年之經驗重加輯訂又爲蔡歐陳諸公得而始見刋於清咸豐初年版亡已久書鮮流行社友徐蓮塘君由友人馮君處轉得寄社書凡八卷自調經種子以至胎前產後常證異證無不法備方周且盡闢他書之偏弊都從實驗而立言洵爲胎產家之指南白連史印兩册定價洋六角

重訂幼科金鑑評（國醫百家第六種）

醫宗金鑑爲和平中正不偏不倚之書其幼科一門尤稱妥善前清道光間雲間名醫費養莊先生以其尚有未盡精微之遺憾不加討論何足濟人遂詳加評註惜輾轉傳抄頻見亥豕咸豐間得雉皋名醫顧曉瀾先生重加編訂遂成完書社友徐石生君得之不自秘而錄寄付刋凡讀金鑑者固應急備以資印證書仍祇印一批售完決不再印現已出版用白連史紙印本裝一册定價大洋二價

紹興醫藥學報第十卷第二號（原一百〇六期）目次

論文

紹興醫藥學報　二

紹興醫藥學報

論各省州縣宜設醫學閱書社

袁桂生

古稱醫爲仁術是醫之爲道固以救人疾苦全人性命爲職志者也然曠觀遠古近閱鄉邦庸醫多而良醫少者何也推原其故皆教育之未普及有以使之然也今日醫校林立似不患教育之不普及矣然而年長失學之人與無力入校之子仍無法以資助之且今之醫校取法西醫者十之七八而中國良藥名方一概不講豈獨醫學不能昌明且轉有湮沒之憂矣然則欲救此弊必如何而後可竊謂宜仿各省圖書館之法由醫界熱心之士創設醫學閱書社收羅古今名醫之書任人觀覽蓋有數利焉一可以造就醫學之人才也今世風俗日壞奢侈淫逸成爲習慣而醫界亦染此風或縱情於賭博或謔浪於烟花已視醫書如敝屣今設此閱書社雖不能盡人來閱亦必十得五六久久習慣則醫界之風氣必能轉移且寒畯之士無力購書者得此機關求學自易觀摩興感造就必多尙何患醫學之不昌哉一可以補醫校

敎授之不逮也醫校學生其不解中醫學術者豈必皆不信中醫之人不過惑於趨時之一念耳若果得有閱書之地豈有不欲博聞强識以求勝人者乎况西法獲效之病亦不甚多彼西醫家且有博取信用之難之嘆（見時報醫學週刊）卽中醫學校學生亦須借閱書社以增其學識何也醫校敎授未必盡能合法而學生之資質亦有魯鈍敏慧之不齊有閱書社則校內校外之人皆得有讀書之地潛移默化必能收效無疑也一可統一醫法免醫家之齟齬也醫家治病其方法往往不齊在賢而多才者固不致大相逕庭而愚而好自用者則意見每有相反甚有大起衝突大興謗議此實極可危之事其影響於醫學前途者至大推其原因皆由於師資各異所讀之書不同則所持見解自異今有閱書社以廣備醫書則淺陋者自可日進於高明古人發明之學理人人皆知則不期統一而自無大異矣舉此三端則閱書社之爲用亦可謂宏矣况當此學術競爭之時必合全國人之心思才力方能保國

粹而濟民生世有宗工哲士以振興醫學爲志者乎當不以余言爲河漢也至於書籍之選擇則靈素難經傷寒金匱千金外臺等書固不可少尤宜博取金元四家及明清兩朝諸名宿之著作以開其眼界廣其見聞而各種經驗良方與諸家醫案尤宜多備至譯本醫書中之生理學防疫衛生等書亦宜採取分科陳列妥訂章程務使學者閱一書即得一書之益無形中已添出無數之學校矣如是而猶謂醫學不明利權外溢吾不信也近因鎭江醫學公會開會余即以此建議在會諸君均極贊成因援筆草成是論以與閱報諸君共議此事深願各縣同聲相應共挽狂瀾則豈獨醫學之幸抑亦國家之幸也

論歷次各處醫報停版之原因

裘吉生

吾國醫學代有興替然數千年來賴以相繼不絕如縷者出版物耳在泰西石印及活字排法未輸入之前鉛槧不易有代人校刻著作其功德直喻之以生死人而肉

白骨故世稱王肯堂醫統正脈之刻得傳岐黄之緒厥功不淺王係個人之力成此偉業洵屬難能可貴他以國家之資財而採集刋行者如太平聖惠方聖濟總錄等使古人試驗之方迄今不沒亦盛事也戊戌以還集會結社之風漸興各處醫家遂有醫會之團結圖交換智識之便利醫報亦因之發行凡個人之欲發表其所得經驗或有質疑者早投稿暮流傳於是出版物似臻於完善矣雖然三十年各地醫報屢起屢仆至今日而多停版者其故何歟以不佞之親歷所得而述之可分下列之各項（一）財力不足藉一二人之力支撑之（二）購閱者不多（三）報資被欠少（四）同社分子之不齊　綜上四項雖皆爲各醫社所受之通病然第一二三皆屬於經濟關係補救尚易而第四項屬於道德焉苟有一二不良分子以感情用事要挾不遂即主破壞雖有多數人之維持則無理取鬧不勝其煩矣最大原因卽在是也質之有道然乎否乎

醫鐸序

王鏡泉

丁巳之秋祖澎在紹興醫報上答張君汝偉所問權量攷後魚雁頻通互相研究雖未把臂暢談各以心期相許藉筆墨緣護神交友寧非快哉今年春張君有醫鐸之刊蓋聚歷年散稿自甲寅迄己未約百餘篇薈萃而成者也祖澎聞之欣焉爰爲之序曰今夫君以博聞洽見之才擅濟世活人之術以之診病則多獲奇效以之爲文則妙義環生一紙流傳風行天下正不必吾之譽也所不能已於言者縱觀近世少年不學而操刀者無論號稱博學藉一二新名詞能用三四味硫酸等便自鳴一世高談闊論痛詆中醫全忘國粹輩尤爲醫界蟊賊張君獨能根柢國學中流力挽去其陳腐發其心得一言一語具足驚醒庸流豈非古之善鳴者耶以鐸名書有過無不及也况君年尙少異日造就正非止醫鐸而已也澎老矣願張君勉之爲中醫續一線之光明者舍君其誰屬耶時在

民國八年歲次己未冬月盛澤王祖澎鏡泉

讀曹炳章先生最新醫書有感而作　醒生

近承時逸人君贈我曹著喉痧證治要略秋瘟證治要略各一册遂開卷細讀深喜是書理精法密學說嶄新嘉惠吾儕感何能已因賦七律一章以贊其美尙乞吟壇斧正

讀來兩種最分明深佩時賢學說精稿脫洛陽敎紙貴書成越地羨風行立方變化皆心得致病原因苦口評爭向醫林添傑作名超今代重先生

雪雅堂醫案序　周小農

儒有定理醫無定法病情萬變難守一宗設如皖之與蘇相去匪遙體氣各別遑論北滿蒙古之療寒南洋星洲之治熱五帶異宜各別其施已哉梁新會曰中國方言城鄉易地則異粤之人有邑與邨不能通一言者方言然水土方民亦莫不然其能

南北異治不守一隅之見蓋鮮也前清光緒間余旅寓上海於友人齋頭得閱張伯龍先生雪雅堂醫案知君爲魯省蓬萊籍壯遊半天下北起東省中經申江南至百粵雖其自叙服膺葉王二家爲最而實貫串百家神明變化不拘一說玩誦再三令人景仰難忘顧徧查坊間無此書流通十餘年來遇魯省醫友託其探訪亦杳無所得烟台且傳言張君已歸道山憶杜威博士有云教育所以不可少因人有生必有死人死而經驗學問與之俱亡後世之人必須重新經驗故教育云者將此經驗傳遞下去是也余因此感想前輩著書之經驗若任其湮沒吾人必增一番探討於是覓書之念愈不能已今幸在滬埠倪君銘三處得其原刻假錄一過袁君吉生讀而善之謀付剞劂風行海內以公同好張君經驗學識足以不朽矣謹按張君身世於中西滙通一書內己見一斑唐著本草問答叙云遊粵得遇張君伯龍天姿英敏文史淹通其父墨園曾膺張香帥保薦循吏政治勞心每生疾疢伯龍以人子須知醫

寖饋方書於今數年會父患時疾羣醫束手君卽起之由是聲名鵲起與余邂逅相遇便留講貫等云是蓋唐容川氏入室高弟也其本草問答亦本張君之問而著考醫案用藥寒熱溫凉隨其南北風土人體强弱不偏不倚大可研究原序所謂足跡所至之地訪問高明之士無不深相結納宜其融會貫通著手成春視鄉曲之士墨守師傳範圍甚小以彼例此其相去霄壤爲何如耶學者探索而敏求之必能於此道放大光明爲蒼生造福無窮也此序

中華民國九年庚申一月無錫周鎭小農別署伯華謹識

醫學課兒策溫熱條辨歌訣序

周小農

有清以來二百數十年醫術遞變由傷寒而開治溫之道以雍乾時周葉陳薛諸氏爲先無錫當寧蘇之衝醫學一門名賢輩出嘉道間高錦庭先生造詣深邃著有瘍科心得集景岳新方歌等邑志有傳孫文靖公序而刊行王氏旭高乃其門下士也

哲嗣上池學博承其家傳研究治術內外並精邑人稱之後學昔年與文孫研五遇出示其令祖所著醫學課兒策溫熱條辨歌訣并謂策中間附旁註爲旭高先生診餘過從共相商榷所定手錄一過想見當時敎學相長揣摩極精非晚近淺嘗者可及光緒中研五作本草簡明圖說四卷照相石印想海上書坊尚有存者方今歐風東漸國學有淪胥之勢浙中諸名彥懼中學之失傳也續行醫報訂印孤本越州裘君吉生識高學廣實綜其成函來徵書亟錄以郵呈當蒙稱許付梓問世其功不小惟當此保存國粹之日尤願同志諸君相與搜羅徵集毋使名家著作或致湮沒也

可民國四年乙卯冬月後學邑人周鎮小農別署伯崋謹識

增訂驗方別錄跋意

時逸人

逸人氏曰吾前閱衛生公報而知驗方別錄一書乃閩縣鄭肖巖先生積二十餘年之經驗彙集而成者也餘姚徐友丞先生將前著之單方選要良方選要二書皆歷

試實驗之方附入而增訂之方以類聚法以症分全體大用瞭如指掌吾懸揣而知得是編者按症檢方必效如桴鼓何以云然友丞君苦心孤詣增訂之偉績也夏歷九月下旬蒙友丞君函贈驗方別錄二册吾誦讀終篇見其詳病原論病理吸收諸家之精華資爲理論集取數千之單方著其實驗其理明其詞達其效偉其功宏其內容之豐富應有盡有誠足過吾懸揣之希望萬倍而與驗方新編驗方大成諸書有不可以同日語也得茲一册勝讀他書萬卷古人之語猶不啻爲玆書贊焉謹將私意有所感慨者特爲之記曰嗚呼今夫東西醫家以實質的學派解剖的知識稱雄長於吾道中非一日矣而華籍之東西醫因自售營業起見尤爲排斥中醫不遺餘力凡見淺如瓢之輩鮮不爲其所欺致中醫中藥遂有一落千丈之勢有識之士靡不大聲而疾呼之以喚醒夢夢然仗言論之毀逞意氣之爭於實際果有益否

徐友丞先生越之慈善家而精通醫學者也創辦中華衛生公會與吾訂千里神交

宿知先生於推廣天產挽回利權之道籌之審矣斯錄之出吾知其平素之心志當於是乎著也其必能移易俗習而大有造於醫道如以吾言爲不然者試觀東西醫家對於藥質療法上惟恃一對症之特方耳例如下痢澀之汗出斂之之類舍此則別無伎倆此種方劑愈病者少而增病者多取效目前必貽殃後日往往以輕微小症變成痼疾終身不能愈者甚或致死者（吾目覩甚多容當另行細論）其誤我華人直等諸恒河沙數中華國恥痛史其爲一最大之紀念者乎得斯書而補救之則病家不致盲從醫家不致無主東西醫家亦可參行並用庶不致自誤誤人（中藥便方多屬原因療法臨症施治決無後患明眼自知）苟非死灰槁木之輩吾知必聞風興起者矣將來吾國人皆讀之東人必讀之西人亦讀之全球人士莫不爭先購讀以輸灌藥質療法中原因療法之知識可預言也其刊印之進行由初版而再版而三版以至於十百版而抵於千萬版風行全球一匡天下其活人功德之浩大

甯有涯哉爰樂跋意而歸之後學時逸人拜叙於江左益人醫社之自修室

秋燥論自序

李調之

余自束髮讀書深悉爲人子者不可不知醫之理於年十八即入醫學堂肄業卒業後旋充陸軍軍醫之職終日孜孜深慮隕越幸上憲知夫醫藥關於人之生命至重也乃命同人設立軍醫研究所於宣統三年春成立自是以來提議病症治法者甚繁且夥裨益良非淺鮮七月中旬兵備處醫務科委員曾君愼齋謂秋燥之氣自喻氏發明以後諸家議論各就一偏立見未能一致融各家之言而貫通之以集其大成棄其瑕而取其瑜資吾輩之借鏡乃以其事委余爰思融冶各家議論於一爐此鈔襲事也難以辭謝不敏爰採擇而成是編首統論次主令次病次症次因次治法次診候次用藥宜忌次醫案次古今方臚列十門并誌其緣起以書於簡端宣統三年秋夷門李迺爕調之書於軍醫研究所

秋燥論

夷門李迺羹調之輯錄
紹興裘慶元吉生校刊

燥氣統論

六氣之病人燥居其一內經病機十九條獨未言燥致後人有燥不爲病之說西昌喻氏發明其端只言燥之復氣茲採各名家議論之尤者融會於一以免學者於散篇中求之夫六氣之分風熱火三氣屬陽燥濕寒三氣屬陰故沈目南云燥病屬凉謂之次寒者也吳氏鞠通本此而暢明之曰輕則爲燥重則爲寒化氣爲濕復氣爲火若是則嘉言引大易水流濕火就燥各從其類乃論燥之復氣也目南所論燥病屬凉謂之次寒乃論燥之勝氣也唐容川又謂燥與濕對濕爲水火相交而化者也

燥者水火不交之氣也火不蒸水則雲雨不生水不濟火則露澤不降而燥於是乎成矣以六經分之燥屬於陽明以四時分之燥屬於秋令雷氏少逸曰燥氣侵表病在乎肺入裡病在腸胃腸胃乃陽明燥金肺爲金爲秋與陽明相表裡葉氏有云溫自上受燥自上傷理亦相等均是肺氣受病總而言之燥氣初病首先犯肺如症見頭微痛惡寒痰咳鼻塞嗌乾者是燥傷本臟燥之勝氣也若熱渴自汗咽喉作痛是燥之本氣已化爲火爲燥之復氣也以上專指表症而言亦必係秋令之病方得謂之燥氣若在春夏冬三時感受以上諸症當按病情審治不得謂之燥病也

章虛谷曰秋燥一證氣分先受治肺爲急若延緜數十日之久病必入血分又非輕浮之藥可治故燥病日久咳痰帶血者有之是燥入血分傷肺經之絡也若傷在肺胃之陰或熱或咳乾燥渴飲津液受虧宜滋液爲主以上乃表中之裡裡中兼表之燥病也浸加由胃而入於大腸則胸腹脹滿大便乾結有熱結寒結之分係陽明燥

病盤踞日久所致此乃全乎裡證者也費氏伯雄論燥有五臟之分不免牽强之處然內傷之病亦有肝燥腎燥血枯虛燥之不等多由於他病之轉屬而成非燥氣之本病也審症論治不可拘執茲將燥氣之所以爲病與他病之延累致燥者辨其表裡別其虛實分列各條於後

燥氣主令

內經曰在天爲燥在地爲金在四時爲秋喻嘉言以燥令行於秋分之後費伯雄非之曰既謂燥氣行於秋分之後而秋分以前四十五日全不關於秋燥矣故有初秋尚熱則燥爲熱深秋而凉則燥爲凉之說雷少逸遵喻氏立議按六氣循環之理謂大寒至驚蟄主氣風木春分至立夏主氣君火小滿至小暑主氣相火大暑至白露主氣濕土秋分至立冬主氣燥金小雪至小寒主氣寒水由是而推則燥金之令在於秋分以至立冬若秋分以前之四十五日猶是濕土主氣愚按內經曰時有至而

未至有未至而至有至而太過有至而不及夫六氣主氣之令其常也有至有未至者變也知常知變方可與言醫況燥多兼風化熱化未可拘一定之節氣以求之者也

病因

本氣

以四時考之則燥屬秋以節氣分之則燥行於秋分以後小雪之前喻氏曰秋不遽燥大熱之後繼以凉生凉生則熱解沈目南引性理大全謂燥屬次寒江抱一曰人皆知溫爲熱而不知燥爲凉以燥爲熱者蓋因燥字從火之弊耳試問旣以燥爲熱曷不以溫字從水而爲寒乎不知四時之令由春溫而後夏熱由秋凉而後冬寒按各家之論則燥之本氣爲次寒也明矣

復氣

吳鞠通曰燥屬金而尅木木之子少陽相火也火氣來復故現燥熱乾燥之證況陽明之經本燥標陽前人謂燥氣化熱經謂燥金之下火氣承之故燥熱易合火多就燥燥易化火燥之復氣可以識矣

伏氣

凡邪客於內蘊久乃發曰伏氣矧秋承夏令炎熱之餘往往伏暑於內突感秋燥涼氣一引即發吳鞠通曰春秋二氣由於冬夏之伏氣爲病者多由於本氣自病者少其由於伏氣爲病者重本氣自病者輕耳故感秋燥之病設有伏暑在內者初感卽現乾燥之狀其脉其證與尋常之感證逈異臨診者又當細心體會方無誤事

兼病

燥之爲病有勝氣復氣之殊其所以致勝氣復氣者必有兼化者多本氣爲病多兼風風能生燥也復氣爲病多挾火火能化燥也由熱生風由風生燥燥又生熱循環

勝復相助爲虐故燥在外皮膚皺揭疥瘙兼乎風者也甚則轉爲痙癎在內津乾液涸血燥兼乎火者也盛者必見癲狂故治燥病者識其勝復又當知其兼化

症候

燥之病人有勝復之氣表裡之殊前已詳言之矣茲將寒熱內傷雜病各症分爲四大綱臚列十四條集名家之言以作指南針

寒

外感寒燥

秋燥之氣始客於表傷於本臟頭微痛惡寒咳嗽稀痰鼻塞嗌乾脈弦無汗吳鞠通曰燥傷皮毛故頭微痛惡寒微痛者不似傷寒之痛甚也咳嗽稀痰者肺惡寒古人謂燥爲次寒肺爲燥氣所搏不能通調水道故寒飲停而咳也鼻塞者鼻爲肺竅嗌乾者嗌爲肺系也脈弦者寒兼飲也無汗者凉搏皮毛也是爲外感之燥症

裡結寒燥

寒燥入裡久而便結愈久愈堅脈必短澀面現青黄非溫下不可宜仿金匱大黄附子細辛湯之法沈明生引醫壘元戎有五方治燥諸法云北方其脈遲寒燥也宜溫熱治之如桂附良薑巴豆之屬張景岳論消渴亦云陽勝固能消陰陰勝獨不能消陽乎經云移寒於肺爲肺消飲一溲二死不治之證曾以八味丸歸脾湯治一縉紳而愈又如大便燥有係臟寒則血枯臟冷則氣澀食少脉微爲陰結者宜半硫丸香附湯治之鞠通有本氣爲病治以苦溫用天台烏藥散加巴豆霜一法斯乃裡結寒燥之症亦不可不知也

六經燥症

陸九芝論燥有六經之分以項背强几几脊强而厥腰似折膕如結髀不可以屈爲太陽之燥證頭面動牽缺盆扭痛卒口噤齘齒脚攣急臥不着席爲陽明之燥證口

眼歪斜手足牽引兩脇拘急半身不遂爲少陽之燥證胸內拘急腹痛吐利爲太陰之燥證惡寒倦臥尻以代踵脊以代頭俛而不能仰爲少陰之燥證睾丸上引宗筋下墜少腹裡急陰中拘攣膝脛逆冷爲厥陰之燥證按此有兼風或血虛之別以風行則勁拘血虛則筋急也

熱

上焦熱燥

肺受燥熱發熱咳嗽鼻燥咽乾渴飲有汗此乃屬於衛分若痰中帶血係傷肺經之絡經謂燥金之下火氣承之易曰燥萬物莫熯乎火或由眞陰耗竭致有尅金之火而燥乃成此爲內因或由金受外邪不能生制火之水而燥乘之此爲外因外內合邪甚則轉爲肺痿要之燥熱之在於上焦者全屬乎肺分其營衛別其表裡審證明確則診斷自無乖誤

中焦熱燥

燥在中焦必傷脾胃之陰症見壅滯食不下胃脘乾燥枯槁或善消水穀傷於經絡則兼咯血人以胃氣爲主胃爲陽明又土爲肺金之母也故燥氣之傷人肺胃始當其衝一入中焦輕則䐜脹嗌乾唇烈牙衄重則渴飲殺穀或反胃咯血噎膈是其候也

下焦熱燥

燥在下必乘大腸大腸屬金爲手陽明與肺臟相表裡症見大便燥結糞如羊矢有兼風秘氣秘津枯血燥之不等均宜涼潤與寒燥之結症迥異至如素嗜鴉片之人其大便必乾燥六七日或十數日一行亦係精血被烟熱之氣熏灼歸於下焦之熱燥論治亦可

內傷

血虛燥

由血虛轉屬燥證因內傷所致與燥氣之傷於血絡者不可同論彼屬實證此屬虛證故另立一格下二條之津枯精虧燥證者倣是夫肝藏血屬木木之子爲火火化燥在外則筋急爪枯肝主筋爪者血之餘也在內則膈噎或便結血屬陰者也虧極則成痙成厥故治燥之方多兼養榮意深矣

津枯燥

由內傷而損胃陰則津枯之燥證生胃主津液者也此亦屬於虛候與中焦之燥病其因異外症大致相同惟治法以益水爲主抽薪次之也喻氏有云胃陰所存不過一線倘更以苦寒降火之藥下其氣傷其胃其人尚有生理乎明是可悟治津枯之法

精虧燥

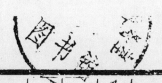

學生身體檢查暫行辦法

吉生錄

第一條　學生之身體檢查於每年九月行之　校長認爲必要時對於學生之一部或全部得行臨時檢查

第二條　檢查身體爲校醫專職但無校醫之學校得請其他醫生任之

第三條　關於檢查事項規定範圍如左(一)身長(二)體重(三)胸圍(四)脊柱(五)體格(六)視力(七)眼疾(八)聽力(九)耳疾(十)齒牙(十一)疾病國民學校學生得免視力及聽力之檢查認爲有檢查之必要時不在此限

第四條　關於檢查手續規定標準如左(一)檢查身長體重可依萬國權度通制以公分公兩爲單位並用四捨五入法計算小數(二)檢查身長應脫履使兩蹠密接兩肢直立並保持頭部之正位(三)檢查體重應將衣服之重量除去計算(四)檢查胸圍應於乳頭之水平線處量其常時之度數及其呼氣吸氣時之差

數國民學校學生以檢查胸圍常時之度數爲限（五）脊柱應檢查其正直或彎屈（六）體格視其健康之程度以强中弱三等區別之（七）視力應用視力檢查表分別檢查其兩眼視力之遠近（八）聽力應檢查其有無障礙（九）齒牙應檢查其有無齲齒（十）檢查時如發見生腺病貧血脚氣肺結核神經衰弱及其他慢性等症時應詳細記載之

第五條　檢查身體時應將檢查所得依照後附表式調製檢查表（表式從略）

第六條　每屆身體檢查畢後應由校長遵照後附統計表式編造統計表省立學校呈報教育廳其他公私立各校呈由縣知事署轉報

學校衞生應行注意事項

吉生錄

一採光法　光線以强弱適合爲度弱固不適於視官過强亦足以傷目無論日光燈光宜隔以毛玻璃或灰白色布俾光線間接照射弛緩平均則視官不致受劇

烈之刺激至光線射入之方向以由上射入者爲最良左側射入者次之若迎面射入刺激過强最足以傷視力

二換氣法　換氣法之裝置其最普通而簡單者於一室中相對之方向各開三節窗其上中下三節每節可自爲啓閉者利用物理定理俾空氣迭相交換

三暖室法　普通多用火爐暖室法惟初燃時煤炭中能吐出多數毒氣並攝取多數養氣實有礙衛生救濟之法如以炭爲燃料宜先於室外引火燃燒然後將爐移入室內如以煤爲燃料須裝置氣管俾烟燒後之毒氣隨時引出室外又火爐之上宜置水壺以防空氣乾燥至火爐之位置不可逼近行徒

四清潔法　(甲)日常清潔法　(一)教室及寢室之洒掃於每日清晨行之先開窗戶以水洒地然後掃除並用濕布徧抹各項器具俟乾燥後方許生徒入室洒水器具以澆花之噴水壺嘴上裝有蓮蓬頭者爲適用(二)教室及寢室之唾壺

及字紙簍須置於適當地點每日於洒掃時清潔一次並宜入消毒水於唾壺以防病菌傳染至唾壺內汚水宜傾入水溝不可隨地傾倒(三)寢室祇放寢具及需要衣服其餘概置儲藏室其寢具每週須晒一次每月須洗一次(四)膳堂廚房浴室盥洗所須時時開窗通氣俾惡臭之氣不致鬱滯於內浴室及盥洗所手巾最忌公用應由生徒各自置備以防病菌傳染膳堂掃除宜於食前一時舉行食後亦須拂拭盡凈廚房用器因附脂肪易染塵垢須試用類於熱水中洗之(一五)便所用器每日須洗一次如遇氣溫高時須入消毒藥水以防發生蚊蠅等幼蟲(六)流水溝須常疏通卽無障礙每日亦宜掃除一次以防汙泥積滯(七)庭園操場遊戲場及校舍附近之空地亦須隨時清潔 (乙)定期清潔法 此項清潔法於寒暑假或其他長期停課後行之茲擇要分述如左(一)教室及寢室內一切器具應搬出室外用水洗凈晒乾俟室內掃除後搬入(二)屋頂及地

板牆壁有損壞者宜於定期清潔期內修理之　(丙)特別清潔法　於甲乙二項外遇有特別事項時須行特別清潔法茲擇要分述如左(一)預防清潔法遇有傳染病流行時宜諮詢醫生厲行特別清潔法以防傳染(二)浸水清潔法校舍如受水害於水退後應將教室及寢室之地板卸下晒乾並將地板下面之汙泥挖去此外一切器具亦宜用水洗凈於日光中晒之俾木質內所含水分悉行蒸散以免發行濕毒浸水後之井至多須浚渫兩次方可汲飲

中苦杏仁毒之急救法

盧育和

前時君論咳嗽用杏仁之遺害嗣經包君農輔與之討論並謂甜苦兩種杏仁皆含有毒質而以苦者爲尤甚後傳君近秋又據藥物學謂杏仁中之毒質者即苦杏仁榨分之油液内所含輕炭淡酸是也且云服大量後即見有中毒之形狀而解救之方則闕焉未備想二公久巳知之無庸言之育不敏今特補出凡中杏仁内輕炭淡

酸之毒者取水一品脫(合中國十五兩)和亞摩尼亞水一茶匙服之另以冷水噴其面(見史爾砥生理學)舊說取杏樹皮煎水服雖迷亂將死者亦可救(見陳氏驗方)又一新法當呼吸困難之際須行人工呼吸法(將患者平臥令口張開將舌引出以兩手提起患者之肘舉至頭上約二秒時再放下壓置其胸側亦約二秒時間(此時助手者將兩手掌壓患者之胸前及心窩)如是數百次至患者能自然呼吸時爲止)并內服與奮劑如伊的兒樟腦精等或注射之皆可解毒然當此進化時代西人恒購吾國之毒藥或榨而爲油(如蓖麻子油巴豆油等)或提而爲精(如亞篤羅必涅卽顚茄精亞格尼質涅卽草烏頭精是)即如輕炭淡酸一物(又名青酸一名青衰酸)卽苦杏仁內之油彼深知斯品效能施於鎭咳鎭痙鎭痛其功用甚鉅並實驗是物有毒須合水分之(卽杏仁水)每次用〇•五二一•〇一日數次日本藥方之極量一次二•〇一日八•〇逾此則中毒由此觀之可知東西洋

之學術精益求精日新不已有一瀉千里之勢非此一端已也吾國醫藥學家如能倣效他人合羣研究始有進益之希望非然者故步自封物而不化將何以應世界新潮流將何以立足噫

吾國人民多半不諳醫藥在稍稍饒裕之家一經患病必日更數醫前醫之方已用杏仁三錢後醫之方又有杏仁三錢一日連投數帖數服杏仁甚至八九錢之多隱受其害而不之覺致人於危其咎誰歸與言及此實深浩嘆吾今日有不能已於言者爲警告時醫（所謂時醫者非善治時病之醫士乃俗說一種走時的醫家只讀了藥性賦幾張湯頭歌幾個便出而問世全賴屋服排場吹牛手段竟然盛行此輩誤死蒼生其作孽孰甚）此後處方雖應用杏仁亦須書明去淨油三字免致毒質爲禍而以無形之刃殺人也　再此篇拙作於陰曆十月廿七日甫脫稿適値紹興第十二號報到遂展閱之奇哉江都陳君龍池已著有杏仁中

毒之解救可謂先獲我心旨同趨合不禁喜而誌之俟識荆異日談論醫學時當以此爲先導云（附識）

己未年霍亂意見

福建古田余禮和

百病至急者莫霍亂若也變症紛起者亦莫霍亂若也己未霍亂盛行諸醫各獻所知以拯時厄而僕遠處玉田匪氛猖獗片紙莫投抱慊奚似雖然天災流行何時蔑有古人著書立說傳之萬世一時云乎哉醫藥學報載徐君相宸云致命之最可畏者濕霍亂也瀉多轉爲吐多者十人可救八九吐多轉爲瀉多者十難保一誠實驗名言可銘金石但其所以致命可畏者徐君引而未發僕不揣冐昧妄爲申論如左

夫吐乃傷胃瀉乃傷脾吐多轉爲瀉多者是胃傳脾矣由腑入臟矣不死倖免濕霍亂上吐下瀉陰陽兩脫卽使治療適當而或輕或緩已無濟矣況多驚奇西法一經注射開割雕殘元氣一洩無餘禍不旋踵矣其治濕霍亂方針內外急救（見紹興

醫藥學報八九號）諸君無法不備審擇而酌用之效無不靈矣至於乾霍亂邪未入臟不過火毒暑濕之氣栓塞肌腠竅絡欲出不出投以芳香開洩之劑及探吐取嚏或刮皮刺血等術治療得早伏邪一出可保十全至其治法徐羅二君之所論（見同醫藥報前號）已臻完美僕不能贊一詞矣

難產新療法

盧育和

嘗讀毛對山先生醫話曰胎產非患惟稽古難治有異胎五則稱不救而方書恰未之載五者何一曰束胞帶緊束不解也一曰衝臨產時衝逆不下也曰挺者橫截腹中手足不露曰捧心手捧母心心隨胎落曰捲腸腸斷胎脫此五者母子得存其一幸矣然愚謂難產之由非止一端或妊娠喜逸畏勞及貪眠嗜臥皆令氣滯難產或臨盆驚恐或用力太早此又令氣虛難產或胞傷血出壅塞產路或胞漿破早漿水乾枯皆足以致難產現十二圩有某姓婦妊已足月於夏歷十一月初覺腹陣陣痛

遂臨盆已六日竟未產下接生諸婦皆束手無策舉室驚惶適有戚某介紹敝鎮一老穩婆至視之曰此交骨未開故急令購石灰數斤置空便桶內再煎沸水一盆傾入之使兩人將產婦扶坐於上俄頃忽作顫狀并聞骨節開張聲則兒已落地矣適產兩子母子俱安育按難產之患因交骨不開者本有開骨散一方醫家類皆知之用之自效今該穩婆又施石灰水之外治而竟能開骨者竊以此婦分娩適值天氣嚴寒且坐草數日不無血寒而凍故用辛溫性烈之石灰能散血定痛且斯物原質係礦石經火煅而成含有炭氣最富一經熱水澆潑則炭氣更易放出而熱氣上騰取此以薰產婦之下體使交骨得炭氣與水氣之熱蒸力遂頓開而產歟臆度如是尚希諸大博雅研究倘此法有利無弊可以仿用即乞登諸報端俾廣流傳嗣後設遇有是症又多一外治方法以保產活命功德豈有涯哉

附按語

按石灰有二種一爲天然鑛產一爲人工製造以石灰與木灰或石炭共强熱之卽分解而成生石灰吾國俗所習用者多屬天然鑛產據化學家言其成分爲鈣質之化合體且並有少量之炭酸故融和以水卽與養氣合化發生熱力此雖指人工製造之石灰而言但天然鑛產之石灰亦猶是也人身骨質中主要成分爲鈣俗呼爲石灰質此質缺乏則骨質軟弱可斷言也今該婦臨盆而交骨不開其骨中之鈣素不壯可知薰以石灰水藉其熱力以散寒定痛且皆屬鈣質有同氣相求之妙藉鈣外以運動內鈣其效果故神乎其神穩婆且有此良方大有研究之價值誰謂中醫學說皆爲荒謬可廢者耶今特發明備考當交骨不開之主方凡研究方藥者曷於此注意乎（逸人附識）

讀時瘄初起亦不能誤用風寒藥說書後

王鏡泉

今夏馮夷作祟入冬旱魃爲災此天時之變也而疫癘卽由是繁興夏秋之交濕霍

亂居病之多數邇時時瘄亦居病之多數由天時以驗人事治瘄者已可得其大概不煩言而解矣無如徒讀父書者仍執瘄子初起須用風寒藥如荆防羌蘇等辛燥刼液其不債事也幾希今讀裘君言時瘄初起亦不能誤用風寒藥云云斯言斯旨可法可傳醫界中之誤用風寒藥治時瘄者其亦聞之而改絃易轍乎雖然醫界中人苟非刻舟求劍者當無不善爲轉移緘生所慮者頑固之病家耳一遇瘄症往往用西河柳木棉線櫻桃核等煎之代茶嗟嗟此種溫熱品其力不下於五虎湯用之以治時瘄無異抱薪救火有不禍成燎原耶剴切而勸導之亦吾儕應盡之責也因裘君之說深愜於予懷爰推廣其意以書於後

附校勘記

十卷第一號醫報中拙著「中醫術改良必賴中藥物改良爲輔說」篇中至是醫業與藥業句誤印作醫藥與醫業計印誤二字茲特正之

京師警察廳取締醫生暫行規則

伯崋錄

第一條　凡欲在京師內外城地方掛牌行醫者於教育部未行醫士開業試驗之前非禀經本廳考試核准發給執照不得開業

第二條　本廳考試每年共分四期於三月六月九月十二月舉行之

第三條　報考醫生來廳具禀時須將姓名年籍區域住址門牌號數詳細聲叙並隨帶本身最近四寸像片一張聽候飭查示期傳考

第四條　醫生考試分第一試覆試二場第一試錄取者聽候定期覆試覆試錄取者派赴內城或外城官醫院實習一星期查核臨症立方於醫術確有研究者方准發給行醫執照

第五條　凡第一試錄取後因事未能覆試及覆試錄取後因事未能赴院實習者准於次屆考試時禀明理由補行覆試或實習

第六條　凡考試未經錄取或實習未經核准者於一年內不得再應醫生試驗

第七條　凡左列各項得免考試發給執照

一在內外國醫學專門學堂三年以上畢業稟驗文憑查核相符者

一年逾六旬素精醫學自行稟請免考由廳面試後派赴醫院實習合格者

一素精正骨推拿手術各科醫生稟經本廳考查確有秘方特技者

一經前內外城巡警總廳考取有案未領執照稟經本廳查案相符派赴醫院實習合格者

一現供官立各機關醫員職務由各機關用公函請求給照行醫經本廳特許或派赴醫院實習合格者

一醫學精深素負盛名爲醫界所宗仰經本廳攷查確實特許行醫者

第八條　醫生請領行醫執照時須備具本身最近四寸像片二張執照費銀二元

印花稅票一元遵期來廳承領

第九條　凡攷試或核准醫生於領有執照後欲設立分診處所應稟明設立地址按第八條之規定請領分診所執照

第十條　行醫執照如有毀損遺失時應稟明理由查核相符准予繳費補領

第十一條　醫生遷移時應將原領執照稟請更換除像片印花稅票照繳外祇收照費銀一元如係官廳變更街巷名稱更易門牌號數應稟請在原領執照內註明發還無庸換領新照

第十二條　凡核准掛牌行醫之醫生應將診治病人是否收費並收費數目門診若干出診若干稟報本廳備案如診費有增減時隨時稟報不得隱飾

第十三條　凡核准醫生無論出診門診須遵照本廳規定方案式樣自備兩聯單詳細塡註署名蓋戳將診治單付與病者自留存根編號備查

第十四條　凡核准醫生應遵照本廳規定診治病人報告表式樣自備表紙照式塡註按月報告醫生所住地之該管區署不得遺漏如遇傳染病及疑似傳染病或中毒者應遵照特別病症報告表式樣立時報告病戶所住地之該管區署勿稍遲延

第十五條　凡經本廳核准領有行醫執照者如不願行醫或他適時應將執照稟繳註銷不得有轉移冒替情事

第十六條　凡核准中西醫生所立藥方務須明瞭不得將藥名擅自更改或用別名致難稽攷

第十七條　凡未經本廳核准及領有行醫執照者不得私自爲人醫病及收受醫費

第十八條　凡經本廳核准領有行醫執照者不得無故不應招請及應人招請無

故遲延

第十九條　違反本規則第九條至第十四條者處五元以下之罰金如違反第十三條所立藥案不符及醫治錯誤除處罰外或追繳執照或停止行醫

第二十條　違反第十五條至第十七條者處十元以下之罰金如所犯涉及刑事應送由法庭訊辦違反第十八條者依違警罰法專條科罰

第二十一條　凡核准掛牌行醫者關於其業務犯罪或爲不正當之行爲時本廳追繳執照或停止行醫如所犯涉及刑事仍送由法庭訊辦

第二十二條　本規則自公布日施行

說雪與茶之功用（附雪肉）

周小農

嘗觀劉熙釋名雪洗也洗除瘴癘虫蝗也大宜菜麥密封陰處數十年不壞浸五穀種則耐旱不生虫淹藏一切果食不蛀本草云臘雪甘寒解毒治時氣温疫暑暍霍

亂小孩熱狂丹石發動酒後暴熱黃疸煎茶清熱止渴退目赤宜煎傷寒火暍之藥謹按水以輕爲貴雪水比泉水更輕煎茶甚佳不知可愈頭風也蕉萃君（游戲雜誌）引治腦新法云病入神經最不易治瑞士醫生發明一種破天荒腦病療治法云凡神經衰弱或氣虛胆怯等一切腦系病如用雪水煑茶飲之可立起沉疴謹按茶微苦微甘而凉清咽喉明目下氣消痰食去噫氣清心神凉肝胆以杭之龍井雨前採者佳徽之松蘿兼化食滯解猪首毒普洱者善吐風痰能消牛羊肉積凡病暑穢痧氣腹痛痢疾等證初起可進滇南出雪茶生山中雪地色白味甘性溫治胃氣療寒疾如神因督傭力儲雪而識雪與茶之功用如右以告閱者（附註）冬至後第三戊爲臘今雖四戊尚未立春猶稱臘雪吳楚卿君云溫丈明遠譚及有以雪肉供客時在夏令肉甚嫩美其法冬以鮮猪肉入甕用臘雪灌滿擠足密封過夏即可煑食聊以附陳以資試驗

沉主裡弦主痛亦主風飲微爲氣衰滑爲血滯又主多痰遲主寒緩主濕長主邪多澀主氣壅細爲裏虛數主熱虛主諸虛促主熱滯左寸尺爲心腎脈絕則水火俱亡更分有力無力以定有餘不足則思過半矣補侍中日多診識脈指下靈巧有非脈經所能拘泥者此脉法之要領也

脚氣有夙根

嘗見脚氣一症有每年一發有三年一發有十年不愈者此夙根也舊疾未除每遇春夏濕氣流行一感新濕牽引舊濕同氣相求故發而輕者隨發隨愈十年不死一交秋冬清肅濕氣潛消即愈如痢之休息痔之作輟善醫者苟能剷盡根株自無復發之患

脚氣春夏居多

春生夏長濕鬱暑蒸風寒無常夾雜爲病脚氣之患較秋冬尤甚夫脚氣以濕爲主

秋冬之時萬彙潛藏濕氣凈盡故患此者不如春夏之多也

脚氣因地土瘴毒

兩粵雲貴爲極邊烟瘴之區瘴雨蠻烟感人易病誠如東垣所云嶺南春夏之交山林鬱蒸風濕毒氣爲甚故南洋諸島嶼多見此證謂非地土之瘴毒乎經云地之濕氣感則害人皮肉筋脈是也

鎮按脚氣是濕毒上海崇明濱海地卑多濕此症甚多西人謂之米毒非是唐乃安君已闢之

脚氣類似傷寒痿痺辨

傷寒有寒熱脚氣亦有寒熱濕勝則增寒熱勝則壯熱特傷寒有六經傳變脚氣則脛腫掣痛爲異耳痿症兩足軟腫甚則不用而脚氣亦軟縱不用或痺腫痛必覺皮緊肉實爲異耳痺則疼痛重着或流走兩手一身不如脚氣之專壅於足亦似同而

實異勿因寒熱而妄斷傷寒勿以腫痛而混稱痿痺自無誤治之患矣

脚氣防微

經云聖人治未病不治已病已病而治之譬如臨渴掘井凡病皆然脚氣尤甚不可不思患預防也然防之之道在乎人耳勿臥時露足當風勿坐濕地勿汗出水浴勿冷水濯足勿晝寢久坐勿過飲湯水勿飽食縱慾勿嗔怒傷氣以此防疾太上法也又足心屬湧泉穴濕氣多從此入宜常以手摩擦或以杉木削成小棍常以足底輾之如研物狀自然氣血流通蓋木能生火氣行邪散以制土濕又常勞動關節食後緩行亦治未病之法也有志養生者幸毋河漢斯言

論檳榔可消脚氣

人謂越南四時皆夏實未嘗領略風味耳抑知一日之中已具四時之氣也晨則溫和如春午則酷熱如夏晡則放涼如秋夜則微寒如冬有春生必有秋殺此天地造

化之機也未有但熱而能生物者第此地萬物貪生原多春夏之氣然地土太卑掘地尺餘原泉混混濕氣最盛脚氣恒多此邦士女酷嗜梹榔自朝至暮食無間斷惜其常飲冷水故脚氣難免客越南者嗜食梹榔不飲冷水竟少脚氣故予每勸人日食檳榔以消脚氣亦有鑒於此也且天之生物必有所用南方有瘴毒天生檳榔以制之瘴氣與脚氣實殊途而同歸者也查本草載檳榔有降氣行滯除濕消食之功古人脚氣諸方多用之非杜撰也幸毋以平賤忽諸　俗傳多食禾虫能消脚氣未詳其義每見患者食之亦愈附錄於此以俟參攷

鎮按本草綱目拾遺禾虫補脾胃生血利濕行小便

脚氣宜忌

一忌補二忌滯脚氣爲壅疾補滯適足增病如人參黃芪純補之品麵粉餅食鵝鴨羊豕黏滯之類均作忌論卽飯後便睡多坐少動皆犯氣血壅滯之戒必使手足活

動不可過於安逸至轉水土之法亦欲其離乎受病之地氣呼吸別處之新氣輕則勿藥可愈重則仍服對證藥乃瘳不然仍恐難免衝胸之患可不愼歟

脚氣忌針（新增）

脚氣證輯要云西醫謂此症有電毒故其發甚暴信是則不能用針卽銀針亦不宜投恐其發電千金方云服藥及灸二者不可間斷未嘗及針也曾見因針而隕命者甚多

鎮按榮西林君二子均以脚氣死其生時猶針治也

脚氣犯房室者死（新增）

有妻室者宜禁入房犯之則死己未秋張敬康患脚氣上逆全身痿廢身熱二候嘔吐日念次進雞鳴散左金丸四磨飲玉樞丹等出入爲方熱退嘔止神情已振忽欲食魚禁之乃自進肉食矣切忌房事屢次誥誡其母漫應之不令其室分床竟猝然

而死此衝心之治效而又自作孽者

脚氣宜畏愼速治（新增）

古云恐則氣下脚氣防衝心常宜恐怖西醫惟云米毒令患者食麵茹葷毫不知險上海恒康鐵業有孫某患足腫在店飲食如常忽足腫退面腫氣逆煩躁擬待翌日送回夜間死已未夏中事也同年桂月中新聞報載某甲病足腫在路喚車就醫倉卒氣逆仆地死報廨相驗脚氣之卒死也

脚氣要方

古方分門別類自有前賢諸書可攷恕不贅錄至於脚氣要方則有雞鳴散立效散除濕湯羗活導滯湯茱萸木瓜湯等均有成效姑錄數條以供採擇

脚氣用藥活法

臨證用藥最宜活法大抵脚氣以行氣活血通利導滯爲主宣疎經絡次之佐以治

風治寒治濕治熱無餘蘊矣如青皮陳皮紫蘇枳殼小茴木香沉香烏藥等即行氣之品川芎當歸赤芍白芍紅花桃仁延胡索等即活血之品木通澤瀉地骨皮秦艽郁李仁冬葵子火麻仁大黃牽牛尖檳枳實神麯麥芽川朴等卽通利導滯之品羗活獨活防風荆芥威靈仙蘇葉地龍桔梗枳殼麻黃桂枝柴胡前胡細辛升麻葛根藁本薄荷竹瀝等卽宣疏經絡之品更有引經藥如太陽引以羗活防風陽明引以升麻葛根白芷少陽引以柴胡太陰引以蒼朮白芍少陰引以獨活細辛厥陰引以吳萸川芎青皮凡手足前臁屬陽明後臁屬太陽外臁屬少陽內臁屬厥陰內前臁屬太陰內後臁屬少陰此六經界限不可混淆患在何經部位則引用何經之藥其取效更神至天麻全蝎羗獨荆防虎脛骨等祛風可用也烏附姜桂椒萸等祛寒可用也木瓜薏苡仁茯苓半夏蒼朮等除濕可用也芩連羚犀知柏大黃桑枝白茅根等清熱可用也按症擇用隨機加減有非古方所能拘泥者活列各品以待高明用

舍焉

鎭按桔梗升柴葛根宜愼用以治脚氣宜降氣升則防衝心也

脚氣之漸病脉症治（凡脚氣起時右脚甚於左脚卽病退亦先左後右）

凡見兩足行動伸縮不甚自如略異平昔或微覺痠軟痲痺筋絡牽强微腫微痛之類及大便微結指頭微痺四肢力緩趾不活動六脉略見浮緊實大此卽欲作脚氣之漸也斯時卽服雞鳴散輩三五劑則愈或活用川朴枳殼木瓜檳榔陳皮大腹皮桔梗蘇葉羌活獨活當歸白芍茯苓澤瀉半夏神麯之類有寒象加吳萸桂枝生姜川烏附子有熱象加桑枝白茅根便結加秦艽郁李仁火痲仁牽牛以便通爲愈加減消息圖治於早斷不能成患孫眞人曰脚氣始起甚微多不令人覺故天下事禍患多生於忽微豈特脚氣爲然哉見微知著唯智者能之

脚氣初起病脈證治

中華民國九年二月二十日出版

紹興醫藥學報第十卷第二號

（原一百〇六期）

不准轉載

編輯者　紹興裘慶元吉生

發行者　紹興醫藥學報社

印刷者　紹興印刷局

分售處　各省各書坊

紹興醫藥學報　第十卷第二號

紹興醫藥學報

報價表

新報	全年	半年	一月
冊數	十二冊	六冊	一冊
定價	一元	五角半	一角

代派或一人獨定十份者八折五十份七折郵票抵洋九扣算空函恕復

舊報	一至十三期	十四至十七期	十八至四十四期	四十五至九十二期
定價	五角	三角	八角	四元八角

郵費	中國	日本台灣	南洋各埠
	加一成	加二成	加三成

廣告價表

等第	地位	一期	六期	十二期
特等	底面全頁	八元	四十四元	八十元
上等	正文前全頁	六元	三十三元	六十元
普通	正文後全頁	四元	二十二元	四十元

注意　所稱全頁即中國式之一單面外國式之一配奇如登半頁照表減半算

中華民國郵政局特准掛號認為新聞紙類

紹興醫藥學報

第十卷第三號

醫生何以身體强健

彼身體衰弱之時究竟用何法使其復原

足食足衣足食但求勿飢切勿過飽足衣但求煖身勿受寒冷運動體操及吸受潔淨空氣以多爲貴必須注意氣血康壯尤爲緊要簡單衛生方法不外乎此乃是各國名醫衆口一詞者也故而彼醫士等雖常在傳染疾病中診視無關緊要仍保其身體康壯也衛生之法首貴氣血强健醫士等常云韋廉士大醫生紅色補丸乃是補血健腦之要藥因是丸之奇功能使血液鮮紅强健有力可稱疾病之保障如福建厦門福建陸軍第二師軍醫院院長陳培瑜軍醫官之確據便可知矣因陳軍醫曾走疆場從事救護遂致精神疲乏日益加甚陳軍醫云適有友人自滬來厦談及貴大醫生紅色補丸之功效獲益者既難枚舉誦德者尤多其人蓋其神效之妙足令身受者之感戴無已也鄙人因而就近購而試服之服後果覺精神日見煥發腦力日見老健向之疲倦之態竟而恍然若失靜坐三思此皆紅色補丸之神速功效用能裨益至是也邇者身體健康尤勝於前感德之餘不忘所自用特貢獻數言藉鳴謝悃韋廉士大醫生紅色補丸曾經療治血薄氣衰諸虛百損少年斲傷半身癱瘓瘋濕骨痛臀尻酸楚胃不消化山嵐瘴癘以及婦科疑難諸症凡經售西藥者均有出售或直向上海四川路九十六號韋廉士醫生藥局函購每一瓶英洋一元五角每六瓶英洋八元郵力在內

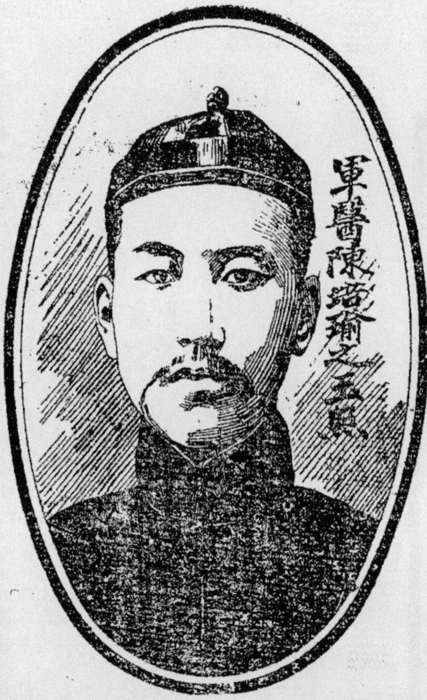

奉送小書

無論何人身體衰或令堂或尊夫人或令愛軟弱多病即須寄一明信片至以上所列地址索取衛生小書原班奉送可也

紹興醫藥學報

第十卷第三號

紹興醫藥學報

▲本報星期增刊第七期目次

▲本報星期增刊第八期目次

▲本報星期增刊第九期目次

二

紹興醫藥學報

第十卷第三號

紹興醫藥學報 二

紹興醫藥學報

◎神效凍瘡膏　嘉善葉勁秋發明

諸君要曉得人體上最不快活的莫如病　病雖有輕重　然總是侵犯我們身體上的自由　凍瘃一症　乃最輕的病　每到冬天　常常有的　且人人忽祝他　然而當痛癢難嗽的時候　竟有說不盡的痛苦　各種方藥　見效又少　現在有一種膏藥　專門醫治這個毛病　因爲效驗如神　所以就叫神效凍瘡膏　無論凍瘡巳破未破　都可施治　屢試屢驗　百無一失　且不延時日　立刻見功　有凍瘡的人　就可試驗一下　到底有神效沒有！

（用法）用紙一方（不論何紙要照瘡口的大小）將膏藥薄薄糊上　蓋上瘡上　另用布包好　一二日一換　可以收疤脫痂

（注意）這藥不論凍瘡破與不破都可用的·未破的　立可消腫　巳破的　就可生肌　巳結痂的　就可脫蓋　祇有瘡巳熱　內巳有膿·還不破潰的　這藥不能用　因這藥沒有化膿的功

（兼治）這藥也可兼治皮膚燥裂　能使回復潤澤　只要搽擦患處就可　每盒小洋二角

紹興北海橋紹興醫藥學報社寄售

◎皮膚百病唯一之靈藥

皮膚之病夥矣　言不盡言　舉不勝舉　如疥癬等之種種疾患　推其原因　無一非皮膚缺乏成分　微菌繁殖其間之所致　其爲患也　初則搔癢難忍　皮膚燥裂　繼則腐爛腫痛　膿水淋瀝　不但作事不便　行動爲難　且令人易於憎惡　春夏之問　傳染更易　星星之火　足致燎原　·本醫院之皮膚萬靈膏　試用二十年　成效卓著　有收濕解毒之獨長

殺蟲滅菌之專能　凡皮膚諸病搽之即除　誠保護皮膚之健將也願各醫生及患皮膚諸病者　購備治之　各定價每盒實洋三角　外埠函購郵票可以代洋　另加寄費一成如各地醫生藥房商號　批發代售者另有章程

總發行所浙江紹興北海橋裘氏醫院

分售處各省各地大藥房及各藥材店洋廣雜貨舖紹興代售處大路教育館南洋藥房華英藥房各藥材店

◎招請代派

本刊凡向來代派月報各處均一樣代派因尚須擴充以期普及所以再欲招添各地代派如有承認者請卽函知以便奉訂　本社敬啓

◎招登廣告

本刊隨月報而發行月報銷行遍及全國又達南洋各島台灣日本等處爲閱者所知然不看月報之各地諸君預先訂閱本刊者已絡繹不絕本刊之銷行自更倍於月報其廣告之效力較勝可不待言矣況取價又廉至閱者對於本社之月報及本刊必人人欲彙訂成册保存以備研究則廣告之效期不卜可知凡有關於醫藥事業欲謀發展者請函本社可也　本社敬啓

◎敬告閱者

凡未曾函定本刊諸公本社恐諸公有未知本刊發行者故先寄上一期務請當卽函訂俾可繼續郵上倘無函訂本社認作不願購閱決不續寄如空函相訂亦不照寄　本社敬啓

◎義務

各地閱報社圖書館學校醫會衛生社等公團如訂閱本刊均收半價郵費照算惟訂閱函中須蓋有圖章爲憑否則無效並各以一份爲限　本社敬啓

紹興醫藥學報第十卷第三號（原一百〇七期）目次

論文

幼科金鑑評已出版

醫宗金鑑爲和平中正不偏不倚之書其幼科一門尤稱妥善前淸道光間雲間名醫費養莊先生以其尙有未盡精微之遺憾不加討論何足濟人遂詳加評註惜輾轉傳抄頗見亥豕咸豐間得雉皋名醫顧曉瀾先生重加編訂遂成完書社友徐石生君得之不自秘而錄寄付刋凡讀金鑑者固應急備以資印證書仍祇印一批售完决不再印現已出版用白連史紙印本裝一册定價大洋二角郵寄加費二分

徵文題

研究戒烟後生病治法

研究種植桑耳檽耳法

研究救解燐毒法

以上一題爲完卷取中者贈畫一幅登入報册不取者恕不刋登原稿亦不璧還

本社啓事二則

一前寄售之痲證集成一書現已有到每部大洋一角郵寄加力一分

一以郵票寄購書報須要油紙夾封槪用五厘頭并宜掛號

五行不足憑說

宜春黃國材

五行生尅之法論其理則是證以事則非此何故哉蓋金者本無生水之性而呵氣於其上則有水點者因水遇熱則化氣氣遇冷則化水物理之自然也若以庸常之理論之水實生於土故高山土厚泉源湧出又如木非水卽枯水固生木而植木於水中久則必腐必植木於土內乃能生長可知水生木其理尙遠土生木其理較近也至於火誰物不畏如木被火焚則成灰燼水被火熬則乾涸立至土經火煆則焦枯可待惟金入火雖鎔化而出火則可復其原是火尅金尤不如尅木土水之甚也餘可類推昔醫家借以分配五臟遺誤萬世眞可痛恨不知人之臟腑本有自然之生理而以爲肺屬金肝屬木心屬火脾屬土腎屬水果有何證據而云然乎姑以肺而論質疏鬆色淡紅落水而浮其形狀性質全不似金不似金而强爲屬金吾人豈可盲信乎吾國拘泥述而不作之言不辨是非事事以古爲是不知盡信書則不如

無書況醫學以實驗爲貴必揆以理而有可信者試以事而有足據方可奉爲方針豈可承訛襲謬長沉迷海乎嘗攷古醫之謬處尙多如肝在右而以爲屬左肺五葉而以爲六葉西醫不論矣即證之醫林改錯而其誤點亦居多數是豈鄙人好辨哉亦不得已也望我同人共正之

范文正公等爲醫於爲相論

良月

人生立世無論窮達上則救國下則救民皆當以天下之心爲心不可無利濟之見存也故善治疾者先固其命脈善治國者先調其元氣人無命脈不能生國無元氣不能與民者國之元氣也民與國之關係大矣哉亦在治之而已蓋國以民立民以國存無民則國何由存無國則民何所庇若民患疾而不以醫診任之於死則民之命脈絕也國遇禍患不以法治任其自亂則國之元氣傷也欲救死爲生易亂爲治非良醫良相不能爲也故良醫醫人猶良相相國同一心存濟世位雖分而義實合

也或謂良醫救民之死其功小良相救國之亡其功大不知醫術悉根心術雖至疾不可療猶必救藥多方開人以死而復生之路是爲醫者救民疾一如相之體恤民艱也故宋范文正公有言曰不爲良相必爲良醫幼而立志長面能行卒達其目的濟人之困救人之急視爲己任而肩天下之重天下實利賴之洵不負平生所言也特是世之爲相爲醫者亦多矣有奸相誤國者焉有庸醫殺人者焉非擅威福即爭名利宏濟時艱者什不得一二焉嗚呼誰能如文正存心憂國憂民一以拯濟爲事哉吾願今之爲醫者弗以人民爲兒戲且願今之爲相者勿陷民生於塗炭也

論官廳對於布種牛痘之文告

裘吉生

日前浙江會稽道尹訓令各知事查設牛痘局文（文見本期報中雜纂門）其大意令廣爲設立施種牛痘局於各地俾各地人民之有小兒女者便於往種至牛痘之與舊式鼻苗有若何之不同點並牛痘種法上之應如何注意皆未及焉夫養育兒

女之必須種痘在人世爲父母者家喩戶曉者也且一身一世不過一二次所費尤爲有限從前鼻苗之價雖貧戶亦有收一元半元者近來牛痘之價往往一二角而已縱紹地較他處不同相差亦不甚遠然則爲父母者斷不吝此區區忍令親兒女陷於危險也照此推求而牛痘局施種與收價無關係於勸令種痘之事焉明矣故東西各國維有取締種痘醫生之方法如器械應消毒不得甲兒種過之刀卽向乙兒或丙兒下種必種一人消毒一次方不致有他病之傳染又如選擇痘苗亦屬重要凡痘苗雖出廠之牌子可靠若所藏地方經過限定之熱度及已過若干時期其苗皆不能用遑論人苗之替用一方而勸種痘之令一出人民無不遵令以行因至時有衞生警察向各戶檢查而人民必呈驗已經種痘之醫生證書故也返觀吾國皆不如是醫生之假慈善爲名到各鄉種痘者不知選苗不知消毒惟以此業爲市置兒命於不顧願吾賢道尹再加注意於此保赤之道庶乎近焉

醫鐸序原本

盛澤王鏡泉

余自丙辰冬芙月既望述權量攷後得交張君汝偉雖未握手然實知心文章有神交有道不論謀面不謀而古人曾先我言之矣君以博聞洽見之才擅濟世活人之術著作宏富除已刋出者歷年散藁自甲寅至己未忽積百餘篇茲薈萃成帙而屬余爲之序君其許余以附驥尾顯名乎抑以余數載通函已能表揚萬一乎披而讀之覺集中諸作其情深文明則阮嘯嵇琴之旨也其汪洋恣肆則韓潮蘇海之遺也其平易近人則婦孺亦領會也其詠諸道俗則鄉村亦感化也其條對周詳不啻說詩解頤談易折角也其因證判決無殊名將料敵老吏斷獄也君富於春秋而所詣已如斯他時造就更何限量然余因之有慨矣昌黎曰物不得其平則鳴人之於言也亦然豈不以從古聖賢得志則鳴於上不得志則鳴於下前後如一轍而當周之季世衰道微異說鴟張非孔子率其徒力闢之則流弊伊於胡底洵乎天以孔子爲

木鐸也現張君定名醫鐸者余顧名思義張君得毋橫覽塵寰醫界混淆爰有發聾振聵之意歟頂門一針當頭一棒大聲疾呼提其耳而鐘鼓之庶幾醫界中之泄泄沓沓者其亦聆之而知所變計乎蓋醫之載籍極博矣必具穎悟之天姿與奮勉之人功始堪窺其崖略矧邇來轟傳神州舊醫學腐敗衆口壹詞縱令竭力圖存尚虞不及而可委靡不振乎雖然勿謂秦無人余所羨慕者目今少年志大氣豪每欲舉西醫新學說與中醫舊學說合一鑪而鎔冶之改醫術之不良以致於良此誠我國醫界之佳起點好現象而張君其傑出者也嗟乎墜緒茫茫不絕如線苟得全國醫界醫家如張君者起而扶持之補救之發揮而暢達之則沉淪者定克蒸蒸日上吾蓋序張君醫鐸之書不禁期望靡窮已

民國八年葭月上澣浙醫王祖澎鏡泉謹序

庚申春日王鏡泉聲明於左

觀第十卷第二號月報醫鐸序言與余原本不符度張君嫌拙著太長故刪繁就簡本不必聲明惟余結翰墨緣已將五十載於兹矣生平文必己出豈至今而頓易其常乎爰特託報社重刊是稿以見廬山眞面云爾

汝偉兄鑒所有醫鐸序稿弟當時句斟字酌頗費經營乃　嫌其太長刪繁就簡披露於第十卷第二號月報上弟覽畢覺有三處未妥不可不更正今特摘出呈　閱

（其一）丁巳之秋誤時

（其二）縱觀近世少年不學而操刀者無論句下少一句承接

（其三）王祖澎鏡泉下失寫謹序二字

庚申元月初五日弟鏡泉王祖澎啓

凌氏醫案跋

凌永言

寒家醫學代有傳人溯自唐都察院竹隱公避居浙湖歸安縣屬茗濠村藉醫濟世

名振一時凡求診者來必對天禱告蠡筶得聖筶方肯應命陰陽者否乃謂人曰順天者昌逆天者亡鄉人都稱活死人者子孫耕讀繼業不樂宋朝仕進至元朝我吉川公封吳興郡侯自皖之湖公薨後葬於安吉縣順零鄉石公山遂與橫塘淩𡍣晟舍一大族焉公生十六子皆以卦名壽字行詠爲壽十四公咸第十九世孫明代如太醫院長漢章公雲爲詠十三世祖贈大理寺卿謚忠介公義渠等殉難者不尠有清時處州府學教諭先叔曾祖厚堂公埜喜醫學奇門著有傳經堂叢書以上志乘均有傳公附伊父鳴喈公傳後暨世傳鍼灸科松坡族伯醫名噪甚至先師胞伯曉五公拜從下昂村吳古年先生芹門下（府志有傳）深得岐黃奧旨旋得烏鎮逸林和尚圓寂遺書不啻指南針循歸有路學有精進造詣深邃治病輒着手回春鄉鄙婦孺咸欽之以是四方就醫從學者衆其門如市戶限爲穿（鄉人每有挈其子女坐在門檻上者謂可袪除災禍病苦保命長生奇爲不經之談然嘗聞吳中名醫有

言家有不妻婦砒礵當藥醫趁我十年運有病早來醫之概）聲名洋溢昭昭在人耳目迨後長子初平先兄綬曾兩次徵召進都治報大安恩榮備至賞賚有加青出於藍人稱跨竈不幸棄養福壽全歸此種醫方係詠童年侍診時摘錄用作模楷醫鏡圭臬因其時日診人多不克詳論病由然尚不離乎經義範圍言簡而賅爲之分類標名庶幾便易查覽茲承紹興醫藥學報社主任裘君吉生來函廣搜國醫先哲遺蘊采擇刊印問世特檢斯稿付郵公諸同好雖然吉光片羽未窺全豹聊勝於無其中亦可想見吾師鍛鍊工深師承道統一斑矣幸勿以平淡輕藐而忽之己未年嘉平春節吳興受業凌詠（譜名思曾）永言醫叟謹跋於僑居上海壽世堂左側尚素軒時年七十一歲我與鄉先達謝緒張曜同日生也

比較中西診斷學小引

時逸人

近日醫界主張廢棄中醫之診斷者夥矣充其意無非以中醫之診斷爲空疎故效

法西醫之器械以求實際是欲促中醫之改進意甚善也然於吾國固有之診斷學不研究而發揮之驟唱廢止是欲滅國學者竊艾艾然不敢隨聲附和吾儕天職之所關不得不爲之一辨且中醫之診斷學果皆屬荒謬者乎不待智者辨之矣問嘗謂中醫之失失在無統一之精神無合羣之主張故於各科學說無一定之統系編纂書籍無正式之體例如治絲而棼之也已稱雜亂而無章若於診斷學尤其甚焉者以至精至微之道沉坑於殘篇斷簡之故紙堆中按劍而說不祥勢所必至雖如和田氏積十九年之經驗猶未嘗得中醫診斷之眞理復何論其他故今日研究中醫固有之診斷學實不能以須臾緩也頃者中國診斷學實用已經編訂成帙乃復比較中西診斷學異同之得失以供雙方之研究苟有提倡中醫診斷學者聞而興起則余言之作未始非死馬之骨也

醫籙題詞七絕

餘姚康維恂未是草

醫家著述本多歧後學茫茫昧所之今得是書深指點何愁當世乏明醫

聚錦絲絲手段工書成應可挽醫風願教剞劂公同好光大調元贊化功

頌紹興醫報

王紹聲

熱心濟世闡岐黄喚醒庸流意審詳紙貴洛陽遐邇羨鴻文巨著姓名香

中國醫學史序

伍連德

神農黄帝實爲世界醫學家之鼻祖於歷史上最有榮光乃延至今日我國醫學反居人後其中原因雖多而醫史闕如亦其一也蓋系統既不可稽斯沿革莫由參考年湮代遠可資科學之研究者祇有陳陳相因各立門戶之舊籍耳夫豈聖哲日求新之本旨耶余考各國之醫學無不有醫學史者其醫學史中間亦有涉及中國醫事然往往多所乖誤而未能得其眞相是何也因吾國本無醫學史可爲外人之借鑑故也丹徒陳君邦賢發憤欲編中國醫學史有年矣今其書告成其前十章述

上古三代秦漢兩晉六朝唐宋金元明清以及民國現時之醫學狀况如醫政醫學家疾病史與學派之變遷及醫學家之著作等靡不纖悉詳載其第十一章爲中國醫事之年表將全書提要鈎玄俾閱者一覽瞭然猶資治通鑑之有目錄其第十二章附錄歷代太醫院職官表使三代以迄有清之醫員官制一覽而知全書引徵繁博考核精詳洵爲空前之傑作矣夫列國之醫學至於今日可云極盛固非一蹴而幾也其苦心孤詣精益求精已曾歷數百年之改良而致之吾國醫師則墨守舊法不知變通好古已非又不敏求所以日益退步又何論乎進化即就藥物一端而言中國藥材經西人化驗者十已六七半皆原質駁雜煆煉未純嗟乎未純之藥遇不學無術之醫學反居人後固其宜也余深願吾國之業醫者悉心考究其所業並竭力提倡醫學圖書室標本陳列所俾國人有所參觀取證焉庶幾吾國醫學有得與列國醫學方軌並駕之一日然則此醫學史也豈第可考求吾國醫學之源流及古

今醫事上之變遷而已乎且使閱是編者觀感興起知醫學各科皆古疏今密古拙今巧由簡單而日趨於繁賾實足爲促進吾國醫學之良導線也今讀此醫史有樂觀存是以序而歸諸陳君民國八年孟冬

中國醫學史例言

陳邦賢

古之著書必先定其例故晉人杜元凱有左釋例一書而其序中亦言發凡以起例邦賢學殖荒落何敢與古人相頡頏緣就平日所研究者摭拾徵文末義聊取證於往訓非敢云發凡起例也　是書共分十二章專紀歷朝醫學之沿革及其進化之理由第一章太古之醫學第二章周秦之醫學第三章兩漢之醫學第四章兩晉至隋之醫學第五章唐之醫學第六章宋之醫學第七章金元之醫學第八章明之醫學第九章清之醫學第十章民國之醫學第十一章中國醫事年表第十二章附錄與吾國昔時李濂之醫史甘伯宗明醫傳咸秉傳紀體專紀個人之事略者不同

第一章太古之醫學專述人類之起原及當時之生活狀態以及醫藥之鼻祖神祇時代之醫學醫術俾讀者可知醫學之歷史與人類之原始史同一紀元　自第二章起大抵先列醫政次列著名之醫學家次列學說次列疾病史次列醫學家之著作爲每章編次之大略也本書中歷代醫政自三代以迄有明皆以二十四史爲根據而以其他種書所記述者以補其缺淸代舊政則根據大淸會典及法令民國醫政則蒐集八年來之醫事狀况醫政中間有註疏按語亦均有所考據如周之醫政註疏則採取鄭康成賈公彥等諸家之學說歷代醫政之按語則依據歷代太醫院職官表事事均有來歷無嚮壁虛造之弊本書中著名醫學家皆擇其與一代之醫學有關係者紀之自上古以迄淸代共七十一人每人一傳或數傳所錄傳略皆史所載或前人所作者其未有傳略者特補作之以成完璧其於一代之醫學無甚關係及現時生存者均不錄　醫家學說歷代各有歧異之點如周時陰陽風雨晦明

之說盛行兩晉至隋時則有道家之語混入唐時則有佛教之說混入宋時則往往受性理影響金元時則有醫派之爭競清時則有西洋醫學日本醫學之輸入本書莫不纖悉詳載俾讀者知歷代醫學變遷之狀況　兩漢以來疾病之名目甚多故於第三章兩漢之醫學增疾病之名目一節裨讀者可知漢代醫學之盛　疾病史專紀一代傳染病之流行及疾病之學說本書自三代以迄有清凡經史子集叢書筆紀等書紀述者及歷代醫學家之著述以及近世新醫學之學說均皆採入俾讀者可知疾病之源流　醫學家之著作自兩漢以迄民國汗牛充棟不下萬餘種本書擇其切要者分類紀錄古書間附考據清代則新舊醫學書目並紀民國則紀新醫學家之著作俾讀者知醫學進化之沿革　第十章民國之醫學凡民國醫政醫事教育學派變遷解剖發創以及醫會醫報之統計均搜羅詳載俾讀是編者觀感興起知醫學各科皆古疏今密古拙今巧由簡單而日趨於繁賾　第十一章中國

醫事年表猶資治通鑑之有目錄將全書提要鈎玄俾閱者一覽瞭然　第十二章附錄歷代太醫院職官表使三代以迄有清之醫員官制有所考索是書纂輯始於壬子癸丑迄今八年已數易稿惟邦賢學識有限滄海之珠不無遺落容當續編補遺以彌缺憾尚望海內同志教而正之中華民國八年十二月丹徒陳邦賢謹識

太乙神針叙

逸人

太乙神針一書吾於丙辰春見儀徵汪氏藏本乃道光年間寧波道署所印者吾愛而珍每欲爲之訂正俾成完本奈以俗事煩冗不得不割愛置之厥後又見於陳修園醫書萬病回春達生編等皆載之始知流傳國中百餘年矣功效昭彰在人耳目火灸以治病千金外台之遺敎也發明內症而外治又近世醫學改良之先導也識者曰在昔日之太乙神針不過爲家庭便用之資而已在今日之太乙神針則於醫學上有重大之關係者蓋此故耶頃者徐友丞先生有意於此乃專函寄詢委託訂

正吾雖不敏何敢辭勞故勉竭棉力擔任編訂規定藥品考正穴道詳明功用診斷病症分事分節縷晰條分盡一旬之心血腦汁訂正太乙神針告竣矣命馬生健功爲之重錄嗚呼此吾之初志也微友丞君之見委尙不識何日成之錄既畢爰誌其緣始於此六七七年春自誌

張氏醫案跋　　凌永言

憶昔髫齡就傅城南編吉巷施師補華塾中課讀閒嘗聞之太夫子許雷門汪謝城兩先生言吾浙名醫以桐鄉張千里學博爲最著惜詠生也晚不及瞻仰丰儀爲憾事旋從曉五胞伯侍診十年耳提而命時亦嘗以張先生勗勵後進爾時先嘉六府君就貴陽張公秀水縣刑席公餘之暇散步城中向有書癖在舊書攤上購得此稿閱之珍如拱璧藏諸行篋有年矣內有詳陳錫山孫文成公病腫議請停止草藥緣由將身體作隄防洞徹病因分明譬解名言精義頗具至理不媿斲輪老手治病治

河何莫不然令人企敬前型百讀不厭詠曾筮仕山左隨督河主任豫懷張愚箴都
轉上達於上中下三游堵合張村大寨四紙坊韓家垣陶城埠格隄高家套諸險工
合龍案內洊保二千石虛榮隨帶加一級於河工隄防堵合宣洩引河挂柳護埽諸
要則略有心得躬履其境似與醫病理由同一宗旨如壅淤者宜開浚疏利以導之
若坍陷者宜培土夯硪以補之誠不刊之論萬古難移醫者意也昔人謂用藥如用
兵亦卽狎玩多死之意嗣於父執武林校官陸定圃先生冷廬雜識書中亦見載有
此論則斯稿其爲張先生手澤可無疑慮兼有吾湖歸姓方案爲之質證今幸越中
醫界諸同仁發起蒐集各省先賢遺稿刋印流傳俾存一線曙光用作後學津梁免
致湮沒勿彰亦保存國粹一端也爰錄此稿郵呈以應裘君吉生函招藉副神交知
己雅命且詠肉帛逾年精力日衰胡敢自秘公諸同好未始非活水靈源之一導焉
時庚申春日後學吳興凌詠永言醫叟謹跋於滬濱尙素軒廙居

太陰太陽傷風傷寒宜注意表邪

古黟王壽芝

太陽爲寒水之經主人身項背肌肉太陰爲一身華蓋主呼吸周身皮毛前賢論治既詳且盡後生晚出何必喋喋嘵舌多見其不知量矣然而療治者每多認客作主顧此失彼病在軀殼有表重裡輕表寒裡熱甚或表有重邪牽引腑經痰飲食滯溺黃便秘口渴漱水不欲嚥夢寐不安等狀紛紜雜沓由外邪侵犯而來外邪者何或由逆時狂飆或由天空中熱度升降弛張不勻地氣蒸濁人身之汗液炭酸排洩障礙互結而生寒熱熱度增高療治者拘於以寒治熱僅顧其裡而遺其表所以毫厘千里受病朦蔽藥石誤投夭扎實多如冬傷於寒即病者爲傷寒不即病者至春發爲溫病夫溫病必有溫病之徵兆面頰紅赤眼纏赤縷口渴思凉汗如蒸汽不畏寒或畏寒亦輕可用辛凉之法至傷寒鬱熱病全在太陽傷風咳嗽發熱病多在太陰醫者察其表裡寒熱孰輕孰重如麻黃湯桂枝湯三拗湯大小青龍湯因人體質加

减而查麻黄爲發表利尿之妙品傷寒鬱熱雖五六日投之即汗出熱散轉危爲安病則霍然不獨傷寒爲然凡喉症初起畏寒有外感者投七亦奏功可期西醫泥於以寒治熱中醫泥於南方不宜麻黄以鄙人經驗及之絕對不服此論調也況傷寒春溫濕溫西醫甚無完全治法非故作此高論盲談以自欺欺人請諸公留心各地西醫對於以上症治其療治之笨拙藥味之簡單病之不能告愈可以恍然悟憬然明矣（前無錫縣王用先患濕溫電請泰興縣西醫某來診囑病人服牛乳西瓜病狀增篤轉延無錫二西醫一日本業畢一北洋畢業合診比用聽診打診診察察畢病症莫名不敢用藥俟其回去檢查再來下藥雖其翼翼小心而遲疑躭誤卒之王知事病竟不起不能謂無醫藥之誤此鄙人所目覩也）中醫自前清乾嘉以降神州昇平家裕戶饒醫家每尚一種和平藥餌以應溫飽眚及同光之末競用疲藥以媚富貴造成社會議藥不議病之習慣如麻黄附子石膏黄連大黄芒硝巴豆等藥

爲殺病邪之利品不僅病家視如蛇蝎而醫家亦畏如鴆毒醫風退化西醫卽乘隙而來今則漸拔趙幟而樹漢幟爲醫者能明表裡虛實攻邪卽是輔正有病病當膽大心細博學精詳蒿目瘡痍自不至向虬髯碧眼之儔而請命矣

辨五輪病源用藥法

己未冬王肖舫

夫兩目角紅絲穿入白珠如線者乃心火尅肺金也當用黃連生地炒梔仁菊花以瀉心火肺金自得其平白珠赤絲貫入黑睛者乃肺金尅肝木也當用桑皮黃芩枳殼以瀉肺火肝木自得其平黑珠凸出腫疼兩胞紅腫難開者乃肝木尅脾土也當用赤芍胆草生地麥冬以瀉肝火脾土自得其平兩胞腫黑珠下陷難開是脾土尅腎水也當用梔子仁石膏以瀉脾土腎水自得其平如兼見他症則宜按經絡究來歷察其虛實隨症用藥（如因氣而病者氣爲病源以治氣爲主因痰而病者痰爲病源以袪痰爲主餘倣此）臨症者宜按原因而擬藥不宜拘守眼科用眼藥之套

法也

附白　余家五世習醫所藏各科之驗方秘法甚多正擬編纂成帙顏曰實驗醫鐸因全書脫藁尚需時日定議先將眼科內科外科痘科痧疹科急救科婦科小兒科陸續發刋問世大抵眼科今冬即可脫稿內科外科等來年接續脫稿矣茲將披露數則略呈該書之內容耳盖民國以來醫學大有進步海內醫家發明他科者殊不乏人而獨眼科尚無發明者雖各醫院刋行數種多宗西說而於國粹秘法曾無道及者故特先刋眼科而請海內名家之斧政余非僅守眼科者諒之

治瘋一得

己未冬臨安存存堂主人稿

今冬陽不潛藏甚至雷電交作所以瘋瘄盛行小兒夭亡接踵者比地皆是其果治法不得歟抑刼運使然耶夫瘋既感陽邪而發故多在冬煖春溫之年治之大綱當

分火熱燥熱濕熱三種渴而消水爲火熱渴不消水爲燥熱若濕熱必口舌膩潤以此爲辨火熱當用犀角羚羊梔子連翹或白虎瀉白等以清之燥熱當用沙參麥冬、鮮地花粉等以潤之濕熱當用絲通滑石蘆根黄芩等以疏之三法之中又當參加蟬衣薄荷銀花菊花桑葉牛蒡前胡吉更等爲透發必要之品三法之外又當辨其有無夾症如夾風寒又當從事乎麻杏石甘或三拗湯之例切不可用羌活獨活細辛白芷等辛溫再刼其津夾食加神曲麥芽山查等以消導之（痲得麥而隱停食不忌）挾痿加橘紅象貝竹黄瓜蔞等以開豁之既明大綱又辨夾症治痲大法已無遺蘊矣雖痲瘄變症甚多若循序施治亦何至有輕病轉重重病轉危之慮現天雖降大雪暗察氣候似乎仍有暴熱內厲試問近來夜臥棉被中有無厭熱之事茲恐痲殃未絕來春或劇於今冬故備芻言於此祈登報端倘得救活一命皆貴報之賜也

時感證邪熱内陷辨

紹興裘吉生

常見時感證之邪蘊熱結腸中不得排洩其毒上蒸致淸明之腦迷蒙灼爍現狂躁痙厥抽搐昏譫等危狀間有明達之醫憑其精確之診斷用其宏富之經驗欲釜底抽薪擬出入各承氣或凉膈陷胃等湯以去其有形之質冀免燎原之險然病家及他醫往往以一下恐内陷之言阻之且必以傷寒書中表邪未罷下不嫌遲之語爲引證噫是眞讀書死於句下祇知二五不知一十之謂也蓋傷寒論中本有應下急下之以存其液之語彼何不熟讀而記憶之況傷寒是由表傳裡之證爲時感證中屬於風寒之一種已耳其多由裡達表者前賢亦有下不嫌早之言彼何又未讀也且以實際論之則腸中積垢以藥力助其排出體外與汗吐二法同一令病外出夫内陷者向裡進行之謂也今已蘊於腸中之邪熱試問尙有何内之可再陷故余謂内陷二字須作上蒸二字解或挽狂瀾於萬一

茯苓之研究

陳守眞

吾讀神農氏本草經有曰「茯苓味淡性能解熱開胃利小便潤膀胱治胸脇逆氣憂恚驚邪恐悸心下結痛煩滿咳逆口焦舌乾解毒久服安魂養神不飢延年」知其用爲藥物中之最廣者也然其物亦菌類之一種非假人力之培養乃天然產焉昔淮南子說山訓云「千年之松下有茯苓」張華博物志有云「松柏脂入地千年化爲茯苓茯苓化爲虎珀」李時珍本草云「多年樵斫之松根之氣味抑鬱未絕精英未淪其精氣之盛者發泄於外結爲茯苓」元和記曰「松脂淪入地中千歲爲茯神茯苓」觀乎此則已明其自然生產之理矣

然松材亦爲吾國之主要林木而茯苓之產區僅雲南河南及安徽數省而已（就中以雲南之出產者爲最佳故醫藥上有雲苓之稱）未見十分興盛豈土宜使之然耶抑培養之法未廣耳蓋茯苓既爲松樹之副產物則凡產松之處必能產育茯

苓此林業界之所當急於研究速精求培養之法毋漠視此而輕忽之焉

江左益人醫社簡章

時逸人

名稱　本社寄居江左故名

宗旨　昌明醫學精義推廣中國藥品保存國粹挽回利權

範圍　爲研究醫藥事件無他項之觀念

目的　改良醫事愼重生命

事業　（甲）學識上之籌備

一編輯醫學各科講義教科書

二籌備醫學各科講習所補習所

三組織醫藥學報

（乙）經濟上之籌備

一籌備流通醫藥學書籍

二籌備醫藥學書籍圖書館

入社　凡荷醫藥界同志贊成本社宗旨者可自由報名入社

社員　一律平等惟公推執事者有應盡之責任

職員　本社執事職員共分十部開列於左

評議部　撰述部　編輯部　通信部　理事部　會計部　發行部

庶務部　調查部　交際部

社費　各社員自行慨任不願繳者任其自便

機關　本社醫報未出版以前暫假中國各處醫報爲通訊之機關

利益　本社事業積極進行凡社員均獲同等之利益

義務　社員對於本社事業有共負責任之義務

規約　凡社員有違背社章及虧損本社之名譽道德者一經查出卽不復認爲社友

聯絡　如有他處醫學社會願爲本社聯絡者均極表歡迎但不能遷就他人之範圍

社址　事務所假通信部假　江蘇十二圩時逸人醫社診所

附則　以上章程如有未協宜處得隨時修改

療心良藥

張蓬軒來稿

人禀陰陽五行之氣而生故吾身卽天地吾心卽天地之心天地也身心也一而二二而一者也或曰天人既云合一何以天地歷百千萬億刼而不壞人身不百年而死亡且不百年中疾病痛苦無或能免曰彼得中和之氣故常存此徒得偏陰之氣

故暫存果吾人去其偏隘而得其中和何嘗非金剛其體經水不溺入火不焚乎與天地同壽何疾痛之有此乃先天大道先聖先哲言之詳矣非世俗人所能信亦非世俗人所能知也姑置之不論茲言其吾人暫存時却病之法以供吾同胞之實驗夫身與心雖有內外之別而實有密切之關係心靜則神存心動則神疲神疲則身有所感而種種疾病之痛苦生矣如婦人過哀其乳汗必苦學子用功過度其頭腦必昏他若心羞則面赬心驚則面白怒則血脈速恐則唾液乾如此者不勝枚舉並考之聖哲之言孟子謂胸中正則眸子瞭胸中不正則眸子眊多心經云照見五蘊皆空度一切苦厄老君云驕氣與多慾態色與淫志是皆無益於身由此以觀心身相連如影之隨形響之應聲須臾不離是可知一切疾病痛苦不由身體之外染莫不由吾心之自召故張子曰欲療其病先療其心蓋人既病時療必投以藥石未病時藥石無所用惟吾自療其心而已療心維何曰正其心心正則得中和之氣故曰

喜怒哀樂未發謂中發皆中節謂和致中和天地位萬物育諺曰惡人不好死善人無惡病此皆謂病由心造亦由心却故大學云欲修其身者先正其心又曰富潤屋德潤身心廣體胖噫聖哲豈欺吾哉原同胞實驗之

答李調之君談唐氏中西醫判

逸人

君稱該書肆之有心騙人則誠然也但所有未及言者敢以管見補之吾於己未冬於友人周君伯屏處見有木刻大版中西醫解一書翻而閱之卽醫經精義之原文也不增一字不減一字其序例章節無不相同乃光緒己亥孟春四川成都羅茂亭醫士所刊刻者并及該醫士所著臟腑圖説症治合璧醫案類錄等共名中西醫粹後至光緒廿七年正字山房復增入醫書數種名爲中西醫學八種從新鐫刻又易名爲唐氏中西醫解吾亦於友人處見之者頃復於友人朱君處亦見木刻大本題曰中西醫判吾閱其內容與醫經精義如出一轍惜其亡失上本故未能見其序例

但其書中註明校字重錄諸人有十餘個之多皆姓書氏吾因疑此即唐容川之宗族所刻者且有彭縣某書坊藏板之字樣故也

吾嘗思之理瀹駢文之與外治醫統女科準繩之與濟陰綱目醫歸之與醫通李氏醫鑑之與醫方集解本草備要保命集之與活法機要等類是一書歟是二書歟書肆之騙購者歟刊印者之騙書肆歟著作家之騙刊印者歟祈高明之士當細辨之

嗚呼該書肆爲人所騙矣書此以告願售書營業者宜自具抉摘之能力可也

馮前大總統病狀醫案　己未年十月

張樹筠相臣錄

馮公華符年六十二歲體素强健性好動近年因國事艱難夾之嗜好過度精神不無稍差日前自覺不適身怠腿微痛召陳醫建亭診治服數劑平平藥用千年健錐地風羌活獨活牛膝木瓜等類且有浸酒方亦類此配妥尙未用

馮公擬二十日回天津宅十九日沐浴亦未出汗且微感寒邪次日晨刻延陳某處

方如下　羌活獨活白芷秦艽防風荆芥地骨皮蜜瓜蔞等十餘味脈案中有定頭二字須是定頭痛欠寫一痛字（是日之方已失却）

二十一日晨陳某第二方　脈案云今診左關稍有力右寸仍數關細風邪已退作嗽亦見大減爲脾經無力故耳不思飲食今擬宜益氣潤肺止痰嗽理脾胃之法

生芪四錢杷葉三錢（炙）百合三錢橘紅二錢元參三錢半夏三錢（炙）谷芽三錢白朮三錢（土炒）冬花三錢茯苓三錢川貝二錢蜜蔞三錢骨皮三錢杏仁一錢姜三片梨半個切片服此二方後至二十二日晨聞總未出汗且吐綠色苦水大便亦瀉綠水　是日該陳醫又診方云今診左寸關弦右寸關弦數尺滑濇氣弱胸滿作嘔肺胃熱盛夾停故耳作嘔舌苔黃口乾作渴小便不利今擬清肺胃熱寬中止嘔瀉利水止渴之法　元參三錢姜連八分柴胡二錢陳皮二錢（姜炙）半夏三錢（一炙）腹皮二錢藊豆三錢條芩二錢（酒炒）薏仁三錢茯苓三錢藿香二錢甘草錢

五車前子三錢（布包煎）姜三片砂仁二粒此方紀桐軒醫務長勸止未服配西藥水服二日吐瀉雖止而精神不振此爲二十三之情形也

二十四日議西人診治乃延德醫狄博爾氏來診云係傷風轉成肺炎體溫巳逾三十八度雖不甚熱然老年患此宜防用對證療法有一星期可愈也診治至二十八日共五日五夜類化疫藥水幷灌腸法打藥針派有女看護等此數日後精神困頓烟飯不思痰盛面赤此刻乂議中醫藥延來蕭龍友處方脈來往不勻右寸數滑而急餘皆滑緩在三四之間氣體素不旺近因受感入肺未清化熱成痰日甚一日氣更不敵急則治標鄙意先以化痰寧肺爲主防其壅閉俟痰降氣平再議治法　生乾枇杷葉三錢川貝母三錢竹茹二錢空沙參三錢橘絡二錢去油瓜蔞仁三錢絲瓜絡二錢雲苓塊三錢冬花七分生蘿蔔汁一勺青果汁一小勺梨皮一具入煎此方煎妥是晚未服仍服西人藥此乃二十八日之情形也

筠按北京各藥肆無空沙參同仁堂亦北沙參也查本草從新空沙參即薺苨見祁州藥會天津南京各藥舖皆係小指粗白而輕鬆之塊口嚼氣味甘淡眞否未考

二十九日延曹先生（印元森甫巽軒江蘇吳縣人）診方肝鬱挾痰滯凝結肺胃咳嗽氣盛痰聲隆隆日晡灼熱面赤舌垢脉象左急數右弦滑本虛標實用藥殊非易易姑宗羅謙甫法合朱丹溪意治之未識然否　鮮藿石斛七錢（與鮮佛手片先煎）眞川貝母三錢（去心打）生山梔皮錢五（與黑穭豆衣五分同鹽炒）蠶餘桑葉錢五（絹包先煎）鮮鮮白菊花四錢（去綠蒂）苦杏仁三錢（去尖勿研）太原鮮生地三錢（與水梨肉一兩與鮮柚子皮三錢同搗絞汁）家蘇子錢五（炒研）靑黛七分（與海蛤殼四錢同絹包）南花粉錢五西瓜翠衣四錢（鹽水煮透）囫圇滑石三錢與甘草稍三分同包引鮮蘆根四錢（去節）鮮荸薺三個（去芽打）此方未服

筠按霍山石斛北方未有鮮者霍山斛即俗稱耳環斛細而黃硬嚼爛甘黏者是也南來之鮮石斛似金釵之形然究非正品鮮白菊時非所有盆栽之大白菊未見刻本採用再京津藥肆之鮮生地乃細而黃嫩是本土之野產俗稱媽媽咬是也懷慶及江浙所產之鮮品北方尙未有況藥非地道採有時宜若對證用之方可獲效

前長江巡閱使張少軒代延左霽雲擬方

病狀　初起由結胸漸及乾咳黃痰咳不易出則戴陽上現痰聲漉漉肌肉消瘦

脈象　六脈洪大而數右寸數中重按無力

治法　查古書云乾咳主陰虛內經載胃爲黃痰大要不外聚於胃關於肺肺主氣爲嬌臟又爲華蓋之官良以人身肺位最高施治最難故高鼓峯云諸病易治咳嗽難醫良有以也此病在西人有謂爲口口(二字看不識)咳者藥用

鬧羊花罌粟注射等藥有效有不效茲乾咳不易出一端而論歷覽古書一見於中西醫學會通一見於世補齋然皆不能外清燥救肺及化痰順氣此藥爲一時權宜計非根本治法也何則肺固主氣腎主納氣天一之水不能上下環轉以致痰聲漉漉虛陽上冒此時化痰無痰可化利肺無肺可利順氣無氣可順人以爲痰涎如此之多何化之利之順之而不完而不知全身元氣盡化爲痰將何順之利之化之耶謂予不信試看小兒患慢脾症臨危時痰聲漉漉耶老人患中風臨危時痰聲漉漉耶觀此則茲病思過半矣時屆冬令肺宜潛藏不宜洪大一見於徐靈胎中醫學源流一見於名醫彙案皆歷歷具在無待贅述少瑩醫學幼穉閱歷亦淺證以現症參以脈象此症殊覺棘手敢貢直言列方如下並希卓裁是荷　生地三錢熟地三錢連心寸冬三錢天冬三錢北沙參三錢玄參五錢紫苑根三錢（是方未服）

十九日延杜子良(即鍾駿揚州人)處方

冬溫引動伏邪已經九日經服西藥溫邪逗留氣分咳嗽痰不豁利心煩脘痞胃不和則臥不安舌苔灰膩而厚口乾飲熱而赤而亮日晡熱甚脈象浮數而大重按則空葉氏所謂熱伏濕裡濕蒙熱外溫病論三焦首先犯肺逆傳心胞今神志清爽而胸滿痞煩邪在上焦連及中焦已可概見擬芳香辛凉以宣上焦之邪略佐苦溫以化中焦痰濕當否候正　連翹殼三錢炙甘草五分苦桔梗一錢牛蒡子錢半(炒研)炒山梔三錢薄荷葉八分淡豆豉三錢飛滑石三錢川厚朴五分苦杏仁三錢(研泥)生苡仁三錢鮮建蘭葉三錢葱白兩個竹葉二十片　外用湯浸毛巾潤脇方　甘遂一兩(打)白芥子一兩(打)熬湯服藥後用之

筠按建蘭乃秋蘭也或素心蘭之葉查本草能舒肝鬱之氣此方內用此芳香解穢似當用佩蘭即省頭草也

三十日昨進辛凉芳香複法夜睡較安舌苔灰白前截較化口黏略減仍慾飲熱頭額略見微汗惟痰飲遮蔽呼吸之道氣息稍粗咳嗽不能暢利手問微振胸脘痞煩自述不甚溺出稍長脈象浮大稍減細按帶弦陽中伏陰氣分之邪尚未盡化津液不布聚而爲痰仍宜宣肺化邪開痞滌飲爲法　苦杏仁三錢（研泥）飛滑石三錢炒山梔三錢淡黃芩三錢（炒）霜桑葉三錢炒香豆豉三錢川厚朴三分通草一錢雲茯苓三錢連翹殼三錢生苡仁三錢生枇杷葉錢半竹葉三十片梨皮三錢　晚間藥茶頻飲方　銀花露一兩（和）枇杷葉露一兩（和）竹葉心三十片苦杏仁三錢冬瓜子三錢天花粉三錢清水煎

十一月初一日早昨方進後大致安靜夜間頭掌微熱上半身自頭至腹皆津津微汗肌膚作痒乃營衛和汗自出之佳候也胃氣漸醒食粥糜兩次惟咳嗽時作較前漸輕氣促亦平舌上之苔腐化未盡前截舌心色赤口不黏而痰多時時作渴小便

渾濁脈象左三部稍大按之有根右部數而微弦肺氣較宣溫邪伏濕較化伏熱呈露慮其灼液擾心淸化佐以護液更宜靜養靜則神藏至飲食一節尤宜加謹　霜桑葉三錢北沙參三錢炒香豆豉三錢苦杏仁三錢（研泥）川貝母三錢炒山梔三錢淡黃芩三錢飛滑石三錢炙甘草五分天花粉三錢鮮竹茹三錢川通草一錢鮮竹葉心三十個梨皮三錢　外用煅牡蠣粉絹包傴頭汗多可撲之　晚診午後一鐘進藥四鐘微熱稍見譫語熱退後痰多頻咳氣息不如午前之靜舌苔仍膩口乾頻頻欲飲脈象滑多於數脘膈痰飲頗多擬涼膈滌飲以靖痰熱　製半夏錢半陳枳殼八分赤茯苓三錢薄橘紅錢半連翹殼三錢碧玉散三錢（布包煎）炒山梔三錢炒淡黃芩三錢薄荷葉五分苦桔梗一錢薑汁炒川連五分生甘草五分薑汁炒竹茹三錢鮮竹葉二十片

筠按碧玉散卽六一散加眞靑黛少許

初二日早昨夜服藥後十一點至四點甚安氣息平和咳嗽稀少四鐘後睡多獨語神志不了了舌上痰苔稍化氣息粗急咳嗽提痰則氣息又平口仍作乾不多飲脈象滑數按之稍軟恙經十二日邪雖漸化正氣頗虛不能運布津液津聚爲痰阻滯呼吸之道仲景謂實則譫語虛則鄭聲自言自語乃神虛熱擾之象令值冬至節令換氣之秋慮其賊去城空喘汗致變擬扶正匡邪雙管齊下法　製半夏三錢陳枳實錢半薑汁炒川連八分炒淡黃芩三錢吉林人參三錢苦杏仁三錢（研泥）硃衣茯神三錢炙甘草五分竹瀝三錢和薑汁數滴竹葉心三十個除服藥外宜另煎吉林人參湯兌清竹瀝水不時飲之　晚診午後服藥後頗見安靜晚間因撤溺撤褥勞動傷力遂致口張大喘脈亂如沸釜得參湯良久始定氣喘尚未全平舌上少津脈洪大而空虛多邪少痰礙呼吸仍有喘汗卒脫之變挽救之法擬獨參爲主佐以清熱滌痰兼護津液以冀萬一　吉林人參三錢化橘紅錢半羚羊尖一錢（先煎）

生牡蠣一兩（先煎）白花百合一兩杏仁泥三錢青鉛一兩（先煎代水）枸杞三錢梨汁一杯（和）竹瀝三錢（和）是方立後因有駁雜煎妥未服

初三日早昨夜所擬之方未進僅服參湯梨汁竹瀝一點鐘後時睡時醒睡甚安靜神亦清爽咳嗽稀少痰亦不多兼有微汗達於腿足飲粥亦頗知味今日舌苔較薄舌上亦潤言語清爽惟呼吸稍有聲音脉象滑數而軟按之有根小便仍赤似此危然後安氣宣痰降洵爲佳候仍以扶正爲主佐以清滌痰熱以肅肺金治節之權吉林人參三錢瓜蔞仁二錢川貝母錢半薄橘紅一錢羚羊片四分（先煎）冬桑葉錢半連翹心二錢炙甘草五分梨汁一杯（和）竹瀝三錢（和）　晚診午前所訂之方服後大致平妥喉中微有痰聲咳嗽咯去則否四沿苔退露紅屧舌根苔仍白尚津潤頭胸間有微汗脈滑大數不甚胃思食納稀粥似不欲食胃氣漸醒裡熱亦漸衰惟氣道之痰未能悉降仍以益氣清肺滌痰立法　吉林人參三錢海蛤粉三錢

(包)北沙參三錢瓜蔞仁三錢海浮石一錢生石膏三錢(先煎)薄橘紅一錢枇杷葉一錢(去毛包)竹葉心二十個

初四日早昨方進後上半夜稍睡下半夜甚安今晨八鐘得大便下醬色糞甚多鼻黃涕舌苔仍未退喉際痰聲稍大痰咯出立止口乾不甚飲知饑索食並欲得麵包脈象滑多數少脘中濁氣漸降胃氣漸醒惟肺弱不能布津氣虛不能提咯痰滯咽膈當此之際尤爲吃緊一面扶正一面滌痰標本兼顧肺金得肅痰不壅聚方佳薑汁製半夏三錢帶皮雲茯苓塊五錢薄橘紅錢半吉林人參三錢薑汁炒川連五分炙甘草五分薑汁炒竹茹錢半瓜蔞實三錢炒枇杷葉錢半(去毛包)生熟穀芽各錢半　晚診早間大便之後略見微汗午後服藥腹中仍轉矢氣喉際痰聲仍未平靜咳亦不多渴飲亦少頃診脉象左部脉略平右部寸關滑數鼓指按之空軟自述口黏胸悶曾以手拍胸腔脘中不快已可概見咽膈之痰不降阻氣爲喘實由胃中

宿滯尙未盡下權其輕重暫擬苦辛通降開其脘膈以期氣順脘平　薑製半夏錢半苦杏仁一錢瓜蔞實錢半薑汁炒川連五分酒炒黃芩錢半小青皮一錢吉林人參一錢炒枳實八分薄薑一片紅棗一枚

初五日早昨夜進苦降辛通法頗能安睡痰聲較平咳亦較暢稍思飲食舌苔由白轉爲灰腐口膩略減胸脘仍悶大便頻轉矢氣脈象右部寸關俱滑膈上停痰脘中宿滯並伏濕尙逗遛未化仍踵昨法消息之薑製半夏三錢吉林人參錢五苦杏仁三錢薑汁炒川連五分陳枳實錢五小青皮錢五酒炒黃芩三錢瓜蔞實三錢生薑二片紅棗二枚晚診諸症皆輕減思飲食痰亦少精神爽舌苔退效不更方再進半劑明晨另議

初六日早兩進苦辛通降胸悶已釋口仍微膩舌苔昨夕甫退今日又生喉際痰聲仍有不甚頗思飲食脈象滑數之勢已衰氣分之痰脘中之滯仍宜宣化薑汁製半

夏三錢吉林人參錢五陳枳實錢五酒炒淡黃芩三錢苦杏仁三錢小青皮錢五薑汁炒川連五分赤苓皮三錢瓜蔞實三錢生薑二片紅棗二枚

初六日晚晚間脈來較數喉際仍有痰聲口乾思冷睡中多夢紛紜醒時驚而四顧肝膽有熱擬清熱安神佐滌痰飲麥冬心三錢全瓜蔞五錢鮮青竹茹三錢連翹心三錢川貝母三錢蓮子心一錢川黃連八分淡海蜇一兩大地栗四個（撲水）鮮竹葉心二十片

初七日晨昨夜進清熱安神法夜尚安靜今晨八鐘自汗甚多得參湯稍定熱撤痰降之際正氣益虛人生一小天地天氣大風肝臟應之虛風內起四體驚動心中時覺發慌脈象兩關滑數按之不堅尺寸俱軟肺腎兩虛已可概見似此證情形當舍標治本擬生脈六味加減吉林人參三錢北五味三分山萸肉五分大麥冬三錢大生地大熟地各錢五眞珠粉一分（利眞珠母八錢先煎）懷山藥三錢丹皮錢五生

左牡蠣八錢（先煎）雲茯苓塊三錢建澤瀉八分蛤粉炒阿膠錢五紫衣胡桃肉三錢浮小麥三錢

按眞珠母即產眞珠之蚌殼也眞珠產廣東濂州山上之池中查南北京及天津藥肆以石决明充之詢杜子良曰即用此可也况石决明藥肆尙不眞確按石决明大沽漁人名謂鮑魚殼又常食之鮑魚湯又類似蛤中之肉查本草綱目鮑魚條集解下鮑魚形象有頭尾是魚形非蛤中之肉塊也道友有識此者當補正之用眞珠母方爲君者見許叔微普濟方並費伯雄醫醇賸義均用之

初七日晚午後一鐘進藥藥後汗出不多風未大動舌上痰苔已退喉際痰聲未止心中不慌滑數之脉稍減顯係肺腎兩虛氣不下納水不養木肝陽化風仍擬雙滋肝腎兼熄肝風吉林人參三錢北五味三分山萸肉五分硃衣大麥冬三錢懷山藥三錢大熟地三錢粉丹皮錢五硃衣雲茯苓三錢生左牡蠣一兩（先煎）甘杞子三

錢建澤瀉一錢生眞珠母一兩（先煎）蛤粉炒阿膠三錢北沙參三錢生鼈甲五錢（先煎）紫衣胡桃肉三錢浮小麥三錢

按十點進藥至十一點半喘息不止痰聲漉漉頭身汗珠不流頃刻而逝時在初八日子時也查鼈甲鹹寒瀉肝破瘕究非所宜

記者對於馮病不治之消息傳來即於四號本報星期增刊小言欄中略有發表惟乃時祗憑新聞紙所載而言未免多有隔膜茲觀全案則擇醫之不愼投藥之未當似尤甚於前所聞者雖然世之誤於醫藥者不知凡幾吾儕何耿耿於一人一事爲哉無他研究之道必取資料資料之選亦須視其有價値與否今不論馮公生前之功罪但亦曾爲一任代理一國大總統勢力所及何物不致今竟爲三五庸庸之輩不操戈矛而殺之不亦大可研究耶如讀者表此同情以學理批評見示無任歡迎

中華民國九年三月二十日出版
紹興醫藥學報第十卷第三號
（原一百〇七期）

編輯者　紹興裘慶元吉生
發行者　紹興醫藥學報社
印刷者　紹興印刷局
分售處　各省各書坊

報價表

新報	全年	半年	一月	
冊數	十二冊	六冊	一冊	代派或一人獨定十份者八折五十份七折郵票抵洋九扣算空函恕復
定價	一元	五角半	一角	

舊報	一至十三期	十四至十七期	十八至四十四期	四十五至九十二期
定價	五角	三角	八角	四元八角

郵費	中國	日本台灣	南洋各埠
	加一成	加二成	加三成

廣告價表

等第	地位	一期	六期	十二期
特等	底面全頁	八元	四十四元	八十元
上等	正文前全頁	六元	三十三元	六十元
普通	正文後全頁	四元	二十二元	四十元
注意	所稱全頁即中國式之一單面外國式之一配奇如登半頁照表減半算			

● 木刻大版醫藥叢書（每集洋一元六元）

第一集目錄

莫枚士研經言卷一 二角
周氏易簡集驗方全 四角
羅謙甫治驗案卷上 四角
吳鞠通醫案卷一 四角
惜分陰軒醫案卷一 三角
人參考全 一角

第二集目錄

莫枚士研經言卷二 二角
羅謙甫治驗案卷下 三角
吳鞠通醫案卷二 三角
惜分陰軒醫案卷二 三角
市隱廬醫學雜著全 三角
李冠仙知醫必辨全 四角

二

紹興醫藥學報

第十卷第四號

中華民國郵政局特准掛號認為新聞紙類

神效除痛散

夫人之疾苦惟疼痛最爲難受欲除此病必服此散無不藥到春回患者一試方知言之不謬並且無論何種疼痛皆可卽時立止鄙人經驗多年未可自私今特公諸病者夫乳婦妊婦均忌服每袋一包開水一茶杯食後一次和服一日服二次每次一包每袋大洋一角五分

總發行所鎭江城內五條街楊燧熙醫內室

吳郡陸晉笙外埠延診醫例

以火車可買通票北至京津南至滬杭東至青島爲限
離火車站旱路以十五里爲度再遠恕不前往馬車洋車轎子均可勿用轎車
一主一僕火車票二等三等各一張
須在車過宿者坐特別二等車另買臥車票一張
上車下車行李費及水脚一來一回共洋十元
旅館費伙食車錢每天三元按日計算恕不住宿病家
旅館不必寬大但須清潔曉亮之北屋代爲預定函中先寄知
診金每天洋十元以上車日起返濟日止按日計算親友減半
隨金每天洋一元親友減半
他家邀診洋二元
附診每方洋一元
到旅館門診者洋一元親友則盡義務
隨後寄方來濟說病轉方者洋一元可用郵票同寄
調理病體之丸方膏方每方洋十元親友則盡義務
外科未習不敢應命
除有熟友介紹外函來延診者請先酌寄川資旅費

濟南大灣街十四號景景醫室掛號處啓

紹興醫藥學報

第十卷第四號

醫學之巨著

聖濟總錄預約廣告

聖濟總錄一書爲宋政和奉勅撰刊頒行天下**奉爲金科玉律久已著爲令典**書凡二百餘卷文二百萬言方博而要凡食治針灸湯醴漬浴按摩熨引導引砭石無不兼綜論簡而**精**條貫傷寒吐血肺癆兒科婦科外科尤爲特色洵我國數千年來**獨一無二之巨著十三科醫學最完全明備之書**惜靖康之變板燬無存清命程林購求殘袠僅得三本四庫全書收載纂要指以未覩原書爲憾則其書寶貴可知本莊以是書爲我國國粹學特**不惜重資覓**之**數年**始得元大德四年集賢學士焦養直所刻本亟付石印以餉醫界吾國醫學雖非由科學而來**而經驗之宏藥品之多爲五洲冠是書**包**羅富有**於治病各科有條不紊醫學家得此書而習之不難窮源竟委爲原原本本之學本莊又請現代閩中儒醫吳黼堂先生詳加校勘現已付印茲爲普及起見先行發售半價預約券以供同好限滿卽照定價出售備有樣本函索請附郵票一份當卽寄贈簡章列後（一）全書六十冊精裝六函上等中國連史紙加工石印（二）定價二十八元預約祇收半價銀洋十四元一次收足內地郵局信局不通匯兌之處可用郵票代洋惟須九五折計算郵費每部洋六角須與書價同時交付再郵票以本國一分至一角者爲限二角以上及非本國郵票者一概不收（三）預約期限舊歷三月底截止（川陝雲貴轉緩一月）四月出版憑券向原購券處取書

總發行所上海棋盤街**文瑞樓書莊**

時令常備要藥及發行書目

消暑七液丹	每方三分四
立消痱子粉	每袋二分
滲濕四苓丹	每方二分
萬應午時茶	每方一分
查麯平胃散	每方分六
痧氣開關散	每瓶五分
急救雷公散	每瓶一角
霍亂定中酒	每瓶一角
回陽救急丹	每瓶二角
急痧眞寶丹	每瓶一角
瘧疾五神丹	每瓶一角
痢疾萬應散	每服四分

喉症保命藥庫	每具一元
沉香百消麯	每方分四
樟腦精酒	每瓶二角
葉氏神犀丹	每顆三角
太乙紫金丹	每顆二角四
犀珀紫寶丹	每顆六角四
開閉煉雄丹	每兩八角
立效止痛丸	每瓶三角
厥症返魂丹	每粒二角四
萬應保赤散	每瓶四分
金箔鎮心丹	每瓶三角
肝胃氣痛丸	每瓶二角

鴉片癮戒除法	二冊三角
增訂醫醫病書	二五角
痰症膏丸說明	一冊一角
規定藥品商榷	上冊三角
喉痧證治要略	一冊六分
瘟痧證治要略	一冊三角
秋瘟證治要略（是書為治去秋時疫之病源病理病狀診斷治療豫防各法皆屬經驗發明）	一冊一角
臨證醫案筆記	六冊一元二角
潛齋醫學叢書（十六冊洋二元五角）	十四種
先醒齋廣筆記	四冊近刊
慎齋醫書	二冊近刊
針灸大成	六冊角五

紹興城內縣西橋南首和濟藥局發行

何必成爲雅片之奴隸乎倘若閣下以當作藥餌既已犧牲於鴉片烟之中曷不速求良法以驅此烟癮耶卽如已有多人曾經戒絕且得身壯力健喜樂無比矣請讀東三省奉天撫順縣水利分局理事佟鰲功先生之確據便可知矣其來示如左云

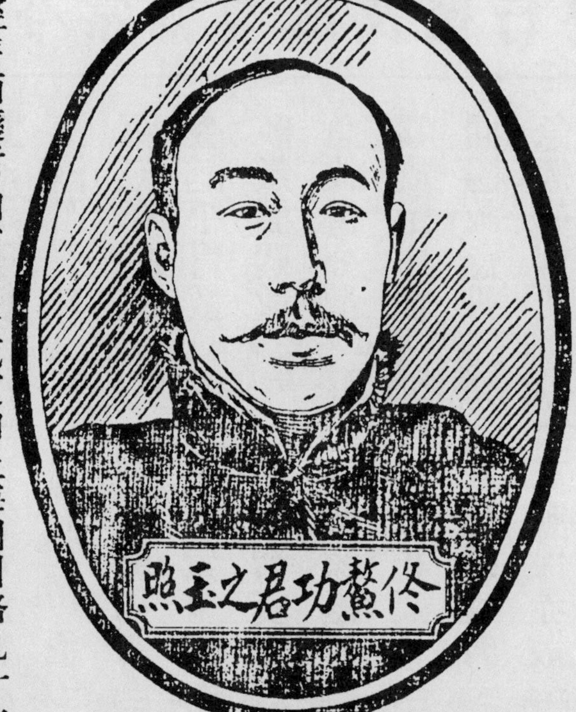

鄙人幼時久患腹痛之症時發時愈屢請名醫調治難以除根故吸食鴉片倘望有解腹痛之患自吸之後未滿百日腹痛漸除豈料烟毒由此而起直至民國三年亦難剪斷此數年中不但實被黑籍之誤且身體枯瘦軟弱不堪民國曾有施民戒烟之命令俾國民身健力強以絕此大害也愚從此立志戒烟嘗試各種戒烟藥品均難奏效愚忽憶及昔閱報章常載韋廉士大醫生紅色補丸能轉弱爲強於是卽爲購服一星期後腹痛下瀉均稍止接服三星期腹痛下瀉之症渺渺若失鴉片烟癮亦斷決十之六七愚始知大醫生之補丸非但能健身補氣復元且有善除年久烟癖之神妙連服十餘瓶烟癮全消身體強壯諸症皆愈且身廣體胖較之昔日迴然不同矣無以爲報草修數行附呈小像幷名感謝韋廉士大醫生紅色補丸並非戒烟丸也須知此凡之功力能補益身體能抉助戒烟飲弱之人以去除烟癮也由其補血健腦之奇功曾經救治無數之患烟癮及戒烟之後身體虧乏者均能強壯也

凡經售西藥者均有出售或直向上海四川路九十六號韋廉士醫生藥局函購每一瓶英洋一元五角每六瓶英洋八元郵力在內

△本報星期增刊第十三號目次

△本報星期增刊第十四號目次

紹興醫藥學報

紹興醫藥學報第十卷第四號（原一百〇八期）目次

論文

(二)文苑(續一百零七期)

女科折衷纂要弁言　凌永言

廣益良方及增訂驗方別錄內容之敬告　盧育和

秋瘧指南弁言　何約明

本草摭序　周小農

頌醫鐸將刊　紹興明明齋徐德新

頌紹興醫報　前人

時醫行(錄小說海秦郵楊雨溪原著)　逸人

學術

(一)證治精辨(續一百零七期)

枳殼檜榔用之得失利害論　鎮江楊燧熙

醫可爲而不可爲說

盛澤王鏡泉

語有之不通天地人不足以成大儒不通天地人亦不足以爲名醫如是以言醫醫固萬萬難爲矣前哲葉香巖先生誡子以醫可爲而不可爲蓋可爲者言其易不可爲者言其難果能知其難而不以爲易則自能勉爲其難醫亦何不可爲哉特無如世之爲醫者往往以輕易之心處之耳讀書未逾百卷妄詡高明臨症不屆十年動誇閱歷居恒酒食徵逐聲色流連斯卽具敏悟之天資猶慮未必竟窺軒岐之奧窔矣而况庸碌無奇耶嗟乎醫道以我國開化爲最早迄於今神州舊醫學腐敗極點轟傳遐邇非惟見絀於往古抑且貽笑於外邦皆此不學無術行醫者之職其咎也嗚呼若輩其亦幸而爲醫生容或有人懽迎也若輩其亦不幸而爲醫生每被社會唾罵也雖然既往不咎來日方長假令以耳目口鼻玩好之端改作學問思辨誠求之事首將內難二經傷寒金匱玉函固其根柢繼將千金方外臺秘要擷其精華他

若劉河間之尙寒凉張子和之專攻伐李東垣之務升陽朱丹溪之持補陰捨其短而取其長亦有獲益之處餘如吳又可之披露瘟疫李瀕湖之披露本草喩嘉言之披露肺燥魏柳洲之披露肝恙聶久吾葉天士之披露痘科王洪緒徐洄溪之披露外科吳鞠通之披露溫病王夢隱之披露霍亂其中精理名言一經紬繹尋味無窮至是而已可爲醫乎猶未也學然後知不足中西滙通醫林改錯二編與近來新出之譯本數十種必也融洽而分明之何者爲是何者爲非何者爲昔非今是何者爲昔是今非剝繭抽蕉眼界愈擴心思愈闢從此中西一貫向之所謂不可爲醫者今乃無不可爲矣辰下醫界改良諸君子所以堪卓立於醫界者何一不自辛苦得來哉良以醫之爲學百年研究之而不見有餘一日間斷之而卽形不足鄙人從事醫學已四十五載列名醫界亦幾三十載經驗雖久然戒愼恐懼之衷懷仍不敢須臾離重大之病無論矣卽細微之疾亦未嘗偶忽變幻之病無論矣卽平常之疾亦未

嘗稍疏蓋實不忍以藥餌爲刀刃也茲謹告醫界中人耐勞可爲醫嗜逸不可爲醫莊敬可爲醫輕佻不可爲醫勇往可爲醫退縮不可爲醫懇摯可爲醫虛誣不可爲醫慈善可爲醫凉薄不可爲醫謙讓可爲醫倨傲不可爲醫坦蕩可爲醫褊淺不可爲醫正直可爲醫邪枉不可爲醫有志改良者幸勿河漢乎斯言

論二十世紀之醫學

紹興史介生

二十世紀之世界人類進化事物丕新之世界也亦即競爭劇烈優勝劣敗之世界也智而强者勝愚而弱者替然智愚强弱之道皆由學問爲之也夫學類夥頤農有學工有學商有學他如軍事法律財政亦莫不有學學日發達則民智亦日益進此天演之公例也今東西各國之醫術灌輸吾國以來日新而月異醫院之壯麗器械之精良已足炫耀於時俗一般心崇東西之髦鄙夷中醫之見早已印入腦筋不曰中醫爲陳腐讕言卽曰中醫少折衷理論其實彼於吾國醫學未嘗研究正如不航

海者不知滄海之深不登岱者不知泰山之大不遊聖人之門者不知爲言之難也今我農黃之業書籍繁富素有汗牛充棟之譽俱係數千餘年古聖相傳之奥旨前哲臨證之實驗世人之皓首從經而不得其要領者比比皆是由此觀之我國歷聖相傳之醫學何異大海之汪洋泰山之崇隆哉今受東西醫界之激刺學東西醫者之詆排我國醫學遂呈飄搖瓻甈之象幸有志士仁人奔走呼號創會行報希冀砥柱中流然盡心竭力懇勤從事者固不乏人口是心非因循誤事者亦屬不少噫處此淘汰劇烈之秋尚可蹈常習故墨守舊章漠然無關痛癢於心哉務宜振刷精神研究新知以免天然之淘汰而挽我國固有之權利也

擴張中醫勢力範圍論

鎮江劉吉人

近二十年來歐風東漸西醫大興中醫中藥日漸退敗有識之士羣起競爭各出金錢才力創辦報章設立中醫學校中醫病院用心不爲不厚收效不見日盛者此何

故哉以其未得要領耳夫神州總會神州醫報醫藥新聞合中國之醫士聚而爲總會所創之報尙難持久僅存紹興諸公勉力支持月報增刋星期報堅心毅力勉爲其難其創辦繼續之人可謂用心苦矣以愚見觀之仍未得提綱挈領振動全國精神之法也其法維何則力攻上游之法耳瑞前歲入京診病問有紹興醫藥報代派乎曰無有問有直接購閱者乎曰無有問有行政機關人員見紹興醫藥報者乎曰無有問醫界行道人知有紹興醫藥報之名稱者乎曰無有夫紹興醫報已創辦多年幷未停辦者尙如此其他時起時滅者更可知矣瑞不覺黯然神傷枉用心機郵費投稿毫無益也意懶心灰幾月未曾執筆然軒岐正派一脈僅存又不忍坐聽國粹消亡而不設策以挽救留中醫中藥業以爲中國人衣食計也自今以後敎育部內務部京城警察總監及各省長縣長公署凡行政機關及各商會學會閱書報社皆須分送一二份或四五份幷登廣告於新申各報以廣招來再稟請敎育部立案

註册將來考試中醫派委各省縣警察衛生科警醫官醫局之用庶報章銷數日漸擴張中醫日有進步投稿者日漸增多勢力範圍庶幾有駕乎人上之一日也不識貴社創辦諸公以爲然否

中醫西醫優劣長短論

前人

中醫中藥草木植物甚多血肉有情動物用物亦不少雖有金石鑛物質然制造未精化藥未諳提取精華研爲粉末不如西藥之精明故中藥效力不如西藥之速加以藥店泡製苟簡收藏不愼陳腐無氣味者用如不用藥商採辦不分道地不分野生種植采取不依時如法故中醫收效難而敗事亦難西醫西藥多化學品鑛物質水銀化合品間有動物質其製鍊提取較中國精植物品皆中醫所謂大將軍利害酷烈者故其成功收效較易而敗事誤殺亦易非精於化學西醫中醫者不能救治挽回也以辨症診脈則有粗心大不如中醫細膩者以脈表辨脈只論遲速至數而

中醫之五十七脉不問焉以寒暑針辨熱而上熱下熱內熱外熱虛熱實熱眞熱假熱不論焉以聽筒辨聲若不內不外因七情六淫病不問焉此西醫四診不備之明證也審症如斯苟簡而中人不問其所用之藥貿貿然以千金寶貴之身頓飲其藥水油末丸酒豈不殆哉中醫明方明藥略知藥品者偶見一二味偏勝之藥則勸其勿服殊不知西藥所用者十倍於此也偶有一二當下之症中醫之不服竟請西藥知其不大便用瀉鹽蓖麻油潤腸劑出恭而解便以爲中醫不如西醫心醉西藥矣間有伏熱內結胃熱不降之久病西醫屢下而病不解雖大瀉欲脫而不能救也何也內伏之熱已久其病根在熱而火不在結糞如有道中醫用增液承氣湯下去無形之熱僅借大解以去其結熱熱清病解穩而易愈并無危險常有用二三十劑而安者中間大黃用至兩許僅得結糞以去病并不大瀉稀水西醫其知乎但恐媚外者流不信中醫因述驗案數則以爲證前清時代南京初立陸軍小學有學生姚姓

在學有病先中後西藥物無效至神糊大瀉不止遣人送鎮其父延瑞診之則熱症誤服蓖麻油太多耳當即勸其勿恐以增液承氣湯救之其父曰現已大瀉不止完穀不化烏可再下瑞曰無妨熱逼陰液下迫耳宜以大麥稻子粥以解其油之滑俾腸中稍有滯氣令藥停留腸胃緩緩而下結糞結糞去自利自止矣後服至七八劑加生雞子以補胃陰至今已十餘年被蓖麻油瀉傷損去舌苔中間一塊凹十餘潤補之物不脫其凹終未能復甚矣有形之質難以倍補也近案去臘下旬鎮江大市口髮店主黃三患大熱神糊二便不通媚外者令延西醫治之用瀉鹽蓖麻油下去大便用通尿管瀉去小便略愈腹脹較鬆至舊除夕已能入對過第二泉浴堂矣瑞問其飲食如何答云尙未知飢且頭暈未解瑞知其熱病未愈當即向友人等云西醫誤人不小黃三之命送與西醫矣友人等尙未深信瑞言至新正初四日皆知黃三復病如前仍延西醫診治不二日竟死於將軍巷口連家店內矣或有謂西醫內

科不善而贊美西醫外科者予曰西醫所治外症皆不須中醫醫治但尋藥可好之症耳不待化膿竟用屠伯手段刳之割之每富貴之家年老之人一割再割氣血去多而傷其命者如鎮江四牌樓嚴北平夫人東碼頭錢秉之滿營官何壽明等皆西醫割之而死者也設其延請中醫安得速喪其生乎錄此以爲媚外鑑

牙粉與衛生之關係

方城李程九

吾國衛生之學素乏講求牙粉一道尤爲闕如自歐風東漸而拭牙去垢相習成風於是牙粉之消途日廣牙粉之牌號繁多惟歐美人用之以衛生吾國人用之以炫目取其潔白愛其芳香不查性質只知效顰查市坊所售各種牙粉不外骨灰石膏薄荷雜以香竄之品羣喜臭味相投詎料正氣有傷王冰筆談云久用苦參擦牙遂病腰痛由其氣傷腎也讀此則知牙粉與衛生實有密切之關係余家向不用牙刷牙粉每早晚盥洗時以巾蘸細鹽少許擦上下牙齒堅固不搖並可去口中臭濁雖

以頑固貽譏以數代相傳不敢逐末以趨時今志士名流動以提倡國貨挽救利權相勸勉而厭故喜新變本加厲者日見其夥奢華品與消耗費恒逾於尋常數倍疾病瘡瘍仰賴西藥食品用物仿照洋人視國貨如敗絮寶遠物若拱璧向來京津所製之香皂鵝胰用以去垢逐穢物美價廉多棄而不取吾國所產之食鹽藥材均屬天然美質取精用宏竟置之不惜反以舶來貨物爲無上妙品競相效尤舉國若狂愛國衛生徒託空言焉得不貧焉得不弱牙粉猶小焉者也

廢止五行生尅雜議

折背叟

五行生尅於生理上之有關係者不過爲升降浮沉之意耳如肝應春木之升肺應秋金之降等類云爾若拘於金木水火土以印定五臟似失之誣且牽連於症治方藥諸門如補土生金者必用甘草補水生木者必用熟地吾國昔時醫書多有此等語者頭上按頭夢中說夢廢止此等邪說吾嘗恨其不早耳唯並於升降浮沉而廢

之則有不可病機之屬於升降浮沉者實占大多數中醫之特色此亦其一端且經曰陰陽之升降寒暑彰其兆又曰升降浮沉則順之今之治病者莫不奉此言爲規臬蓋亦實有研究之價值故也不可廢生理上代言詞於五行之主張吾獨崇拜之若其他則非所願聞矣爰贅數言以供談者

論鬼病

陳守眞

鬼病不知昉于何代歐美各國罕有見者惟中國之境內無地蔑有患該病者非因氣體不利而有病實爲邪鬼之陰崇所致故患者未聞有爲醫藥所治療者焉迺近世之醫生不察每謂該病之由來皆緣于心神怔忡氣血兩虧用法培其虛弱安其心神其理可謂至善然欲其奏效焉吾敢決斷其不能蓋鬼病爲一種不可思議之病患者之病狀實不一轍有但覺鬼之觸摸其身者有親見鬼而相與笑語者其發現之時大率以日中爲差而晚間加劇其憑依之鬼則男子所見必以女狀爲多女

子所見必以男子爲最且染此病者又往往爲青年之子女與鬼污淫狎昵無所不至奄奄于牀褥終至慘然瞑目誠可悲也已昔關尹子有曰心蔽男女者淫鬼攝之故吾意該病或因邪而招致之卽與古訓妖由人興之說同一理也雖然不才如予亦何敢謂患該病者必非善類特予聞邪不入正之說始敢說之耳又吾以謂欲該病之痊者務當導之以入正路不偏于邪然導入正路頗難不若人人自省頓品勵行抑制淫慾勿爲鬼所誘則鬼病不生彼鬼將不得逞其技矣

本報爲全國醫藥學家之公共討論機關凡有投稿例必照登初無拘於一定主張也見智見仁惟憑讀者之自擇已耳卽對於偏設論調有所糾正撰文見惠更屬歡迎至有時因耳目所接觸發爲批評則揚中者抑西揚西者抑中如此次劉君吉人之二論皆有事實相質證夫又何辯也雖然醫藥者豈有中西之別哉苟業之精而操之愼中醫能起死而西醫亦能回生否則同一殺人也記者附識

女科折衷纂要弁言

凌永言

甚矣吾道之不孤也滬上行醫人多於鯽然求其精通三墳五典績學之士惜焉罕覯良以頻年兵火災祲致入山之吏失幕之儒爲飢驅所迫略知湯頭本草陡然大膽懸壺世有以耳代目之儔樂爲揄揚十失三四偶爾僥倖時髦遂以成名以此列彼皆因成本尙輕不惜以醫爲士遑論利害死生性命攸關出必高車駟馬儼然醫界萬能詢以素問靈樞難經金匱外臺千金神農本草太素脈經巢氏病源聖濟總錄王氏準繩醫宗金鑑以及前後四大名家諸先賢醫學薪傳乃瞠乎其目曰現在新法勿用舊方趁我十年運有病早來醫而已從此嫛倪莫別男婦不分無怪癸丑歲劉汪兩教育部長有廢棄中醫之議詠曾仕山東歲庚子拳匪滋擾京師時項城袁大帥開府齊魯統領武衛全軍駐此緣其生母劉太夫人病亟經徐大軍醫長華清等六十人輪流進院調治醫藥無功帥心焦急乃邀胡方伯景桂潘廉訪延祖兩

司上院商榷於同寮中可有知醫者否兩司以詠暨陝西張蘭洲封翁舉薦經姜軍門桂題勸進服詠擬方一藥頓瘳神乎技矣兄世廉弟世輔互相爲之駭愕（方案曾登上海醫報）嗣卽奉委武衛軍糧臺差使迴憶昔日武衛同輩半多民國偉人亦幸事也有此原因民國二年滬上諸同志發起神州醫藥總會公舉詠爲文牘員明知濫竽充數然嘗聞顧亭林先生有言國家興亡匹夫有責當仁不讓聊盡義務廢棄中醫之議起適大總統府內秘書長阮斗瞻舊友忠樞銜命南來調和張馮對調事宜襜幃暫駐南京四象橋湖楚軍械所詠乃趨謁南京厲門箭橋廣陵春旅館守候四天晚上始見而將公訂中辨理由五端呈覽閱竣回言甚好此事廢不了詠卽切懇云苟能轉圜爲蒼生一線生機公乃萬家生佛也告辭返滬次年春奉大總統發下國務院第三十五號命令會長余德壎等原呈批諭中有初非有廢棄中醫之意也句得達目的不廢詠以年老力衰文牘非我所能就此卸肩告辭此舉多阮

君斡旋之力而中醫所以不廢者要各有其淵源並非中醫竟若牛溲馬勃用藥投機亦可資鑒乎宗工寒家醫學溯自唐都察院竹隱公避居茗漈藉醫濟世代有傳人入志乘者不尠詠爲先胞伯曉五公第七弟子侍診十年其時就診者戶限幾穿門牆甚盛見多識廣濟以經書知認證當以陰陽寒熱表裡虛實八字辨別的確方可稱爲有道之士更於一髮千鈞之際能下重劑希冀轉危爲安斯卽道德猶存仁人之術醫所以寄死生半積陰功半養身談何容易若以之謀利因循誤事則其心不可問矣滬上醫家林立不乏專長先府君嘉六公及詠尤以婦女科鳴於市社會信用幸尚不惡古者扁鵲自稱帶下醫金匱書中載有古人列經脉爲病三十六種皆謂之帶下病非今人所謂赤白帶下也至其陰陽虛實之機針藥安危之故苟非醫者辨之有素烏能施之而無誤耶三十六病者如十二癥九痛七害五傷三痼是歟後賢羣起又有一百八病之論總之婦女病有與男子不同者蓋有衝任督帶陰

陽蹻維奇經八脉之辨别病由斯致爲多先哲且云崩中日久爲淋帶漏下多時骨髓枯故有甯治十男子莫治一婦人之誡而烏鰂雀卵經籍載有專方蓋以婦女病有種種隱情難以形容者在言傳意會固非人人可學也若雜亂無章莫衷一是何從何去端賴發明是以先府君嘉六公心焉傷之乃纂輯諸大名家要義名曰女科折衷纂要經胞兄先師曉五公鑒定詠妄叅末議不揣謭陋詳加引註孟子曰人之患在好爲人師所以先府君祇收梁溪李澹平君燓一徒而已斯稿本作子孫師範模型簡易楷則不敢問世茲承越中裘君吉生暨社中諸同仁有流傳遺稿之求發刋凌氏醫學叢書之議爰將先府君嘉六公德采入上海縣志藝文游宦類諸遺稿郵呈斧政曷敢自秘公諸同好瑜瑕不計要使後學率循有自簡練揣摩方知婦女科中有此一葦慈航未始不可寶慶耳歲庚申上丁祭孔日安吉凌詠永言醫廋謹識於上海僑居壽世堂之尚素軒時年七十有二

廣益良方及增訂驗方別錄內容之敬告

盧育和

己未季冬望後第三日是日也大雪初晴寒光透骨泥塗凍合行人甚稀余方閉戶圍爐靜坐觀書忽聞跫跫足聲闐闐扣門聲遂啓戶視乃郵使送包封一件來亟拆閱之中有廣益良方一冊增訂驗方別錄初二集欣悉是書係徐友丞先生之函贈者也祗領之餘不禁雀躍三百當即開卷而誦讀一周焉其廣益良方之內容若心藥若藥言若衛生要錄若人子之要道若煎藥法若服藥法若無藥療病法若病家四防五忌若內科外治法若胎產須知保赤須知等特色甚多不勝枚舉名言精理大有可觀是書爲友丞先生採集前賢宏論及近今諸家新說並加入己意發揮而輯成讀之洵足振聵發聾益人神智焉至增訂驗方別錄原本係閩鄭肖巖先生所著名曰驗方別錄嗣經友丞先生將十餘載徵集之單方輯成單方選要良方選要二種刊入於內詳加註釋說明藥性功用及方理發明用效證實等又於各門列入

古今名醫精論辨明症狀治療俾病家按症選方服藥奏效因易其名曰增訂驗方別錄觀是則友丞先生不知費許多心血耗無限腦漿始克編成是書達於完善至今日得出現醫界傳佈全球爲濟世之慈航救人之寶筏迥非他種驗方諸書所可同日語也育幸得斯編勝探驪而取明珠入寶山而獲美玉其愉快奚似凡吾同道欲增進醫藥智識及社會有志衛生者不可不購此最新之善本而玩索之也

秋瘧指南弁言

何約明

人之一身陰陽不得其平或傷天時或失調攝皆足以致病而秋瘧一證千原萬變尤爲複雜難治醫者苟非寢饋內難會通古今無由藥到病除茲得李偉人君刋送吾邑名醫林德臣先生所著秋瘧指南一册讀之如飲上池使斯民而免夭扎未嘗不多李君之功令先生既歸道山恨無一面之緣又不禁重致憾於是書也因附紹興醫報重刊以廣其傳焉中華民國八年大埔何約明誌於南洋槟嶼大山脚醫寓

本草摘序　周小農

治病宜識證既知其因以用藥爲第一義誠以六氣有所偏七情有所戾病由何生醫者以藥物所得之性補偏而救弊務於藥之溫涼燥濕補瀉宜忌研究有素方能必操勝着往者同學陳君禹生携示松陵凌退庵先生選著本草摘一書披閱一過殊於藥之所宜所忌集說彌精雖藥僅一百數十種轉輾相鈔不無遺漏然扼要而定一䕺已足有辨別精嚴之犍解可免用非所當之流弊誠習藥學之指南針戰病魔之必勝策也不佞獲益有年竊願以己之所得公諸同好爰書一二以告我後進之君子惟蘄養成抉擇之能力而共保此國粹也

頌醫鐸將刊　紹興明明齋徐德新

醫以鐸稱立意深宏篇巨著作良箴當頭棒喝驚聾瞶妙手春回洽古今暮鼓晨鐘研且勵開方用藥酌而斟岐黃舊學標新頴力挽狂瀾仗熱心

頌紹興醫報　　前人

爲憂國粹恐將亡救弊補偏醫報良千里一堂同討論新知舊學共參詳言皆金玉囊中術藥有溫涼肘後方按月風行傳海內諸公主任澤汪洋

時醫行　錄小說海桼鄞楊雨溪原著　　逸人

吾聞古者置醫師疾病疕瘍皆起之醫師制廢醫事紊漫無稽察人爭爲淮揚斯風近尤甚人皆習此爲生涯岐黃之術作利藪誰重民命扶民危下者術甚疎殺人易如草高者豈必精自詡聲價好昨日大府倒屣迎聲價今年勝去年借問聲價値何許一日靑錢數十千古道肩輿疑顯達驕人秘製擬神仙可憐慈父與孝子破產來求藥不死不惜千金厚贈酬但求一日沉疴起豪門富室走家家蓬蓽難致一駐車罔利不殊私壟斷揮金還自等泥沙君不見東家病糞壺公至百計經營急延致銀燭燒殘待未來夜深猶在娼樓醉

枳殼檳榔用之得失利害論

鎮江楊燧熙

夫虛證當補實證當攻人皆知之然有虛證反見實象實證反見虛象或虛實夾雜虛多實少卽邪少虛多（見溫病條辨）先虛後實先實後虛上虛下實上實下虛人每易忽推原其故證候者必正在其候以診斷之入手較易倘過其時卽變其候反現象矣非經過手眼不知賴上工三思詳察再以四診與經驗參合卽可神而明之倘診察繁甚道路遼遠心緒惚忙才力雖能勝任臨床卽診診畢書方未加思索一見胸痞便阻不分體之强弱陰之存亡拒按之有無槪以枳梹從事目爲常劑自云投方必效莫詳臟腑未究陰陽卽智者千慮必有一失意往他處應診（時髦之極視人命如草芥）焉可得利於病且害自身名譽枳檳可不愼用哉每見服此多劑症未退而面白唇淡氣急音微言語低弱若不接續舌苔如故脈現微細此元傷已極不克化邪變成虛虛實實虛實夾雜然何者輕何者重條分縷析補其正俾正復

邪行及補化兩施所謂藥醫藥者是也更有熱入於營邪入於胃反視硝黃爲峻品枳檳爲無妨專攻其氣習以爲常氣愈破泄而邪熱愈甚釀成危症此時攻補兩難雖有神方莫救余見甚多眞南轅而北轍亦如妻病而以藥其夫也考仲景三承氣爲傷寒陽明腑實而設（痞滿燥實堅全見）必須以此下之倘溫病陽明腑實則不當用枳朴矣一因病在營分不當攻氣一因溫病最喜傷陰留得一分陰氣方有一線生機故調胃承氣育陰濟陽無傷上焦氤氳之氣乃純正治溫邪腑實之祖方也如遇半虛半實上下先後虛實複雜胃燥者以鞠通新加黃龍增液復脈三才二至等以化裁之張子和木香檳榔東垣枳實導滯秦艽白朮仲聖又有四逆大秦艽大橘皮疎鬱搜風順氣化虫丸局方五積散槐花散元戎健脾丸參蘇飲枳實消痞等嚴用和烏藥順氣四磨滌痰清氣化痰等丹溪疝氣方濟生橘核丸桔梗湯易簡地黃飲子截瘧七寶等錢乙瀉黃散皆用檳榔及枳實此先賢遺蘊發前人所未發處

方如見其肺肝焉大概實證居多是邪在衛而未入營果初病在上焦氣分而未入中下者及久病血枯枳檳未可拘泥然前賢立法精良佐使君臣配合恰當從治正治意義深長而先其所因（病因）必伏其所主可使破積潰堅俾邪退氣和則平平則已矣所謂堅者削之結者散之留者攻之薄者刦之開之發之從多從少揣其事也經以去其半則止恐世人之過劑也用之得當其效如鼓之應桴用之失當禍不旋踵百害而無一利可不愼哉可不愼哉

痘非胎毒論

宜春去陳黃國材

痘爲一種傳染病泰西各國早已公認然我國之痘醫動以胎毒爲說實未加深察也蓋考痘之發源起點於漢因伏波將軍征武夷蠻遂帶此種流行於我國明係一種毒質感傳於人而發生此瘡並非人身本有此毒必引出之而後不再爲害不然漢以前猶是父母所生之人何以獨無痘症乎然則旣種而不復感染者蓋因痘毒

留存於體內以抵抗外來之痘毒西醫所謂抗毒素是也西醫占那氏發明牛痘之法較之天花平穩十倍但接種手續必小兒一歲初種十歲再種以後每閒十年復種一次方爲萬全之策即如天花若一種了事往往多歷年所而抗毒消滅則有復感染者惟天花危險年高者不可復種不如改種牛痘爲最妥之法若天下均種牛痘則天花必絕種行之數十年將牛痘亦可不種此必然之事也

眼科學及點眼退翳之研究

鎭江楊燧熙

夫眼之黑白比之若天之陰陽地之南北人之善惡夫水輪（屬腎）大於氣輪者其人善且壽氣輪（屬肺）大於水輪者其人惡必夭（見神相全編）書云其心正則眸子瞭然人之壽夭善惡出乎此貧賤亦發於此一覽即知不待智者而明又五輪八廓七十二問更分爲一百零八症名目甚繁臨床上徒滋惑亂總不外六淫七情四氣與外傷及痘毒梅毒習慣性遺傳性等在世人條分縷析耳故眼科學應通各科

急宜研究者也因與臟腑直接相通勿拘兩目屬肝肝取木腎取水水能生木子肝母腎焉有子母而能相離者哉故肝腎之氣充則精彩光明視力强盛肝腎之氣乏則昏朦眩暈視力薄弱統言之目爲肝之外候也精言之目爲五臟六腑之精華所聚所司如日月麗天昭明而不可掩者也其首尾赤皆屬心其滿眼白睛屬肺其烏睛圓大屬肝其上下眼胞屬脾而中間一點黑瞳如漆者腎實主之是隨五臟各有症應然論其所主則瞳子之關係重焉夫瞖之生也若天之雲霧地氣上爲雲濕氣結爲霧霧得陽光則散雲得風生則已此自然之理也至退瞖一節尤關利害大抵瞖起於肺肺經受熱輕則朦朧重則生瞖如珍珠如碎米者易散如梅花者難消雖瞖自熱生然治法先退瞖而後退熱倘過用苦寒則血爲之冰而瞖不能去矣更有赤眼凉劑投之過多或施之太早不反掌而冰凝者鮮矣眼特一圓水且水性淸澄尤不可點之過甚切戒喜怒失節嗜慾無度窮役目力泣涕過多冐寒冲風當暑受

濕日月不避烟火飲啖熱多而傷陰寒多而傷陽此皆患生於臟腑爲眼科學上總總之原因也果能起居有節嗜慾無心恬淡虛無若存若亡戒除喜怒撇去憂愁靜坐澄神保護目力放懷息慮心逸腦安調和飲食以養之斟酌藥餌以平之如此者則可明察秋毫何翳之有哉

燧於九卷第十號（即一百零二期）登有點眼去翳方辱承　逸人先生下問意在預配以濟窮黎誠濟世之爲懷其立德非泛泛也鄙人欽佩之至將來必收善果尊云所疑者二端一大針屬金質恐未能蒸化也二恐具有戟刺性倘是實症之翳膜及年深月久遮蓋瞳人何愁戟刺性之有哉用之以代刀針如翳膜漸漸轉薄兌蒸餾水少許減其戟刺性變爲平和倘針不溶化是蒸力缺乏也多蒸一二星期斷無不溶化之理　點眼方及方意列左

青鹽一錢　胆礬一錢　苦杏一錢　砂仁一錢　明礬一錢　銅綠一錢　花椒幾歲用幾

粒烏梅七個大針三支

清水泡飯鍋上多多蒸之以針化爲度用乾凈牙筷將此藥水頻頻點於瞖上

去瞖良方以代刀針之用也

青鹽　西番供食品用又名羌鹽禿登鹽陰土鹽胡鹽戎鹽產胡鹽山及西羌北地

味苦臭又云甘鹹而寒色青明瑩形方稜入腎專治目病并療上下出血堅

骨固齒黑髮烏鬚

胆礬　又名石胆味酸澀性歛辛寒入胆經而能上行產坑中乃銅之精液其功用

磨鐵能作銅色反此者僞品也故具有化五金之力何慮蒸針不化點瞖不

退哉并治喉痺欬逆涌吐風熱痰涎形似空青色如鴨嘴者爲上

砂仁　辛溫香竄益腎快脾能散寒止痛并可化銅鐵骨硬出嶺南研用

明礬　酸鹹而寒性澀而收能驅風殺虫止血定痛并治喉痺齒痛風眼等症

銅綠　卽銅青酸平微毒療風爛眼及淚治婦人血氣心痛及金瘡止血殺虫

苦杏仁　辛苦而溫入肺驅風降痰并治時行頭痛與上焦風邪等症

花椒　辛熱純陽入命門補火能下行導火歸元服之能溫補下焦

烏梅　酸濇而收清熱消腫生津止渴多食則損齒傷筋

大針　考此原料屬鐵又名黑金時珍曰鐵截也剛可截物於五金屬水故曰黑金本品取鑛土砂成秦晉淮楚湖南閩廣諸山中及牧羊平澤枋城或析城皆產經爐冶煆煉成針其時磨鑢細末者謂之針砂本草云鐵受太陽之氣始生之初鹵石產焉一百五十年而成慈石二百年孕而成鐵又二百年不經采鍊而成銅銅復爲白金白金化爲黃金是鐵與金銀同一根源也今取慈石碎之內有鐵片可驗矣管子云上有赭下有鐵氣味辛平有毒主治散瘀血消丹毒鎭心安五臟時珍曰畏辛鹹酸如花椒砂仁青

鹽胆礬烏梅皆此類也凡草木藥皆忌鐵器而補腎藥尤忌之此方用針

正取伐肝之意相畏相制不儘化針及開元錢亦能蒸化以退翳也

遺精久病重造先天法

劉吉人

凡藥不能治者先天已虧非有重造先天元氣之法不可此法由仙經吐納導引之法及針經按穴補瀉之法脫化而出鄙人行之有效敢以公諸同病內經有九針之法內有卵針一項今之醫士數典忘祖久矣卵針者何卽削木如圓椎錐柄形以按穴補之者也非針非鐵無尖無办不傷皮膚不出血水故名卵針補瀉法其法一取關元氣海一穴二取會陰海底二穴三取太溪左右二穴其法用洋傘柄圓頭向上者(或另車一圓頭向上之木柄)法用棉套袴二只捲圓捲將圓柄木用繩綑扎將板櫈一條騎馬式坐下再將袴捲木圓頭坐對海底穴對準坐實坐定再用木柄圓頭抵住關元穴一頭對牆上着實坐再用稱桿兩圓頭抵住左右兩足內踝後低凹

處是太谿穴稱桿長短約二尺上下如兩足胯大尙能收小將稱桿兩圓頭夾緊不落爲度坐實抵緊夾緊一齊着力緩緩數呼吸數至十數外無力則緩緩鬆之鬆至若無物爲止久久緩加呼吸加至五十或一百然後有效此卽補兩太溪穴法能淸退腎經大熱奠安腎水大有奇功少腹向前迎海底穴愈坐愈着實此卽任督兼補之法也但數呼吸時不可出聲吸至丹田丹田向前略飽肛門向上略綴會意可也

溫病宜急下不宜過表論

常熟張汝偉

表者表出其外感之邪使邪從腠理而泄一汗卽解也攻者攻其裏蘊之積使邪從大府而通一下卽淸也而世之人每謂病當初起必須表散不分溫病傷寒不論風邪痰滯初起一二劑必先用表明如鞠通條辨猶首列桂枝湯解肌發汗無怪溫病之不易治而每傳爲疫也溫邪之忌汗諤於抉微醫鐸中一再言之矣今又有不能已於言者深慨習俗移人欲思大聲疾呼以補救一二耳夫風寒之暴襲頭痛惡風

鼻塞身重此名爲感寒傷風荆芷羌防猶可一試然一二劑而不效其邪必已化熱或直入何經卽宜按經施治不可任意再投若溫病之邪最多伏氣蘊於冬發於春雖有外感風寒之狀總不敵在裏化熱之邪以其伏於少陰久而化熱一日偶受風溫兩火相灼猶如枯柴遇烈火火性炎上肺位最高而最嬌是以溫邪上受首先犯肺也治之者辛涼疎化之不暇奈何恣用溫熱辛散之藥乎況伏氣之來中必藉痰滯爲依據而痰滯之化又必藉腸胃之液若恣用辛溫不特內蘊之邪不能從腠理而達玄府過多出汗最能傷液液竭則痰滯益壅結不化而熱邪益充塞不淸逆傳心胞遂見發狂譫語痙厥等危症也醫者見厥用開至寶紫雪狂進不愈而熱仍不化厥仍不開於是束手無策坐而待斃矣所以不敢用下藥者以溫病每多見溏下之則恐其脫陷殊不知下最傷陰下不嫌遲乃指傷寒言非指溫病言也孟英有云利不因寒潤藥亦可多用卽傷寒亦有急下存陰之說誠以裏邪一化痰滯豁然而

下雖有表邪亦無依據不至復釀大事而况既下之後亦可再表又可先下後表之說不妨施之於溫病溫之與疫名雖異而實則同蓋其同爲熱邪故也溫邪不善治其氣亦能傳染卽謂之疫不過輕重之分耳縱觀近年溫病每初起一二日卽發狂譫語用犀羚等均不效而死西醫以爲肺炎疫中醫以爲溫毒而卒皆不治者半由冬不藏精邪伏過深半由天時不正寒煖無常而其大誤者則由於醫者之狂表吾見一人初起卽目赤神糊口渴自汗而彼醫猶且肆用羌防蘇葉豆豉葱白以泄汗一而再再而三以至痙厥數日而幾危殆猶且不敢用一味寒凉矧言下滯法耶後投犀羚珠黃紫雪至寶均不能開始延余與楊程二君商進黃龍湯一以扶正一以下邪而神識遂清繼進增液承氣而愈倘初起肯卽用辛凉泄化稍佐通滯之品何至有若是變端使家人惶急萬分耶余所以立溫病宜急下不宜過表之說一再申言也

藥性歌訣卷一

新安方錦文庶咸氏著　任敎農肇元氏校刊

綿黃芪　氣平甘味性溫柔　生用瘡癰膿自流　炙補中元兼益衛　汗能透發亦能收

甘草　生瀉心火味甘平　三焦溫補炙能成　濕家脹滿當須忌　百藥之中毒解清

人參　味生甘苦熟甘溫　補肺安神品自尊　止渴除煩通血脈　陰陽調養命能存

沙參　甘苦微寒體最輕　養肝清肺火邪平　風寒作嗽須宜避　脾胃偏嫌淡味成

丹參　氣平而降入心包　破血生新味苦交　墜死安生胎必用　調經通絡瘀能消

玄參　色黑鹹寒味苦微　平肝壯水有依歸　咽喉虛痛誠能治　明目除蒸利便稀

白朮　生宜燥濕炒安脾　甘苦溫和野更奇　止瀉除痰眞妙劑　安胎當與子芩宜

蒼朮　甘溫辛烈濕堪除　水腫都消理胃虛　止瀉升陽能避惡　寬膨解鬱自安舒

萎蕤　不寒不熱有奇功　悅色和顏信可通　目痛眥傷誠易治　風邪溫熱用相同

黃精　潤肺塡精味甘平　坤方最得土之精　安神益氣兼和胃　蒸晒還須

九轉成

狗　脊　溫能養氣苦能堅　利濕强關折痛痓　益血味甘形似狗　去毛切片
酒蒸煎

石　斛　入脾甘淡且除煩　滋腎强陰味且鹹　平胃補虛安五臟　舒筋益弱
脚和腰

遠　志　治悸除忘味苦辛　性溫通腎補精神　安心强志兼療洩　解鬱生肌
最可珍

石菖蒲　辛苦而溫散是香　開關利竅腫消瘍　逐風去濕除痰積　耳目聰明
語更揚

牛　膝　生除惡血苦酸平　治下甘溫酒炒成　壯骨强筋諸痛息　腰傷足痿
步能行

甘菊花　味宜甘苦性平和　四氣之中秋氣多　制火熄風頭目爽　久餐傷胃信非訛

五味子　鹹寒斂肺卽生津　其性爲溫可濇精　退熱除煩寧久嗽　實邪有火勿沾唇

麥門冬　甘寒微苦最清心　生脈除煩利肺金　行水自然寧咯咳　功能瀉熱更强陰

天麥冬　大寒微苦肺金清　益水之源降火成　止渴消痰虛熱退　臨時吐血用分明

欵冬花　甘溫其性本純陽　肺痿喉痺用最良　無論虛寒與實熱　消痰定喘不能忘

紫　苑　消痰潤肺且調中　苦降辛溫下氣通　破結開痺療咳逆　驚風咯血

全覆花　苦辛下氣水堪行　鹹軟堅兮痰轉清　入肺溫通血與脈　頭風能治目能明

百部　甘苦微溫善殺蟲　傳尸痟積治相同　入肺不嫌微有毒　虛勞熱咳奏奇功

桔梗　味苦辛平色屬金　清頭利咽且開心　目昏鼻塞疏肌表　引藥升高定不沉

薺苨　解毒惟甘利肺寒　和中止嗽自安閒　癰疽疔腫皆能治　消渴除痰更不難

馬兜鈴　四開象肺體輕虛　寒性能清裡熱除　降氣苦辛偏定喘　頓教咳嗽自安舒

白前　辛苦微寒降氣長　下痰止嗽肺安康　喉間喘促真能續　虛壅胸前

不可嘗

白芨 味苦而辛令應秋 性眞能澀亦能收 生肌補肺療虛損 面上皯皰
逐不留

半夏 體滑而溫性燥哉 須知有毒服傷胎 化痰滲濕嘔能止 逐水寬中
鬱自開

南星 味苦辛溫性燥長 攻風勝濕是其常 喉痺舌强諸驚癇 胆製當求
九次良

川貝母 瀉心散肺鬱如神 味苦微寒川產眞 虛勞吐咯癭瘤治 乳閉癰瘡
可問津

瓜蔞仁 清咽甘寒更利腸 胸中鬱熱蕩皆良 當知治乳能消腫 去子耑清
上膈長

天花粉　微苦微寒酸又甘　癰瘡消腫可肩擔　寬胸解毒兼通乳　潤燥生津
善滑痰

夏枯草　氣稟純陽散結癭　微寒辛苦熱能清　目珠夜痛都能治　火鬱肝經
解自明

海　藻　消癭散結且除痰　鹹軟堅兮潤下參　泄熱惟寒行水道　頓教濕腫
可全芟

海　帶　柔弱而長可化風　除痰散結有殊功　要知頸項除核力　下水消腫
海藻同

昆　布　功同海藻性偏雄　葉大方知似晚菘　性味鹹寒質又滑　癭瘤噎膈
可相通

獨　活　辛苦微溫氣稜求　伏風不動善能搜　頭旋齒痛都能治　瘕疝奔豚

腎未留

羗活　氣雄味薄入膀胱　又入肝經入腎鄉　辛苦性溫眞善走　遊風理去是奇方

防風　升浮居上散風邪　溫性辛甘味不堅　經絡濕留疏與表　搜肝瀉肺自安然

藁本　風寒頭痛腦相連　督脈曾知此藥仙　雄壯定能行下去　辛溫化濕不虛傳

葛根　性平升發又輕揚　味本辛甘不是涼　退熱解肌兼止渴　陽明積熱可兼嘗

升麻　肺與大腸胃與脾　甘辛微苦四經宜　升陽達表除風鬱　丹疹瘡痍可透肌

白芷　善治陽明頭目昏　芳香透竅本相關　祛風止痛眉棱骨　其味辛溫氣是芬

細辛　脊强咳嗽竟相宜　風熱辛溫散未遲　齒痛喉痺肝胆病　眼中流淚總能醫

柴胡　氣升味薄本爲陽　平苦微溫瘧疾良　能治傷寒與諸熱　胎前產後不能忘

前胡　辛能暢肺解風痰　苦泄肝經熱不難　邪入膀胱寒勝去　甘宜脾胃悅相安

麻黃　肺閉辛溫透自開　寒邪不怕舌如灰　當思營衛風和熱　消滌咸宜亦快哉

荊芥　清頭利血入肝經　辛苦而溫氣是馨　其性升浮能發汗　咽喉腫痛

得安寧

連翹　三焦胆與手厥陰　微苦升浮又入心　更有大腸諸熱聚　消癰利水

殼如金

紫蘇　疏風定喘是寬中　和氣安胎理肺同　色紫味辛香散鬱　消痰利膈

子多功

薄荷　辛能發散凉能清　搜肝抑肺氣和平　痧痲癮疹皆能發　解毒疏風

腫不成

雞蘇　形如蘇葉且微長　齒密皮皺氣烈香　辛味稍溫兼利肺　風傷頭目

服之良

木賊草　甘苦微溫中是空　麻黄其性竟相同　輕揚治目能除翳　解鬱和肝

胆去風

藥物研究錄

醫社同人撰　裘吉生輯刊

藥有根莖花實陰陽母子兄弟草石骨肉有單行者有相須者有相使者有相畏者有相惡者有相得者試略舉之　張汝偉

先主連營七百里破於陸遜兵固在精而不在多關公困守於孤城見欺呂蒙將固需兵而不可少故善將將者莫如漢高善將兵者首推韓信此中性質不同所以取效各殊論方用藥亦猶是耳一方之立須認定君臣佐使蓋君明則臣良而佐使乃得指揮之益君暗則臣暴而佐使亦縱專橫之形未見此病之向安又見彼病之繼起也故有熱因寒用者如用附子而監以鼈甲用肉桂而監以白芍是也有寒因熱用者如用黃連而制以吳萸用石羔而制以薄荷是也此皆相須相使之妙用也獨

聖散之一味甘草獨參湯之一味人參此皆有單刀出入子龍奪阿斗汾陽入回紇之力量此單行法之神妙也三拗湯之不去節尖甘遂甘草湯之相反相承皆能取效如響應猶廉藺之刎頸始怨而終好適其病之所宜也故相畏相惡之利用亦不可不知麻黃湯之必用杏仁敗毒散之必用防風相得則益彰也葵花向日竈土經火藥之陽也用以溫中鳳尾草生於牆角井底泥深入至陰藥之陰也用以清火參有太子珠兒之別附有烏頭天雄之稱此氣味雖同力量較異即母子兄弟難同面目也麻黃身發汗而根止汗防風身疎風而根熄風白頭翁一莖直上有風不動無風獨搖則用其莖當歸身養血而尾通血此用根用莖之宜別也玫瑰花袋袋花取其芳香鮮蓮子紅棗肉用其補中此花取輕宣實主滋補之例也用草藥務取新鮮而薊纓桑葉又貴經霜用石藥務取沉降而味薄難出又必多煎猪骨髓鹿角膠用骨以補骨猪膚湯霞天麯用肉以補肉此草石骨肉之用各有不同也故醫者苟理

路既明用藥自能執簡御繁設方自能措施周到而昧者每謂中醫之藥陳舊腐敗不及西藥之簡單而取效速殊不知西藥只能治單獨之對症不能治複式之雜症也提其精者只能責成一味安能復分根莖須使之妙用而得陰陽畏惡之相助哉前與張君叔鵬已論之矣今黃君慶瀾復有斯題爰分晰言之用以譬將將將兵之道也

大小薊

張相臣錄

京都名薊門故畿輔之地各處皆有大小薊乃以本地土產之物醫者猶多不能辨恒以大薊爲小薊小薊爲大薊殊屬可怪夫二薊之形最易辨別大薊葉縐初貼地而生狀類蒲公英嫩時可生啖以當菜蔬老則自葉中心出莖高二三尺許莖上亦有小葉開花黃色大如蒲公英花而稍大俗名曲曲菜小薊葉邊有芒刺嫩時即生莖葉長二寸許皆在莖上花紫色狀如小絨球嫩時亦可作羹俗有名薊薊菜有名

青青菜者與大薊皆能清血分之熱以止血熱之妄行而小薊尤驗愚治血熱妄行之證恒單用小薊鮮根數兩賫汁頻頻飲之恒有殊效尤善解瘡瘍熱毒一童子項下起疙瘩數個熱而作疼俾飲小薊根湯數次而愈一人發頤腫疼甚劇俾多飲小薊根湯亦數日而愈然皆須剖解鮮根方效至藥坊所鬻乾者則不甚效矣又善治花柳毒淋便膿血又其莖上或結疙瘩如棗中有蟲去蟲搗爛開水沖之飲其汁功效同根土產有如此良藥醫者竟忽視之可謂貴耳賤目矣小薊又俗名刺兒菜

五倍子　　張相臣

南京醫藥衛生報文蛤考甚詳欽佩無似但五倍子本係蜀產雖名文蛤象形也用時方中當加一川字於文蛤上名川文蛤見外科正宗太乙紫金丹下庶不致相混也或直書五倍子文簡明外科全生集名五構子斂肺生津消酒毒收濕療瘡治脫肛

素蘭催生記　瀛嶠

蘭爲國香素者尤珍貴吾家植蘭數十種間有素心者嘗聞友人言素蘭有催生之效親鄰知吾家有上品素蘭亦有來乞爲催生藥品者不論逆生橫生各樣難產以素蘭花用開水沖下或乾或鮮均可無不安然產生屢試屢驗蓋蘭氣芬芳有運氣提神之功故無不奏效紅心者忌用或說梅瓣荷瓣凡屬各種佳品有避疫之功能多植之瘟疫自不傳染其理如何尚待研究云

說紅花之效能　山東諸城王肖舫稿

紅花子即紅花之種子藥店中僅收用其花（紅花）每棄紅花子爲無用殊不知天生妙藥痘科聖品棄之殊爲可惜玆特登明其效能以供世界信用之蓋紅花子殼白而扁三稜而尖形如向陽花子而小無氣無味行瘀開結化毒清血能收散漫之毒凡痘瘡紅暈散漫血不歸痘久不化漿者用紅花子三錢微炒加於消毒調血藥

中定能引血歸痘退紅暈而化漿立杆見影靈效非常須知痘瘡之有無化毒以紅暈之消退與否爲準紅暈化一分則痘毒消一分紅暈全消則痘毒收盡準保痘後不生他症奈本草未有發明世人恒多棄置殊爲可惜也

說沙參之性及功用

前人

沙參以北產爲最佳山東諸城縣南境瀕海之區（卽前代之放馬廠）產此藥爲北省冠色白體鬆無心而中空初秋結子落地當年生苗甚密至冬則苗枯來春苗豐時不假人力不稀不密分佈於百步之內而百步範圍內如有最高處則其分佈之苗較密宛如有脚善走喜登高者按此藥色白屬肺體鬆而中空又象肺形至秋結子落地當年生苗得金氣最全其性善走又喜登高處故善淸腦熱（余治鼻淵之屬熱者每重用至一兩屢奏奇效）補五臟之陰而於滋肺陰淸絡熱又甚特性之專長也茲略爲說明以備醫家之採擇

中華民國九年四月二十日出版
紹興醫藥學報第十卷第四號
（原一百〇八期）
編輯者　紹興裘慶元吉生
發行者　紹興醫藥學報社
印刷者　紹興印刷局
分售處　各省各書坊

歡迎轉載

紹興醫藥學報

報價表

新報	全年	半年	一月	代派或一人獨定十份者八折五十份七折郵票抵洋九扣算空函恕復
冊數	十二冊	六冊	一冊	
定價	一元	五角半	一角	

舊報	一至十三期	十四至十七期	十八至四十四期	四十五至九十二期
定價	五角	三角	八角	四元八角

郵費	中國	日本台灣	南洋各埠
	加一成	加二成	加三成

廣告價表

等第	地位	一期	六期	十二期
特等	底面全頁	八元	四十四元	八十元
上等	正文前全頁	六元	三十三元	六十元
普通	正文後全頁	四元	二十二元	四十元
注意	所稱全頁即中國式之一單面外國式之一配奇如登半頁照表減半算			

●木刻大版醫藥叢書（每集洋一元六元）

第一集目錄

莫枚士研經言卷一二角
周氏易簡集驗方全四角
羅謙甫治驗案卷上四角
吳鞠通醫案卷一　四角
惜分陰軒醫案卷一三角
人參考全　一角

第二集目錄

莫枚士研經言卷二二角
羅謙甫治驗案卷下三角
吳鞠通醫案卷二　三角
惜分陰軒醫案卷二三角
市隱廬醫學雜著全三角
李冠仙知醫必辨全四角

紹興醫藥學報

第十卷第五號

中華民國郵政局特准掛號認爲新聞紙類

紹興醫藥學報

第十卷第五號

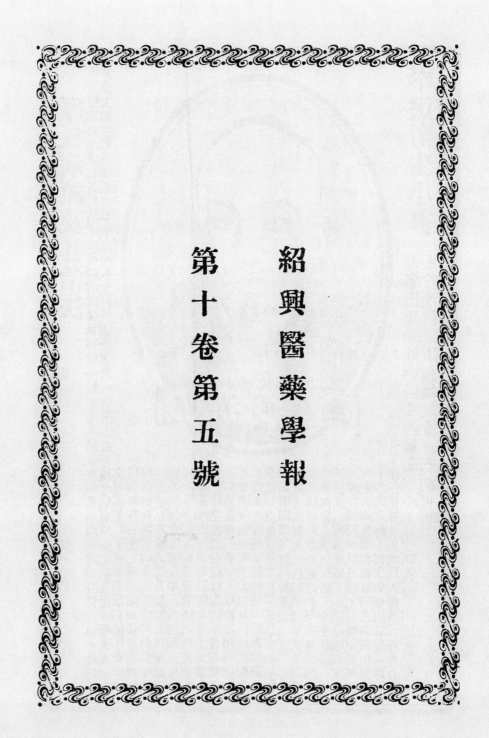

◎神效除痛散

夫人之疾苦惟疼痛最爲難受欲除此病必服此散無不藥到春回患者一試方知言之不謬並且無論何種疼痛皆可卽時立止鄙人經驗多年未可自私今特公諸病者夫乳婦妊婦均忌服每袋一包開水一茶杯食後一次和服一日服二次每次一包每袋大洋一角五分

總發行所鎭江城內五條街楊燧熙醫室內

●時疫奪命散

近來天時凉暖不一世人稍一不愼不拘老幼及婦女每發時疫見症咳嗽嘔吐頭疼骨痛惡寒發熱有汗（或無汗）甚則神糊譫語氣急鼻煽肢冷脈伏腹痛絞腸刺胸吊脚縮筋霍亂吐瀉不省人事以及山嵐瘴毒皆陰陽乖戾之氣（見紹興醫藥學報及星期增刊滬報等）須將此散分二次吹入鼻中小兒分四次其性平和寒熱均宜邪從口鼻吸入居其多數仍由此出內服外嗅俱有效力每瓶大人內服分二次小兒分四次孕婦不忌此方劉吉人先生經驗多年不敢自秘特此以濟時疫之急需亦治腦寒腦熱腦漏鼻淵鼻塞鼻瘜鼻茸時流穢涕等每瓶大洋二角

總發行所鎭江城內五條街楊燧熙醫室

△本報星期增刊第十七號目次

△本報星期增刊第十八號目次

紹興醫藥學報

△本報星期刊第十九號目次

△本報星期增刊第二十號目次

紹興醫藥學報第十卷第五號（原一百〇九期）目次

論文

雜著

閱馮前大總統病狀醫案之感言

松江查貢夫

閱第十號第三卷載有馮公華符病狀醫案一則見其中醫屢易西醫飽嘗概皆無效不能不有感而言焉在中醫當時審察病情處方立案各有見解豈敢妄參末議惟統閱諸方推蕭君一方較爲妥適方中有空沙參一味張君按北京藥肆中無此藥查本草從新空沙參卽薺苨固也按我松藥肆空沙參與南沙參同是老桔梗之根其色黑其中空其味甘又按薺苨卽今之甘桔梗也古有二種一苦一甘今則有甘而無苦至論報載馮公病情初則自覺不適身怠腿微痛無甚大病而陳醫卽照痛風治之治而無效再延德醫博爾氏診治共有五日五夜精神困頓烟飯不思痰盛而赤病漸深矣其間三易中醫方皆未服三醫之功過無干不料延西醫無效再延中醫十月二十九日以後中醫杜君診治矣又作冬溫論治斯時病勢已危卽據杜醫案云面赤而亮虛陽已上浮也日晡熱甚營分已內傷也今不論中西醫藥之

如何而獨論馮公身居高位公餘之暇不思整頓中醫保存國粹卽不爲一己性命計而獨不爲同胞性命計乎自以爲中醫日窳歐化東漸人民疾苦西醫皆可起死而回生目我國之傷寒金匱已非原書今病古方不無鑿枘（此二句是馮公作醫藥叢書之序言）視中醫在不論不議之列焉假令馮公當日知各省有醫會也而贊助之訪各處有良醫也而獎賞之再立中醫學堂培植繼起之後學專設中醫病院考察醫界之人材我中國地大物博豈乏良醫茹古涵今豈無實學登高一呼四方響應預作未雨綢繆之計何至臨渴掘井掘井而不及泉者也詎前請馮公爲醫藥叢書序云拔趙幟而立漢幟竊恐無是事也一語是目光中第知有西醫而不知有中醫也明甚自今觀之是漢幟之過歟抑趙幟之過歟不禁撫膺長嘆

中西醫一斑批評（靈子佛家濟修居士陶如山人著）竹餘祥錄

現代醫學日新月異莫如西醫之進步最神速器械精良藥物完備世人故多信之

尤有效者更推外科療法眞有起死回生之妙然是等器械與藥物果眞對於人類諸般疾患皆有根本的治愈力乎皆能治病之原因乎余敢謂現代醫術皆不顧原因的治愈而惟頭痛醫頭脚痛醫脚而已惟現代深信西醫之進步眩於外科手術之新頴過信藥品之精良遂以爲對於疾患有萬全之效果其實眞能治病之原因者幾何乎雖在醫者自身亦知其甚少也此非余等對於醫術爲過分之批難蓋現代醫學過於信仰唯物主義當然不能發見眞正之治療力也况以彼之藥品雖云有效而毒藥極多卽使注意其極量不至中毒然連續服之終不免起蓄積作用而釀成不測之禍患且藥物之爲用其一在作用於人體而增加其自然愈能其二在除去治療之障礙然凡藥物之除去治療障礙者同時障害他之生活機能而反不利於人體又西醫器械雖極精妙外科之切開縫合手段雖極神巧然截手割足毁傷貴重之身體至爲不具者未必不用此等手段卽至於必死也况每有割腹破胸

而陷於不良者又何見外科醫術盡善盡美乎總之現代療法所施醫術概爲對症的不爲根本的例如有一種根本的病症加以種種變症醫者不過對症發藥治其變症而從未聞治其根本的變症至於醫爲仁術之觀念現代醫士絕無此思想惟知以醫爲職業以醫爲營利故不能虛心視察靜心診斷而一有不愼甚至貽誤者有之世人嘗言（藥殺十人不足言藥殺百人爲庸醫藥殺千人爲良藥藥殺萬人爲名醫）其言雖爲詆蔑之言實近理之言也夫現代醫術固爲進步生理病理解剖等固爲完全外科療法固爲卓拔然古來不治之難症今日依然爲不治之難症故基礎醫學縱極完全而醫學之目的在乎治療則未爲盡善盡美此等治療醫學之不發達皆由於過重唯物主義之故我等雖信現代醫術有眞假然苟能治療上發見萬全之方法俾人生有絕大之幸福則尤爲我等所深願

中醫之基礎醫學與器械手段雖俱不及西醫然中醫以人類爲生命體則過之中

醫之診斷雖非如西醫有打診聽診各種然不用器械的診斷法而有望聞問切四診法爲其所長何謂望望顏面與全身之色澤及肥瘦是也何謂聞聞患者之苦痛呻吟及咳嗽喘氣呼吸而揣其病狀也何謂問問其本來罹病之有無發病以來之經過是也何謂切由望聞問三法而詳察病因病症乃切斷其吉凶安危也此外尚有腹候脉候舌候三法尤比西醫精密腹候如探其硬軟平滿壓痛部位及腹筋攣急强弱手壓之抵抗等心下有痞鞕症者察其形狀疼痛有無及腹部動脈安靜與否故腹候不獨診察胃腸病用之卽在腦胸四肢等疾病與腹部無關者亦必用之脈候不惟記每分脈搏之多寡并察其浮沉遲數虛實大小以判別病之進退緩急豫後之死生良否然後處方故脈候精通者能確指治愈日期及死亡日數而無誤舌候爲診察舌之伸縮色澤乾燥滋潤及舌苔有無厚薄等此等一般診查畢乃從事於其主病之診視及處方精於中醫者雖不用器械而自能察知疾患部位之廣

狹大小云

中醫所用之藥概爲草根木皮故不若西醫起蓄積作用致於中毒世人或侮蔑之以爲無用然服中藥而奏效其例甚多世人或謂中醫不用打診聽診器械不辨患部之或左或右或廣或狹（例如呼吸氣病不辨其病在肺抑在氣管等）而妄投藥石爲中醫𥘵不知藥之爲物不由左右廣狹而異中醫依上述之四診三候統觀全體病因而投以藥物雖於一小部之區域不加以研究而治其本體則枝葉自愈況左右廣狹與治法無大關係而藥效不因左肺右肺有區別以在此可證中醫之未可厚非也

西醫既定病症則處方千篇一律無大變化中醫不然同一症候其藥方互異此皆由於望聞問切及腹候脈候舌候之不同而藥方不得不互異也故甲醫乙醫所診之病名雖同而處方各異甲醫之方不効乙醫之方特驗者有之其故何歟診察之

精粗不同者也我等日常所好之食品因其體質境遇氣候及習慣而種種不同適於其人嗜好者消化容易不適於其人嗜好者消化困難西醫對於同一病症投以同一藥品猶之吾人日常取同一食物而欲得同一榮養可謂不知變通之甚以此論之中醫藥方之種類多調劑易迥非西醫可及也

藥物施於人體之徑路中西亦各不同西醫先研究藥物之性質試驗於諸多動物考究其生理作用醫治效能而後用於人體見其有效乃公表於世然其經驗與試驗因未有長久之年月也中醫雖不如西醫分析藥品之成分精而且密然先調查其藥味藥性識別其配合嫌忌以爲增減損益組成一方然後積長久之實驗施用於人體俟其奏效確實傳之於今已及二千餘年故中醫之方劑雖未經理化的試驗而其對於活人之實驗則時代已久用之有利無害可斷言也如彼腎臟炎肋膜炎肓腸炎在西洋醫法以爲難治者中醫則皆容易治之是非中藥之勝於西藥之

明證乎

西醫之外科手術固過於中醫然其切斷截開縫合諸法巧則巧矣以云全治疾病則未必何也每有手術後不能速愈而遺爲痼疾或手術後就死不手術則不死者西醫之言曰（手術以後之生死屬於豫後不可前知）斯言也非自道其不知豫後乎治病而不知病之生死吉凶而猶妄行手術可謂不負責任之至中醫雖不能施行手術然對於患者負責任況其治病不在以手術眩人而在通觀病象之本原用內服藥以治之故對於肺炎不用濕布吸入對於婦人病不用洗滌敷塗對於瘰疽脫疽及骨膜炎癰癤不用十字切開而一以內服藥治之何也凡病不問內外皆由於本原而生治其本原則諸病自去西醫則知切除患部截斷病部而不知病毒遺留於內有再發續發之虞此亦西醫不及中醫神妙之點也總之中醫以內服藥圖血液之流通全身受藥品之功效而後從根本上芟除病毒爲主義故雖不用外

科手術而其效反過之

西醫對於急劇症狀如痙攣刺痛等注射一二回或內服藥一二貼其功甚大而對於長時服藥之重症及痼疾則中醫爲優何則西藥多有毒性連續服之則起蓄積作用而於腦脊髓及他重要器官發中毒作用故西藥不能去長病之病根而中藥可以補救之此又中藥勝於西藥之點也

總之中醫巧妙應用之必有起死回生之功然在庸劣之中醫則殺人者比比皆是西醫雖不及中醫之神效然優劣相差不如中醫之甚故西醫之庸劣者亦無大過近時患者好延西醫即此故也苟先用西法診斷定疾病之部位而後用中法診斷卜疾患之吉凶安危以中藥方投之則庶幾絜長捨短無大患矣

由上所述西醫爲部分的中醫爲全局的西醫治病末中醫治病本西醫治病偏於空間的只治現在患病之部位是也中醫治病爲空間的兼時間的治其現在病症

兼及於過去之病症未來之安危者也所惜者中醫之基礎醫學不完全有支離空虛之弊而其藥物亦非眞正之藥物毋甯目之爲食養的藥物乃當耳

論歷代著作家之宗旨與得失

逸人

大抵可法可傳之言必出諸著作家者理也而著作家之言未必皆可法可傳者勢也理者事之常勢者事之變通其常達其變經緯萬端之道不外是矣故歷代著作家之遺籍雖博如江海而宗旨得失可略言也一爲集大成之作兼收博訪細大不捐如外台聖濟準繩綱目金鑑等是宗旨在與人規矩之方圓平直其得也理論詳備其失也泛雜不精一爲抒心得之作獨秉燃犀發爲偉論如孫思邈張元素劉守眞張從正李明之朱彥脩薛立齋吳又可喻嘉言徐靈胎尤在涇張鳳逵葉香巖石壽棠唐宗海諸前哲之遺著是其宗旨在表彰其獨得之秘其得也議論精巧有誘起後人之靈思其失也各造一班不免顧此而礙彼然當諒其因時制宜補偏救弊

之至意非泥定後人眼目以死於句下也乃後世醫者心存私利依樣葫蘆於諸家之籓籬尚未能鑒別遽揮而斥之曰各騁己見此派別之門戶所由來也嗚呼誤矣試取諸家之遺籍觀摩之內傷外感各別其源寒熱溫涼各明其用初何嘗有黨派之意見而爭執乎卽河間與易州之學不侔立齋與丹溪之道各別趙養葵張景岳與洄溪修園之不能合一均所謂見知見仁者也無統一之精神無合羣之主張決不能達完全之目的奚足云怪吾嘗謂歷代醫書各有所偏者正爲此也說者曰中醫多失傳西醫未造極吾則曰中醫亦未造極故種種之缺點尚未遑殫述如編輯書籍無一定體例診察方案無一定規模衣鉢相傳無一定教授以一症之徵往往聚訟千語若全體之大乃竟研究無從針灸視由嗤爲妄誕生理病理無此明文凡若此者何莫非中醫未造極之明證耶然此外尚有重要之問題焉蓋形體與精神之鑒別是也形體之病固能感應於精神而精神之病亦能波及於形體大抵七情

六慾精神病也宜治其精神六氣七傷形體病也宜治其形體今歷世相傳之方惟有治形體病之能確無除精神病之力凡遇有精神病者惟恃逍遙越鞠諸方以敷衍塞責與東醫治此用痲醉興奮者其伎倆等耳愈則貪天之功以爲己力否則莫可云何矣彼歷代著作家雖無微不至而於此大綱獨抱闕如豈明足以察秋毫之末而不見輿薪者乎吾於此不禁爲醫學嘆幼稚焉近日醫界發一良心上主張之言曰藥能醫假病又曰眞病藥難醫一唱百和聲應全國外人呼爲欺人之術彼等亦以欺人之況自處矣黑幕千秋一朝披露原不待外人之攻擊也吾於此不能無疑焉虛實寒熱之殊明如觀火汗吐下和之法應病若神醫非欺人者也痲黃桂枝之於汗大黃巴豆之於下標竿見影藥亦非欺人者也然則彼乃藉口於欺人者胡爲乎來哉噫我知之矣蓋精神與形體受病之異無識力以鑒別故也風寒暑濕燥火六氣之迭浸飲食房勞經絡氣機七傷之感受所謂形體病也宜用藥物獨勝之

氣質以調之此醫市之能事者也若精神上所起之病有斷非藥質所能治者卽近世繹本如催眠心理諸療法亦不過略得其皮毛閱者如欲深求其義則內經中言之甚詳細心參考可也

醫藥進步談

古黟王蘭遠

神州醫藥已爲五洲冠叩以鼻祖之肇興莫不曰神農嘗百草岐黃之靈素可見先聖殫精竭慮詳考藥性病情醫與藥不分門戶醫必先識藥而後識病藥未達不敢嘗松下問童子言師采藥去此古人必識藥醫生必備藥之微意也乃後之醫者漸漸離藥而爲醫湯方恃有歌訣藥籠不儲一物並且藥之根荄花葉如薏苡當前眞僞莫辨稍强人意者若經學家著述辨一關睢動輒萬言僅向故紙堆中硏鑽此中醫經歷進步之一大障礙今之提倡醫藥者鑒於外界侵略財源枯縮大聲疾呼保存國粹振興藥業醫藥分鑣雙軌並進仍醫自爲醫業藥自爲藥業其中力圖改良

者固不乏人而不顧大局以僞藥誤人爲利是視者亦復不少醫藥家不提倡改良則已如改良也以鄙人居穽之管測如豆之目光各處醫藥會宜建設藥品陳列標本所任人參考爲醫者先識品類次詳性味繼合丸散以備倉卒危症療治之用醫不備藥如戰者徒張空拳不持寸鐵斷斷乎不能戰退病魔也試觀今之西醫出診藥籠精備雅典裔皇較之有文野之分巧拙之別中醫外科既已具體而微而內科不能不急起從事於斯誠能由鑑品識味進於化驗提精取華不假藥舖劣夥之手自毋秦越肥瘠之視猶之將兵者率旅親鍊一旦臨陣有身使臂臂使指收效甚捷芻蕘之貢不識是捫燭扣盤之謬論否

抵制劣貨之醫藥觀

冷水

抵制抵制抵制之熱忱大矣抵制抵制抵制之成績偉矣抵制抵制抵制之歷時久矣愛國同心大有蒸蒸日上之勢嗚呼今日果何如耶他界事件吾不得而知矣敢請以醫藥事證

之名詞也器械也藥品也吾醫界之實用者果爲之抵制耶抑爲之提倡耶熱血救國之聲浪而今已矣曾細思之其爲熱耶抑已冷耶

觀戒烟新藥杏仁精等暢銷於市不能巳於言焉爰命筆以告閱者

中醫宜在上者提倡說

東雷

醫藥爲科學中最深邃之一端其關於人民健康衛生至爲重要故東西各國對於醫士藥師皆於提倡中兼採制限之義非有專門技術之憑證不得懸壺問世因其關係生命至鉅大焉我國中醫其學術深邃技術精良者固亦代不乏人然因國家不爲提倡亦不制限遂至讀書不成者均得操觚從事於是中國醫術爲世詬病矣

新潮與醫學

裘吉生

萬類之進化無止境其能窺測自然催促進化者唯人爲最因人之欲念無滿足之

一日近世新思潮澎湃而來無他即要求人事上種種欲念之滿足已也雖思潮發生之初不過屬於少數人之理想然其結果要皆成爲多數人贊同之事實蓋前此理想原爲在事實上有感於不適而來也故一呼百應勢難遏止夫醫爲人事中最關重要人人之生命係之而今之醫學能適應此澎湃洶湧之新潮流乎吾恐徵特徒持古說之中醫立足爲難則號稱新學之西醫亦當有所研精而對付也醫有保持人類健康之責人類進化程度愈高其用腦耗心愈極則保持健康之術因之窮矣挾新潮而爲文化運動者如臨陣衝鋒敢死隊吾醫之責猶隨同敢死隊赴陣之十字員而致死之境愈迫則設救之機愈急此理喩之甚淺明也奈何今之醫者不從有未滿意處隨着此新潮以求進步講舊學者惟排斥東西學之足以亡我國粹吾國天產藥物將無銷路矣操新法者但指摘古醫學腑臟部位錯亂五行生尅無憑噫是何益耶

治目芻言

紹興明明齋徐德新

讀十卷三號王君少舫所編治目宜按原因而擬藥不宜拘守眼科用眼藥之套法二語旨哉斯言深得乎眼科之奥矣吾因之有感焉夫目雖開竅於肝而實則通五臟之精華循腦筋皆上注於目考之血之精爲絡卽大小眥屬心火也爲血輪筋之精爲黑珠屬肝木也爲風輪肌肉之精爲約束卽上下眼皮屬脾土也爲肉輪氣之精爲白珠屬肺金也爲氣輪骨之精爲瞳神屬腎水也爲水輪又以五臟平和則目無病而常明設有相觸則五臟受病而害目目現何臟部位昭昭可考矣故上智之士頤養天眞節勞寡慮事理通達心氣和平非特目力清爽而全體精神亦矍鑠年登耄耋者多也不然稍有不愼或因六淫外感或因七情內傷致感於外者必傳於內傷於內者必達於外其病狀不一或內外瘴翳或狂痛赤腫千頭萬緒變態多端顧或者曰是不難也目中諸病均屬火症祇以大劑涼藥下之卽愈矣殊不知適遇

實症因此而奏效者固屬有之設非實症而隱受其害者實繁有徒每見世之病目者動以龍膽草清甯丸羊鳥珠羊苦膽之類頻頻服之非過火入內而不出卽因凉勢傷元而益劇迨病不可爲然後求醫大率類是噫何其愚也須知眼科有一百二十一症一症有一症之病因卽一症有一症之治法病有在表在裡有虛有實雖曰在表者溫之散之在裡者下之寒之在半表半裡者和之解之虛者補之實者瀉之此不過正治之法也若夫不內不外之症以及虛症似實實症似虛假寒假熱等症凡專是科者安可不細心辨認審愼周詳斟酌處方更有老幼强弱兼胎產痘瘄疳積之不同尤宜隨時注意隨症定方斷不能以眼科之套劑治之得以掃除瘴翳重見光明者也譬之作文家須先認淸題目然後佈局用意措詞筆筆跟定題發出之方爲得法若以通套之文敷衍則作者未見出色閱者亦無意味其何能取勝科場病卽題也方卽文也則非特眼科如是凡諸醫理均猶是也吾也學識有限醫理無

窮窺管之見願乞同社高明敎之

風溫傷衛襲榮證治

沈仲圭

風溫者（風溫症時感卽病則輕伏氣內發爲重）由冬受微寒至春感風而觸發也雖見於春日實伏於冬時考其原由冬不藏精及冬傷於寒之二因蓋富貴之體冬不藏精寒邪伏於少陰勞動之輩動作汗出寒邪藏於肌腠至春感風而發則見頭痛惡風身熱自汗咳嗽口渴之證脈浮數苔微白治當以辛涼輕淸之品如桑葉連翹牛旁象貝竹茹橘紅淡豉葱白前胡薄荷婁皮杏仁之類以透表宣解開其肺氣爲妥唯勞苦者病必日增胥虧者陰定卽傷是又當審其體之勞逸強弱以爲方之損益也然亦有從（所謂新感觸發也）口鼻吸受非緣冬時伏氣者蓋春日風木司令人易感受且風爲陽邪必傷人身之衛氣而衛氣又主於肺本於胃故又必傷太陰陽明二經其見證頭脹惡風身熱自汗咳嗽喉痛聲濁治法亦宜用辛涼輕淸之

品如延久不治或治不得法則邪入陽明榮分苔色變絳脉來滑數齒燥唇焦神昏煩躁譫語喋喋則前所擬之清透平劑不足用也宜以清熱解毒之重劑如犀角桑葉帶心連翹象貝鮮斛丹皮益元散黑山梔淨銀花鮮竹茹之類治之方能挽回否則或熱極生風而手足瘈瘲或逆傳心包而昏聵不知多致變幻莫測耳

論中二方不過常法至如體質不同證狀或異則又在臨證者之隨機應變耳

讀時感症邪熱內陷辨書後　盛澤王鏡泉

今醫家之治時感症者每懼病邪之內陷矣今病家之患時感症者亦皆懼病邪之內陷矣以內陷二字爲口頭禪故遇當下之症無論醫家不敢用下方就令醫家用下方病家亦斷不敢服下方相率成風其貽害於社會者殊非淺鮮茲得裘君易其名曰上蒸醫家固可奉爲圭臬病家亦不至畏首畏尾乎雖然內陷二字取義甚廣感症蘊於腸中之邪熱邪已內陷更無內陷之可言若感症邪鬱於表則必須防其

內陷至推斯義而論之皮膚肌肉筋骨諸外瘍隨在有邪亦必須防其內陷正不得謂無內陷二字也總之邪未入裡而不慮內陷者非邪已入裡而猶慮內陷者尤非爲醫者能隨時隨處而融會貫通焉則得矣

論下胞衣之法

宜春黃國材

曾見嬰兒已產而胞衣不下致傷產婦之生命者不知凡幾此無他皆因未得善法救治故也蓋嬰兒已生胞衣在腹腔內已與產婦脫離血脈關係縱服湯藥只可調養產婦之精神氣血而不能催動衣胞之下行昔醫傳授雞頭蓮葉下胞衣有效言裂該葉爲四塊煎服則胞衣亦裂爲四塊而下愚初見此方卽疑無是理後試驗多次均無效果可知凡諸驗方理不足者則其效自不確不獨下胞衣一端爲然也愚治胞衣不下者每用手術取下未行手術之先將術者之手指甲剪除凈盡用胞皂洗凈再用酒精復洗拭乾然後緣臍帶探入拿住胞衣輕輕向下牽之如覺痛必胞

衣未脫離子宮用手摸索胞衣四圍如有黏着處用兩指作剪刀形輕輕剪斷然後牽出萬無一失

辨死胎正誤

前人

古書云面赤舌青母活子死面青舌赤子活母亡面舌俱青子母俱死愚依此法曾試驗多人有面青舌赤而子母俱死者如兄婦楊氏鄰婦劉氏是也若面青而母活子死者如弟婦余氏表妹張氏是也至於子死腹內而不見舌青者尤屬多數如黄氏婦周氏婦等是也然求其實驗可靠者惟產母自覺腹內微微觸動則知胎兒未死否則胎兒必死矣次則以耳貼壓產母腹上有胎兒處（或用聞診筒亦可）聞得胎兒心音則胎兒未死否則亦死用此兩法合診自無誤謬吾望海內醫家及早試之

按佛手散一方治胞衣不下與安活胎去死胎確有特效

上搭治驗

鎮江楊燧熙

鎮郡鼓樓崗陳姓婦患上搭偏左二星期正膿未出四邊腫硬如盤幸喜其色紅活疼痛寒熱交作更衣數日一降診脉沉分滑數舌質光赤少苔口渴唇燥齒乾伊兄邀余診治閱前服各方寒熱攻下表散補益均嘗矣燧覺諸瘡痛癢皆屬心火夾以肝木之熱凝結使然致血分阻滯氣亦不行經以營氣不從逆於肉裡致生癰腫幸頂高根束氣盛兮頂自高而突起血盛兮根脚束而無疑外用手術切開寸餘放其惡血積膿盃許再將3%伽波匿酸藥水用器械吸入洗其內部消毒防腐插入象皮管既可透膿又免閉塞之虞口面上灑黃臭藥少許提毒以5%海碘仿軟膏消腫以4%伽波匿酸軟膏且可收束根脚如此每日洗搽三次內服犀角地黃犀角易羚羊三黃知柏地黃加味逍遙等去歸柴朮薑萸肉加石决明夏枯草山梔銀花連翹絲瓜絡紫花地丁竹葉燈心海蜇荸薺鮮藕等出入為方二三日寒熱解便行疼定四

五日腫消食進十餘日如常念餘日而脫腐生新惟舌佈新苔無多後以二冬玉竹瓊玉雪梨等膏以善其後俾氣陰有來復之兆矣

溫病治驗

前人

客歲冬令天乾雨雪遲見始爲燥熱所傷繼爲寒束藜藿之人飢飽失時勞悴過度體質先傷感邪較易膏粱之體專餌肥甘衣被重裘暗受其熱陰氣先傷陽氣獨發感邪亦易東門外陳鳳林年五十餘筆耕爲業見症寒熱咳嗽頭疼骨痛口渴欲飲胸悶痰色黃稠更衣旬餘不降少腹拒按小溲赤少身熱夜甚有汗不解神糊譫語時而肢振頻頻呃忒診脈沉滑數舌質光紅無苔唇齒乾燥延廿餘日危象畢呈已經中西醫十餘人調治未效舉家驚慌云無生理已備後事矣鄰右何子明邀予一決予斷曰症本冬溫而服傷寒之藥是以溫治溫致陰無涵養承制上潮之力陽有升騰阻逆擾亂之威夾痰火由肺胃逼迫逆傳心胞兼及陽明化燥傷陰倘能留得

一分陰氣即有一線生機溫病救陰傷寒護陽人人皆知然手經足經分治如地之南北大相懸殊何世醫顛倒治法哉拙擬先以牛黃清心紫雪輩清宮湯五汁飲等險象日除繼以犀角地黃調胃承氣涼膈銀翹新加黃龍燈草海蜇等出入連得汗下逐步效機末投知柏地黃二冬知貝枇杷葉雪羹萎蕤扁豆瓜絡竹茹等如此進退出入調理二旬始得健康此案本不足道然愚者千慮必有一得以供世之工於仲景而歧視鞠通者互相切磋以達美滿濟人之目的病夫幸甚同志幸甚醫報更幸甚也

時疫治驗案二則

鎭江袁綠野

陰歷二月十六卯刻鄰舍孫隆餘妻年四旬外卒病時疫神糊口噤診脈左紘而細右手浮中沉三部皆無四肢厥冷余曰此不治之危候也隨以臥龍丹吹鼻良久微噓亟用蘇合香丸一粒取其香開化濁兼以生茅朮三錢九節菖錢半川鬱金三錢

廣藿香三錢益元散五錢鮮貫衆三錢威靈仙三錢薄荷錢半橘紅錢半以水二碗煎取一碗化丸服之冀其神甦脈起厥回方有生機孰知病家藥已煎成而病者牙關不開無計將藥灌入病者之口默默然坐視其危矣彼時余出診渣滓里歸來已是午刻詢問服藥後景况衆述藥難下咽矣不禁爲之愕然卽至病床觀之症勢如前忙取竹筯將牙撥開命病家緩緩灌之須臾藥皆灌下惟口角溢出不多令安睡勿驚擾至酉刻復診右脈三部皆起神昏依舊余曰是佳兆也命照原方接服一劑明日再診或曰此鬼神事禱之則已此唱彼和衆口同聲是夕病者已能言語但神糊而已莫不曰眞活菩薩也不祈禱能如是乎殊不知醫藥之功也良足慨矣故於是病家專事鬼神視醫藥如仇讐（此吾郡習俗使然不可移易頗爲吾輩掣肘）乃直至二十一日前後一星期耗費多金而毫未一收效果焉或謂敬神無濟仍當速延醫治之又復延余余固辭之再三哀懇余喟然歎曰治若有效必謂鬼神之力非

醫藥之功治若無效又謂鬼神惱怒醫藥害之矣似此有毀無譽所以固辭之另延他醫可也病家泣而告曰由茲不信鬼神矣請先生勿疑倘得回生自當重酬余測其意始方允所請（並非故意裝腔做勢亦藉此以破除迷信之習俗已耳）遂至病者之牀窺其面目煩赤神糊譫妄唇齒焦燥舌絳苔黑津液全無脉象細數大便秘結斷爲痰火內閉心胞營液告涸大有燎原之勢擬方開心胞以清營熱救陰解毒佐之方用元參心八錢鮮生地一兩五錢（生搗絞汁和服渣入藥煎）連心麥冬八錢（剪破硃染）粉丹三錢雙鈎籐三錢抱木茯神四錢（硃染）九節菖錢半化橘紅錢半黎川鬱金三錢（磨汁和服）金銀花露四兩（後下）老竺黃八錢（同金器一具煎湯代水煎藥）至寶丹一粒（藥湯化服右藥以水三碗煎取二碗分三次服渣再煎服）次日復診神識已清燥熱未已苔脈如昨而月水又來周身痛楚此血熱妄行也當此之際清營救陰爲急務矣方用元參心六錢鮮生地八錢連心麥冬六

錢（剪破砵染）粉丹皮三錢抱木茯神四錢（砵染）丹參五錢雙鈎籐三錢忍冬籐三錢福橘絡錢半肥知母四錢生龍齒六錢（先煎）老竺黃六錢（先煎）蓮子心錢半次日又診餘無所苦惟口舌津液未回苔仍焦黑陰分大傷法當滋水制火方用大生地五錢元參心五錢大麥冬五錢抱木茯神四錢夜交籐四錢酸棗仁三錢（炒研）丹參四錢肥知母三錢生龍齒五錢（先煎）龜板八錢（炙先煎）甘蔗汁四兩（蒸熱和服）前後服藥三劑病竟霍然又以養胃清金法善其後不揣鄙陋爰泚筆以記之願吾同胞急宜革除惡習奉醫藥爲療病衛生之至寶乃可

渣滓里任君廣育令嬡年十七暴病四肢抽搐筋攣口眼喎斜咬牙嚼齒神識昏迷勢頗令人驚駭診其脉兩手緩大而滑左關絃硬舌苔淡黃厚膩余曰此風邪直中厥陰引動內風風從火化風火相搧氣升痰湧痰阻竅絡以致如是亟以熄肝風宣竅化痰治之方用明天麻三錢全蝎尾七條陳胆星三錢（隔水燉化和服）雙鈎籐

三錢抱木茯神四錢生龍齒五錢（先煎）九節菖錢半化橘紅錢半老竺黃五錢（一先煎）西光珀四分（研末冲服）眞辰砂八分（研末冲服）金器一具（先煎）方甫書成奈滿室男女紛紛靡不以鬼神爲祟目之余叱之曰是病宜靜毋得驚擾汝等非救之實殺之矣猜鬼疑神本爲吾郡之惡習夫專事迷信奚有鬼神來耶矧此女病起倉猝其來也有風馳電掣之速若延緩時刻歸於不救其誰之咎歟能將此方服下必如鼓之應桴也任君唯唯余放胆言曰君能革除迷信吾能保君女無虞任君曰若小女再生皆先生之力也隨命購藥服藥後果如所言次日再診諸證悉平仍依原方減輕其制病已告痊雖然功成神速頗滋惑焉故錄此以貢海內諸同道因其甚有研究之價値其爲中風乎抑時疫之一種乎

急性悶疫新治驗

徐相宸

鄭水鏡紹興人年十七歲在新開路中華圖書印刷所學圖畫夏正元月廿八日起

病廿九日卽厥至初四人事淸少糊多煩躁呌喊手足亂動苔糙灰三周時未更衣表不熱閉在裏初診方用麻黃(先煎去沫)一錢天葵草三錢山甲片一錢酒大黃三錢生石膏(打)六錢鮮菖蒲(打)錢半藏紅花乙分車前子三錢諸葛行軍散(一吞)五分生萊菔汁(冲)乙杯服後煩躁出汗以四人管住手足勿令亂動大汗一周夜人事稍淸前方去麻黃行軍散減輕天葵菖蒲車前子加風化硝(後下)三錢天花粉五錢得大便一次自午後二時睡至夜一時始醒人事全淸大便續下數次似痢非痢頭痛口渴苔化其半胸仍未寬雖有轉機尙未出險至初六日診方羚羊(先煎)三分花粉五錢銀花三錢浙貝三錢中白三錢桔梗一錢滑石(包)三錢霜桑三錢荷葉乙角諸葛行軍散吞乙分竹茹一錢初七日改方胸已寬痢已止頭不痛人事淸楚惟靜則喜睡醒則飢而索食去羚羊滑石桑葉行軍散加通草一錢冬瓜子皮(各)四錢初九日來改方病已告痊欲食乾飯授以調理輕劑以善其後

初次治疫之僥倖　姚楫君

同學唐崇蔭之甥陸善初十五歲上海入住海寧路浙江路東首朝南小街平房中秉賦中人夏正二月二十四夜洗浴而臥廿五早陡覺頭昏腦脹發熱無汗口乾胸悶至午遽已神識不清崇蔭拉余同往商酌脉勁搏指手足亂動舌絳不潤邊尖起紅瘰大便二日未行小溲熱赤而少來勢兇猛斷爲悶疫無疑即用業師徐相宸夫子發明之急性悶疫主治原方崇蔭亦以爲然遂照原方分量疏方與之因謂崇蔭我輩見症雖確而年齒資格未到恐令親見此非常重藥未必放胆信服然不服此藥則此病必致不救令爲病者性命計不如君留此坐守之崇蔭首肯初飲一小杯繼進稍快即吐汗隨吐出從頭額至頸而已繼行大小便皆甚暢便後乃熟睡五小時而醒頭昏已止神志已完全清晰舌布薄白苔知飢索食病已出險矣惟小溲未清微覺胸悶口乾舌邊尖尚有紅點餘熱未淨復方用天花粉三錢大浙貝三錢淨

銀花三錢漂中白二錢竹葉茹各二錢絲瓜絡三錢茆根(去心)一兩茆花(包)四錢冬萊菔汁一小杯三服後霍然愈矣

案此種急性悶疫余與崇蔭俱係初見而敢於毅然決然用此重藥者全恃平日講習之有素業師所治鄭水鏡事相距未遠又方編輯(急性險疫證治)襄校中心頭服底已若熟習此症者故不覺用之而竟效也

驗案記略　　古虞王蘭遠

庚申年夏二月浙江起伏溫悶症西醫名腦脊髓膜炎症上海蘇州常州江陰無錫等處略有發見幸條起條滅未見蔓延鄙人二月間在無錫區域內療治經過有似是而非者略述數則就正有道有一戴姓婦年二十五歲體素健旺晨起在井汲水忽仆於地口噤牙關緊閉目合身僵診其脈雙手沈弦滑鄙人斷爲痰邪上壅急用蘇合香丸一顆另用竹瀝薑汁和合燉冲與服外飭壯年婦人用手極力摩擦四肢

肌膚以催促血脈流通至本日午後卽開口能言後用豁痰去滯宣絡淸熱等品一劑知二劑全

又鉁船艙長徐煥標年四十餘歲患伏溫兼外邪怯寒發熱頭甚痛胸悶舌灰黃邊沿紅用銀翹散加味玉樞丹三分冲服服後稍應改方用淡豆豉三錢鮮生地五錢（同打）冬桑葉二錢靑竹茹三錢焦山梔三錢銀花三錢大白芍三錢粉丹皮五錢淮木通一錢廣陳皮一錢白茯苓三錢靑子芩一錢二分廣鬱金玉樞丹各二分研末分二次冲藥汁服下另用絲通草一錢（去毛淨）鮮枇杷葉一兩先煎水一大碗去絲通草枇杷葉再放藥煎此方二劑後頭痛平熱覺退惟胸脘痞塞不開狀如初起鄙人診之斷爲穢邪挾飲伏結胸口網膜之間方用蘇葉八分地骨皮二錢靑竹茹二錢薤白八分生只壳七分炒元胡二錢廣鬱金錢半白茯苓三錢仝打瓜蔞三錢法半夏一錢炒去心象貝二錢靑橘葉三錢控涎丹八分分二次藥汁送下此方

服後大便溏瀉二次胸痞霍然能進飲食日卽告全

又徐某俞某寒熱如瘧頭甚痛方用豆豉防風羌活桑菊生只壳丹皮銀花焦梔竹茹白芍柴胡等品亦用鬱金玉樞合研末冲服二劑告全今年伏溫之邪病人初起俱頭甚脹痛胸口作悶痞塞兩手脈或浮大急數或弦勁寒熱如瘧鄙人均用辛涼之劑重用桑葉甘菊山梔竹茹鬱金蘆根茅根枇杷葉玉樞丹宣橪透熱往往獲效與上年之溫邪似覺病象不同變幻多端無劃一之定型耳

腎虛陽浮宜愼懲浴案

前人

湖南章君劍侯去年六十有六係前淸江蘇知縣光復後無志出山夜患遺洩症自失不覺已有大半年其腎氣之虛可知矣舊冬十一月十四日晚偕子赴浴浴回寒熱氣閉痰築徧體汗淋十五日早促鄙人往診左手脈浮大略緊右手浮大重按左右均無力高臥聲短語言不淸鄙人以太陰感寒戴陽不降恐有閉脫之險方用炙

麻黄四分蘇梗二錢川桂枝一錢白桔梗七分炒赤芍錢半宋半夏錢半炒黨參錢半白雲苓三錢製附片七分炙甘草五分生蘿菔汁一小杯分二次冲服此方開舉返寓惴惴於懷見症如斯若不用宣肺竅溫腎陽散補兼施恐閉脫在卽如以尋常見嗽治嗽之方平平淡淡敷衍了事不負責任於學術良心不安倘投方後病劇難回指謗必多鄙人方內麻黄桂枝附片黨參等品卽爲集矢之的以錫地醫生視麻桂附片爲劇烈之品用者甚少躊躇竟夕寤寐未酣第二日章君之子未見召診益增心旌一片矣十七日早晨章君子來欣欣然有喜色據云前方服二劑今巳熱退痰開可能平臥惟咳嗽未清遺溲依然復診方用蘇梗錢半宋半夏錢半炒黨參錢半炒黑當歸二錢炒冬朮二錢白茯苓三錢（包煎）旋覆花二錢煨打益智仁八分生白芍一錢川桂枝一錢（鹽水炒）廣陳皮八分生甘草炙甘草各五分北五味二分同打鮮生薑一片此方服二劑諸恙俱全夜遺溺如故擬一丸方用大有著生熟

地黨參於朮茯苓五味天麥冬白芍附片桑螵蛸猺桂生炙甘草柴胡升麻等爲丸日服三錢去臘章君感激自製七古詩一首並書楹軸相贈此去年交際情形也今正月章君赴金陵友處一游友邀總浴浴後感寒氣閉痰壅出汗舊恙復發藥石無靈竟溘然長逝於金陵客次老人腎虛陽浮乘浴沖動下難攝納故易脫變浴雖關乎衛生有病老人不可不注意耳愚盲之見未卜當否

紫金錠治愈腦脊髓膜炎二例

富陽朱明初

一舍從弟婦何氏年二十三歲二月七日往診發病僅半日項部卽强直搐搦痙攣症勢甚危經友人張君爲之穿刺腰椎斷定爲流行性腦脊髓膜炎適乏血淸未及爲之注射經余用紫金錠及點灸法（兼用强心劑及鎭痙劑）而愈

二陳兆鴻（住邑城）年三十二歲來診時發病已一日頭痛身疼眩暈嘔吐脊椎疼痛項部已稍形强直經余用紫金錠竹瀝姜汁等及點灸而愈

與陳守眞君論鬼病

嵊竹餘祥

鬼豈能病人哉實人自爲之耳人之身體爲精神物質二者構合而成骨肉毛髮物質之構造也思慮意識精神之作用也然物質無精神則終爲傀儡精神無物質則無所依附俗語云人身之中有三魂六魄醫書云肝臟魂肺臟魄魂魄者精神之代名詞也若魂魄脫離軀壳卽爲鬼朱文正公云返而歸者爲鬼春秋傳云新鬼大故鬼小若是鬼固人之幻影耳安能病人哉卽有之亦不外精神作用如心理學之幻覺錯覺妄覺等是青年子女情思甚切男思女女思男精神上起愛情之觀念久之精神集注於一方則成幻覺等諸現象與鬼狎褻無所不至維精神敏銳者此病難染精神愚鈍者此病易罹故關尹子云心蔽男女者淫鬼攝之維幼年情竇未開老年慾心已淡精神方面無愛情之觀念故此病甚少我國自古迄今東坡說鬼習以爲常精神感觸潛入腦海是以人之將死精神錯亂大病壯熱精神昏蒙能見鬼物

皆由病而累及精神者也歐美各國鬼神不信故罕有所見祥揣摩精神學每於施術達深睡狀態時投以精神暗示能見已故之亡靈未召之親友一一如在目前相與笑語自若此精神作用成幻覺而然夫人之身體物質能病也精神能病也物質病能害及精神也精神病能害及物質也藥品爲物質治療可以治物質病不可治精神病足下云欲該病之痊者務當導入正路殊不知病者精神迷惑良言定必逆耳唯投以精神治療法確有治愈之能力此研究精神學者决非憶造以欺人也蒭蕘之見未識然否還望有以教我

鎮江醫俗

袁綠野

嗚呼愚而自用智者弗爲病而曰祟重於巫而輕於醫此吾郡風氣習慣牢不可破者嘗觀病者二三日間曰發勞根否則檢玉匣記書符送鬼用白錢或黃錢數張向某方行幾步送之如不愈輙關亡看水其關亡者俗呼爲關亡婆病家關亡恒遣兩

婦人詣關亡婆處先報病家已亡人之名則關亡婆用盌一個內盛清水右手執筯於桌上連敲不住目視水盌鑾呼瞎喊裝作已亡人語氣繼則走差必先焚香點燭其走差之狀先打呵欠曰神來矣任意狂呼居然某神某神情狀則該婦跪而求之許以愿心病愈卽以三牲祭物到各廟了願其尤甚者曰燒大紙堂上掛滿神軸陳列猪羊祭物香烟藹藹燭燄煌煌鑼鼓聲喧其有文者數名稱陰陽先生安坐不動念呪請神更可怪者另有武者一名手舞叉棍跳躍不已口中南腔北調名曰曹師凡燒大紙必通宵達旦方罷每次必需六七十元之多以上諸事作罷病仍不已或反增劇者必先在神前請罪方始延醫當其醫生進門之際又於神前焚香告罪每見病家桌上安置酒杯多數一字排開勢若長蛇云有一杯即有一神雖親隣無要事不進其門莫不有畏忌之態亦恐鬼神作祟也此智者見之足以解頤噴飯既而藥已煎成必將藥於神前供過方與病人服下此吾郡之惡習雖死無怨言遑論衛

生療病之道乎難怪吾道之常不明常不行也悲夫

釋方

江都陳龍池

掇數藥而曰方此名由來已古各方書每於丸散膏丹之下必加一方字一若丸散膏丹不足以別其類必須加一方字方可醒目者然遽觀之似若不通細究之實有至理夫方者形容之詞狀其物之四面相同耳試一面不及則不成爲方矣醫者用藥亦猶是耳蓋病者萬變藥亦有萬變對病發藥必須面面俱到不使漏其一面則此藥對於此病可稱之曰方若一味不足則方形欠缺矣如桂枝湯也用之於桂枝證則稱之曰方若桂枝證稍有增損而仍與以桂枝湯則桂枝湯不成方矣乃必須於桂枝湯中加減之始爲方也桂枝湯然各古方何獨不然或有曰執成方而治今病鮮有效者蓋此人未知方之道耳果吾所見之證與古人同則古人之方必效若不同而强用之方不與證合使古方不方效可得乎此焉可罪古人責己之不能方

耳故醫者對於病情古方必當細審若有一證不具則必須於古方中細究之自能使其對於我之證不方而方之則治一切證自能得心應手而今者不究方書不知古義病至必猜藥乃杜撰則效者自鮮枉死不得不遍天下噫豈天運所至浩刦當臨乎若至富貴之家其延醫必至五六輩甲曰當用某藥也乙曰當用某藥也以全面子計乃悉用之及至方成不倫不類既非方而又非圓若曰怪物天下有覓不得也試問此等藥能愈病乎此所以有勿藥爲中醫之諺也嗚呼左道百出古藉淪亡自西醫來華國醫低首未始非方義失傳之有以致耳吾願同志諸公力袪此弊昌明國學共挽狂瀾則同胞之幸福矣

舌苔問答新解釋

宜春黃國材

古來診斷學確實可憑者厥惟察舌一法但辨色觀形多以五行爲引證而不免空虛之說故言之則似有理而行之則多不驗也是以鄙人不揣謭陋設爲問答以新

理解釋之

問舌苔淡白兼有涎沫何故　答凡病初起體溫不高津液未消耗或係寒性病故現此苔也

問何故口起黏糊之感　答因消化器有妨礙又食物過多停滯不化而口腔起醱酵腐敗發生濃厚濁沫所致也

問大人舌起白屑如鵝口樣何故（由經驗而知）　答因病有內熱使口腔津液失殺菌之力而細菌乘機發育故生此種苔色也

問口中津液從何而來　答口有涎核三對曰耳下核曰頰下核曰舌下核分泌津液以助消化（中醫僅言廉泉盖未深察也）

問舌苔何以有濁膩白色　答因病菌發生毒素妨礙吸養放炭之機能致炭多養少而分泌之口涎必腐敗化學原子亦易於化合故生此濁苔也

問何故苔如積粉　答因傳染病係一種細菌爲害蓋細菌之毒素傳至口腔與口涎化合故遂生此苔也

問滿舌白滑而尖獨鮮紅者何故　答因病毒侵入血分而體溫不高津液未耗故舌苔白滑而兼充血也

問苔何以現黃色　答因病漸重而口涎爲病毒變壞酸素減少炭氣堆積致滿口穢濁故苔厚而黃如植物然將腐時則必變黃又如化學之輕錄然汚則色黃

問舌苔黃而乾燥何故　答因熱度故高而消耗其津液所致也

問虛性病何以亦有黃苔　答因消化器之機能衰萎而口腔之細菌亦得逞其作用故也

問虛病與實病之黃苔何以鑑別　答虛病黃苔必嫩而潤實病黃苔必粗而燥

問何故發生黑苔　答因熱度過高而體內被酸素燃燒放出炭酸二定質結於舌

上或鼻孔故有此苔也

問何故發生灰色之苔　答因感寒性病而口涎失其本性則化學原子易於化合故歎尼酸與鐵化合而呈此灰色苔也

問舌何以生芒刺　答舌本有芒刺西醫用顯微鏡照之則可見然康健人不發現者因津液濕潤故柔軟隱匿若津液枯涸則芒刺立起也

問舌何以顯紅赤　答因病毒侵入血內致血濃厚充積而致也

問口內何以有苦味之感　答因膽汁上行於口涎內所致也

問口內何以有酸味之感　答因病時口內殘餘之食物逞化學作用發生酸汁也

問口內何以有甘味之感　答因口涎之阿特林與小粉化合所致也

問口內何以有鹹味之感　答因病血弱而血中之鹽質充盈於涎核內故也

問食橄欖山查梨等何以亦生黑苔　答是物含歎尼酸多量故成此鐵養歎尼酸

答盧育和先生論臍風症治意見書

蘭谿方肇元

育和先生有道讀一號紹興醫藥學報辱荷　賜書討論並臚列先哲良方捧讀之餘其殷殷保赤熱心溢於言表欽佩莫名比因年事遞嬗致稽答復深抱歉仄肇廁身商界對於醫藥學識僅藉餘暇涉獵方書自問毫無心得經驗研究都嘆闕如蓋臍風一症爲嬰兒初生一大關鍵夭殤其中不可勝數前年余兒亦罹此厄其預防封臍散原方及元宵燈火治法施用悉不獲效嘗考臍風論症諸家雖有學說然議論紛紜莫衷一是其所言名稱範圍亦不相侔夏禹鑄云三朝七日謂之臍風其外皆非而他家則有十二朝四十日百二十日臍風之言一臘者七日也夏君已有注釋然世俗猶有誤解一臘爲一年此時期中苟遇有疾不問寒熱虛實皆以元宵燈火爲唯一秘訣灼肌爍膚火毒內攻卒至不救哀此無告嬰兒已不知若干數慘遭炙斃此項手術吾徽皆以老媼爲之毫無意識其不至僨事者幾希僕考元宵燈火

一法於截風上却具特別效能宣營暢衛極其迅捷未可偏廢但能大開風門耗散元氣須審嬰兒强弱虛實辨症施用庶可無誤臍風診斷徵諸陳君復正所言似覺較確分爲內外二因有可治不可治之別外因者發於二三四五日之間病生於臍乃風溫所傷故可治內因者必發於六七日之間病生於臟乃禀父母眞陽不足故不可治並謂嘗見一士產育十數胎皆男盡傷於七日內之臍風無一存者若謂外邪所傷何以獨傷此家之兒又豈無一兒能避之者此內因之顯而易見也又謂夏禹鑄之預防看法及摸兩乳小核法皆未可爲此症確據總以噴嚏多啼吮乳口鬆爲眞候所列全身燈火類方僕皆未試用果否效驗不得而知嘗考兩乳小核嬰兒初生十有八九吾徽皆於第二朝捏去乳內白漿逐日數次以核散爲度間亦有不捏者其核亦能自散是則對於臍風又非盡以乳內小核卽爲維穀之兆也肇編輯此書以預防法爲綱本上工治未病之旨附以驗方而俾臨症選用封臍散內之冰

辱來書以其香竄易召外邪除去加入肉桂末較原方益覺完善而無餘患誠堪敬
佩今不辭謭陋謹與我仁慈保赤之盧君作一商榷拋磚引玉藉徵續教並乞
諸有道俯賜診斷確論經驗良方及預防法俾彼呱呱同登仁壽僕不敏敢竭精衞
微誠敬爲全國嬰兒請命也專此奉復並請
道安

致周小農君函　張樹筠

小農仁兄先生有道頃奉
還雲如親　雅範就諗　履祉多綏允孚下祝前者　閣下與芾林所擬之方千妥
萬當必奏奇效洵非猜枚者可比也　華荷公症中西並治實屬一誤再誤弟雖忝
充醫官然而實際上並無干預之機不過略盡看護之責始終未立一方其所有經
過情形以及諸君子所立之方弟均皆詳細記載以備公諸天下爲醫界研究之料

今荷　下問且擬研究眞先獲我心也現正搜羅一切不日必將種種事實另繕一册敬謹呈上即請
斧正至感至盼專此希復順候
文安

致張君汝偉函　王祖滮

汝偉兄鑒所有拙著原本與聲明一則並附函度必均經　台閱今再直言奉達如
兄醫鐸刊入拙著原本弟欣慰之至否則拙著既不惬
兄意則作爲罷論請
兄勿刊弟名是荷

附校勘記

前函乃兄嫌其太長句誤印作乃嫌其太長失印一字

中華民國九年五月二十日出版

紹興醫藥學報第十卷第五號

（原一百〇九期）

編輯者　紹興裘慶元吉生

發行者　紹興醫藥學報社

印刷者　紹興印刷局

分售處　各省各書坊

歡迎轉載

紹興醫藥學報

第十卷第五號

報價表

新報	全年	半年	一月	代派或一人獨定十份者八折五十份七折郵票抵洋九扣算空函恕復
冊數	十二冊	六冊	一冊	
定價	一元	五角半	一角	

舊報	一至十三期	十四至十七期	十八至四十四期	四十五至九十二期
定價	五角	三角	八角	四元八角

郵費	中國	日本台灣	南洋各埠
	加一成	加二成	加三成

廣告價表

等第	地位	一期	六期	十二期
特等	底面全頁	八元	四十四元	八十元
上等	正文前全頁	六元	三十三元	六十元
普通	正文後全頁	四元	二十二元	四十元
注意	所稱全頁即中國式之一單面外國式之一配奇如登半頁照表減半算			

木刻大版醫藥叢書（每集洋一元六元）

第一集目錄

莫枚士研經言卷一　二角

周氏易簡集驗方全　四角

羅謙甫治驗案卷上　四角

吳鞠通醫案卷一　四角

惜分陰軒醫案卷一　三角

人參考全　一角

第二集目錄

莫枚士研經言卷二　三角

羅謙甫治驗案卷下　三角

吳鞠通醫案卷二　三角

惜分陰軒醫案卷二　三角

市隱廬醫學雜著全　三角

李冠仙知醫必辨全　四角

零購本社發行書報章程

一　如欲購本社書報者可直接開明書目連銀寄至「浙江紹興城中紹興醫藥學報社」收

一　書價若干按加一成以作寄書郵費

一　書價與郵費可用郵局匯兑其章程問就近郵局便知

一　郵滙不通之處請購（五厘至三分爲止）之郵票以一百零五分作大洋一元核定封入函中掛號寄下

一　一人購書報上五元者可將書價以九折核寄上十元者以八折核計零購無扣

一　一人預定當年月報之上五份者可將報價以九折核計上十份者以八折核計

紹興醫藥學報

第十卷第六號

中華民國郵政局特准掛號認爲新聞紙類

鯚溪醫述第一種第二種出版廣告

本社前所代售鯚溪三種即「單方選」「外治方選」「三何醫案」爲吳郡陸晉笙先生手輯收採之廣選擇之精早在購閱者同深賞鑒本社特函請先生將鯚溪醫述十五種全書寄社發刊以餉海內現在第一種「外候答問」白連史紙印中國裝訂六册計大洋八角第二種「病證辨異」白連史紙印中國裝訂四册計大洋六角皆已出版二書皆集內經以至明清各家之精華分類編述爲臨證診斷之完書且得此二書無異備數千年來古今醫籍於一處而作參攷也　本社啓

寄售玉歷良方

本書爲大昭汪君所輯經驗良方取便賤驗三字而採收以濟世經昭文俞君復輯續錄分科增入越數年俞君又續補之每方更加以注期選用者無誤初版爲仁和金倚農先生校刻轉至吾越而蟲蝕鼠嚙損毀已極經本社裘吉生君備價購得將家藏初印者校勘補刻完全出版由本社發行每部四册定價大洋四角外埠加郵一成

紹興醫藥學報社發行部啓

紹興醫藥學報

第十卷第六號

時疫奪命散

近來天時凉暖不一世人稍一不愼不拘老幼及婦女每發時疫見症咳嗽嘔吐頭疼骨痛惡寒發熱有汗（或無汗）甚則神糊譫語氣急鼻煽肢冷脈伏腹痛絞腸刺胸吊脚縮筋霍亂吐瀉不省人事以及山嵐瘴毒皆陰陽乖戾之氣（見紹興醫藥學報及星期增刊滬報等）須將此散分二次吹入鼻中小兒分四次其性平和寒熱均宜邪從口鼻吸入居其多數仍由此出內服外嗅俱有效力每瓶大人內服分二次小兒分四次孕婦不忌此方劉吉人先生經驗多年不敢自秘特此以濟時疫之急需亦治腦寒腦熱腦漏鼻淵鼻塞鼻瘜鼻茸時流穢涕等每瓶大洋二角

總發行所鎭江城內五條街楊燧熙醫室

神效除痛散

夫人之疾苦惟疼痛最爲難受欲除此病必服此散無不藥到春回患者一試方知言之不謬並且無論何種疼痛皆可卽時立止鄙人經驗多年未可自私今特公諸病者夫乳婦妊婦均忌服每袋一包開水一茶杯食後一次和服一日服二次每次一包每袋大洋一角五分

總發行所鎭江城內五條街楊燧熙醫室內

紹興縣西橋南首和濟藥局發行常備要藥及書目

消暑七液丹每方二分四	立消痱子粉每袋二分	滲濕四苓丹每方二分
萬應午時茶每方一分	查麯平胃散每方分六	痧氣開關散每瓶五分
急救雷公散每瓶一角	霍亂定中酒每瓶一角	回陽救急丹每瓶二角
急痧眞寶丹每瓶一角	瘧疾五神丹每瓶一角	痢疾萬應散每瓶四分
喉症保命藥庫每具一元	沉香百消麯每方分四	樟腦精酒每瓶二角
葉氏神犀丹每顆三角	太乙紫金丹每顆三角四	犀珀紫寶丹每顆六角四
開閉煉雄丹每兩八角	立效止痛丸每瓶三角	厥症返魂丹每粒二角四
萬應保赤散每瓶四分	金箔鎮心丹每瓶三角	肝胃氣痛丸每瓶二角
鴉片癮戒除法二册三角	增訂醫醫病書二册五角	痰症膏丸說明一册一角
規定藥品商榷上册三角	喉痧證治要略一册六分	瘟痧證治要略一册三角
臨證醫案筆記六册一元二	先醒齋廣筆記四册近刊	愼齋醫書二册近刊
秋瘟證治要略一册一角	針灸大成六册五角	潛齋醫學叢書二元五角

韋廉士大醫生紅色補丸在夏令扶助縣知事戴濟清先生之精力

天時炎暑之際如何得康強以及腹瀉療治方法

夏令衛生之法首重扶助強健欲求強健即注意血液清潔強健有力是爲至要因暑天血液稀薄如水故也如是則身體軟弱之門開矣易於發熱腹瀉痢疾以及一切暑季疾病叢生也況血薄氣衰者腦筋定必衰殘無力胃不消化或腦筋刺痛頭暈頭痛等狀是也或因以上諸恙週身乏力全體虧損矣能使氣血強壯血液鮮紅之藥莫妙乎服用韋廉士大醫生紅色補丸以此丸爲熱帶中家用之良藥矣即如南洋新加坡爪哇蘇門得臘暹邏錫蘭緬甸以及南美洲中部均週年四季天氣炎暑也居住以上各處之人服用韋廉士大醫生紅色補丸無論男女均能得是丸之扶助能令精力強健且曾救治千萬之患夏令疾病者均獲治愈強壯有力矣即如江西南昌府戴濟清號鵬元先生之證據便可知矣戴君係前任安福縣知事辦理古縣渡統稅其來函云僕患泄瀉之症時發時愈發時服歸脾湯十數劑始止而終未能痊可後有友人勸服韋廉士大醫生紅色補丸購服數瓶立即全愈今已年餘竟不復發感喜交集無以爲報茲特專函鳴謝並附照片一紙即乞察收此外韋廉士大醫生紅色補丸曾經治愈無數之患以下各症者即如胃不消化血虧氣衰瘋濕骨痛臀尻酸楚腦筋疼痛疾病頭痛山嵐瘴癘以及婦科各種疑難病症凡經售西藥者均有出售或直向上海四川路九十六號韋廉士醫生藥局函購每瓶英洋一元五角每六瓶英洋八元郵力在內

▲本報星期增刊第廿一號目次

▲本報星期增刊第廿二號目次

紹興醫藥學報

△本報星期刊第廿三號目次

二

紹興醫藥學報第十卷第六號（原一百一十期）目次

論文

未病時之却病十法　餘姚康維恂錄

已病時有十不治　前人

醫病有六不治　前人

內經謂肝左脾右解　鹽山張錫純

精神魂魄談（喬殿揚著）　王蘭遠錄

邢台縣醫俗四則　張錦燦

神農本草經論

鹽山張錫純

發明藥性之書始於神農本經其書爲有文字之後第一書（易雖在先其時猶無文字）簡策之古可知其書共載藥三百六十五味以象周天之日數分上中下三品上品者養生之藥也中品者治病之藥也下品者攻病之藥也各品之下皆詳載其氣味與主治明其氣味其主治之理亦即寓於中矣而藥性獨具之良能又恒有出於氣味之外者古聖洞徹精微皆能爲之一一表出此在醫學中誠爲開天闢地之鼻祖也乃後人識見短淺凡於藥有獨具之良能不能以氣味推求者皆删去不載如桂枝治上氣吐吸（吸不下達卽吐出卽喘者之不納氣也）甚效本經載之而後世本草不載也山萸肉治寒熱往來（肝虛極者之寒熱往來）甚效本經載之而後世本草不載也若此者不勝舉愚每觀至此等處恒深爲之惋惜故拙著醫學衷中參西錄於論藥性處皆祖述本經而於後世本草不輕採取焉或有疑其未載明

入何臟腑及何經絡者不知其所主何病卽知其藥力能至何處究之服藥之後藥隨氣血流行無處不到後世之詳爲分疏其臟腑經絡者似轉貽學者以拘墟之弊也

黃帝內經論

鹽山張錫純

闡發醫理之書始於黃帝內經其書係黃帝與其臣岐伯伯高鬼臾雷公相問答之詞分爲素問靈樞素問大旨以藥治病靈樞大旨以針灸治病特其年遠代湮不無殘缺古時相傳多以口授尤易亡失故晉皇甫謐言其書不完全宋林億疑其書有僞託且仲景傷寒論序謂撰用素問九卷今素問二十四卷其中有僞託可知然其醇粹之處確乎貽之聖神斷非僞託者所能爲卽如以針灸治病此時爲東西所共認設非古聖開其始後世能創造乎卽西人之細講剖解者能創造乎是以讀內經之法但於其可信之處精研有得卽能開無限法門其不可信之處或爲後世僞託

付之不論可也此孟子所謂書難盡信之義也乃今之偏重西法者不於內經可信之處費心研究但於其不可信之處極力指摘推其意見直謂內經眞本久失所傳於世者皆係僞託有斯理乎夫四萬萬同胞皆黃帝之子孫也以祖宗嘉惠後人之典册不知抱殘守缺倍加愛護而轉欲弁毛棄之此眞令人可發浩嘆者也是以拙著醫學衷中參西錄各門中祖述內經之處最多而於後世醫書之祖述內經者若難經傷寒金匱諸書亦恒有所採取焉

取締醫生感言

慈谿嚴平伯

醫雖小道是乃仁術關係生命非淺決非枵腹逐利之徒可以濫竽其間以貽害生民乃近世以來醫界尨雜魚龍混處草菅人命已達極點余嘗謂安得賢有司爲之一甄別庶幾良者拔而劣者擯於地方人民造福無窮第甄別亦談何容易非有司精於醫者斷難甄別眞學且此事入手第一步宜先提倡研究會令醫界研究醫學

醫學若何研究預示標準俾有所遵循然後寬以時日或三月或期年一甄別之秉公無私儼然行之一經甄別拔取者當如何獎勵之委任之如是舉行則醫之良者誰不願賢有司之甄別哉乃今不然不曰甄別醫士而曰取締醫生不禁爲醫界一冷齒矣夫醫生何辜而受此取締取締云者對不良之醫生言之也故取締規則有勒令歇業有科罪處罰藥方須呈察死亡須報告種種苛條就不良之醫生言之則可若有學之醫士見此苛條以爲未獲甄別之益先受取締之辱寧退藏於密以自完其眞此意中事由是人民疾病良醫莫求良醫亦决不願好行其仁以蹈法網豈非因取締而爲階之厲哉況未取締時醫雖良莠不齊人民延醫尚可自己甄別自取締後延醫反無甄別之權任取締之醫生而犧牲之不特不便於人民且將貽患於地方仁政反成苛政在取締者亦夢想所不到者也噫此余之所以有感而不能已於言也

中風斠詮張序

張洛鈞

華醫學昉於上古盛於漢唐論雜病者自素問以降莫不以金匱甲乙病源千金外臺諸家爲軌範誠以漢唐家法辨證論治具有精義可爲萬世不易之法守不比宋元以下時以泛濫空言充篇幅作皮相論也獨有中風一證昏厥暴仆無非肝陽不靖化風上旋而證以古書則此是內動之風素問本不在中風之例至金匱甲乙而始謂之中風方且皆以爲外感之寒風未免與肝木陵厲火盛風生之義枘鑿不合而後之作者若巢氏病源孫氏千金王氏外臺無不祖述金匱皆主外風論治疎風散寒習爲常例直至河間丹溪之論出而始知爲火爲痰病屬內因本未嘗感觸外來之邪風然議論雖互有發明而所述治法猶戀戀於古人續命等方終不能爲內風昭示正軌蓋識病之誤已在漢唐諸大家則後之學者縱有覺悟亦不敢大放厥辭直抉古人之謬而是病之誤爲古書束縛者固已二千年矣西醫之論此病謂是

血沖腦經所致但就其病名言之豈不與中醫之所謂中風者分道而馳不可强合然蓬萊張氏伯龍則據素問血之與氣幷走於上則爲大厥一節謂卽肝火自熾生風上揚迫令氣血上湧沖激入腦震動神經而失其知覺運動之病是融會中西學說以闡明此病之淵源信而有徵同條共貫可爲中外醫學溝通之初步豈非科學中一大發明其治法惟以潛陽鎭逆爲主使氣血不升腦不受激而洶湧波瀾頓然平定但從大處落墨披大郤導大窾而一切兼證無不迎刃解日月出矣爝火俱息心目爲之軒爽惟是內風上擾必挾胸中痰濁隨氣而升故當昏瞀眩仆之時痰湧涎流十恒八九臨時急救必以泄降濁痰爲第一要義而滋膩藥物皆非所宜伯龍知參朮壅氣之不可誤投而反欲以二地阿膠與鎭逆潛陽並進尙是未達一間此則誤讀立齋景岳之書未免賢者之過同學張子山雷早棄儒冠殫精醫術讀書萬卷寢饋廿年閱歷已多具有心得能以古書爲吾所用而不受古人之愚每謂中風

一病古今議論都無眞解而獨於伯龍之類中秘旨一篇服膺最摯第微嫌其鎭肝滋腎不分次序則當氣升痰塞之時黏膩適以助壅難收潛降攝納之功乃爲之分別緩急各舉治法而先引證古籍辨明內因外因羅羅清疏如指諸掌然後是病之來源去委昭然若發蒙書成三卷名曰斠詮斛不平者而使之平洵爲治是病者絕無僅有之正鵠伯龍開其源得山雷氏道其流於是臨證處方銖兩悉稱而今而後內風暴動之變始得慮循續命之湯裨益於醫界病家必非淺尟惟其辨正古人之誤雖以金匱甲乙舉世所共知爲醫學大宗者皆在糾繩之列翻盡古人成案猶恐篤信好古之儒或有疑其持論太奇未敢輕信者要知內風外風在素問中顯有區別至金匱而始以內風諸證皆作外風殊非素問所謂中風之眞旨卽據素問以正後人之誤而金匱甲乙諸書不得不謂其自有誤會況乎今之實驗旣有明徵則古之成方信多貽禍民命至重詎可不辨此事實之不能摸棱兩可者初非炫異矜奇

好與古人作無端之饒舌也以介類潛陽之品專治氣火上浮肝陽內動之病則宋人白沙許學士眞珠母丸已開其例而近賢孟英王氏頗擅其長文彥業師吳門黄醴泉先生亦喜用之龍牡龜鼈貝齒玳瑁之屬連類而書不嫌複疊鎭攝之力視伯龍所言殆十倍之而其力始專其效尤著砥柱狂瀾乃堪倚頼山雷此編固以伯龍之論觸類旁通闡幽燭隱而得此絕大之覺悟然專倚介類以建殊勳盖即從孟英諸家之治案悟出非拘拘於伯龍一家之言者且專用潛鎭以定內風亦非伯龍之本旨伯龍意中固欲以潛降與滋塡並進也此山雷之縝密固有較勝於伯龍者靑出於藍信非虛語而孟英諸家之治驗殆其旁證之得力處耶山雷又有古今醫案平議之作亦將就緒其內風腦神經病一編采集先賢治案可見一斑敢書所見以質山雷其以爲知言否僭加評騭并爲點句以歸之倘其速付手民喚醒俗學俾呻吟牀笫者早得針膏盲而起癈疾則書生之有用於世功德亦不爲小矣爰序顚末

以告世之治此學者要亦醫林之一大關鍵也吾道中不乏讀書明理之才必不以鄙言爲阿私所好時中華民國六年冬月同學弟張文彥洛鈞氏序於滬城半廬

洛鈞少頤八歲幼習舉子業於南翔鎮李畊雲先生門下與頤同硯席後頤從同邑黃牆邨朱閬僊先生習醫洛鈞亦棄儒而在滬從黃醴泉專治此學醴泉筆下輕靈爲滬城寓公前輩洛鈞從之游者五年盡得其前後三十年治案十餘巨册入手既正所造自醇光緒之季頤寄寓滬濱舊雨重逢所學者同過從益密蓋十年來無三五日不見見則非此道不談相與縱論古今諸家得失而證之以彼此經驗實地確磨獲益不淺洛鈞又以醴泉氏不諳治瘍術而頗怪市肆市行之瘍科各書無一精切適用之本因從頤討論黃牆朱氏外科之學頤樂得同嗜此道不孤每爲指示窾要凡遇大證互約同勘無不心領神悟深識微蘊蓋好學殷拳而臨證又詳慎不苟儕輩中不可多得者也丁巳秋仲頤草是編初稿甫就持以質正蒙題是序而爲之

評點譽之過當不免阿私所好之嫌止以締交有年深識此中甘苦頗能道破壽頤欲言未言之隱同心之言當銘肺腑孰意天不假年遽於戊午夏五猝遘時疾而隕年甫三十有八所學未竟能無痛絕頤挽以聯云廿年前槎上論交（南翔鎮古稱槎溪）少談文壯談醫此道難得眞傳何幸聲氣相求闡舊說以啓迪新知吾亦自豪也算恫瘝在抱十稔來滬濱同客奇共賞疑共析拙著且蒙心許那料人琴永訣染微疴而竟辭濁世天胡太酷忍教學術長埋語雖不工以誌實也今將拙稿訂正一過思以問世痛神交之難再哀良友之無聞重讀是序曷禁泫然附識數行冀存梗概良足傷已　己未五月壽頤手跋

中風斠詮自序　張山雷

中風之病猝然傾仆痰壅涎流而癱瘓不仁舌强語謇痙厥瘈瘲抽搐昏憒諸危證接踵而來甚則不動不言如癡如醉世之醫者無不知是險候而殊少捷應之治驗

即遍考古今醫籍亦莫不各有議論各有方藥然尋繹其辭旨大都模糊隱約似是而非所以如法治療亦復無效近之西國醫家則謂此是血冲腦經之病又有稱爲腦失血及腦血管破裂者觀其命名之義固是離乎中醫舊說別有發明且據其剖驗所見凡以是病死者其腦中必有死血及積水是血冲入腦信而有徵顧血行於絡脈之中何故而上冲傷腦竟致血管破裂則治彼之學者亦未能明言其原理是以亦未聞有切近之治效近人蓬萊張士驤伯龍氏著有雪雅堂醫案嘗論是病則據素問調經論血之與氣幷走於上則爲大厥厥則暴死氣復反則生不反則死一節而參用西學血冲腦經之說謂腦有神經分布全體以主宰此身之知覺運動凡猝倒昏瞀痰氣上壅之中風皆由肝火自旺化風煽動挾其氣血幷走於上直冲犯腦震擾神經而爲昏不識人喎斜傾跌支體不遂言語不清諸證皆腦神經失其功用之病苟能於乍病之時急用潛陽鎭逆之劑抑降其氣火之上浮使氣血不走於

上則腦不受其激動而神經之功用可復既以中明素問氣血并走於上之眞義復能闡發西學血沖腦經之緣由則新發明之學理仍與吾邦舊學隱隱合符惟西人據剖解所見僅能言其已然之病狀而伯龍氏引證古籍更能推敲其所以然之病源言明且淸效近而顯貫通中西兩家學理沆瀣一氣而後病情之源委治療之正宗胥有以大白於天下後世洞垣一方盡見癥結始悟古今諸家皆未能明見及此無惑乎凡百議論多不中肯遂令百千古方不得倖圖一效則是病之所以號稱難治者其實皆不能識病之咎也壽頤嘗治而人胡氏七十老嫗體本豐碩卒然昏瞀不動不言痰鳴鼾睡脈洪浮大重投介類潛陽開痰泄熱兩劑而神識淸明行動如故又治南翔陳君如深年甫三旬軀幹素偉忽然四支刺痛不可屈伸雖神志未蒙而舌音已謇其脈渾濁其舌垢膩大府三日不行則授以大劑潛降淸肝泄熱滌痰通腑之法僅一劑而刺痛胥蠲坐立自適乃繼與潛陽化痰調治旬餘漸以康復又

治熱痰昏冒神志迷蒙語言無序者數人一投以介類潛鎮泄痰降逆之品無不應手得效覆杯卽安乃循此旨以讀古書始悟素問生氣通天論血菀於上使人薄厥一條亦卽此內風自擾迫血上菀之病更與西醫血冲腦經之說若合符節蓋素問此病本未嘗有中風之名凡素問之所謂中風皆外感之風邪也分別內因外因最是清晰初無一陶同冶之誤自甲乙經有偏中邪風擊仆偏枯之說乃始以內風之病誤認外風而金匱以後遂以昏厥暴仆癱瘓不仁諸證一例名以中風且比附於素問之所謂中風於是內因諸風無不以外風論治此其誤實自金匱甲乙開其端而千金外臺承其弊反將素問之內因諸風忽略讀過不復致意於是金匱病源千金外臺諸書後學所恃以爲漢唐醫藥之淵海者絕少內風之切實方論詎非一大缺憾且令後之賢哲如河間東垣丹溪諸大家論及昏瞀猝仆之中風雖明知其爲火爲氣爲痰病由內發無與乎外感之風而猶必以小續命大秦艽羌活愈風諸方

虛與委蛇姑備一說豈非以腦經之理古所未知則見此無端暴病之或喎口眼或廢支體或更不識不言者終不能窺測其所以然之故猶疑有外感邪風錯雜其間此卽中風之名有以誤之遂視古來相承不易之散風解表一法必不敢獨斷獨行直抉其謬而內風外風之治法仍依違於兩可之間則必使患是病者百無一愈今者得有伯龍此論而素問之所謂氣血上菀及西學之所謂血冲腦經皆已昭如雲漢炳若日星凡是古人誤認外風之議論方藥自不得不帚盡浮言別樹一治療之正軌惟是追溯致誤之源自素問而外卽金匱甲乙已多疑竇更何論乎唐宋以降苟非證明其沿誤之淵源必有好古之士致疑於新發明之學說大異乎千載相承之舊而不敢堅其信用者則泥古之弊尙是無形而臨證之害伊於胡底因是不辭愚昧專輯一編藉以研求始末乃知素問辨別之精審以及漢唐誤會之源流未始不馬跡蛛絲隱隱可見且尋繹千金外臺中風各方亦時有清熱潛降之劑更可知

古人罔恒有此肝陽上凌之病但以習俗相沿尠有直斷爲內熱生風者則雖有良方而後學亦不易悟得其妙用坐令臨病之時束手無策寧不可歎爰爲考證古今疏其大旨幷述治療次第具列於篇若其兼見之證如口目喎斜肢體癱瘓或爲舌短語謇神迷言糊或爲痰塞昏蒙　厥尸寢在古人不知是神經爲病恒欲分證論治各立專方求其一當未嘗不探幽索隱大費心思抑知捫燭扣槃全非眞相則不揣其本而齊其末卒無效力之可言今惟以潛降爲主鎭定其氣血上冲之勢使神經不受震激而知覺運動皆可恢復凡百兼證胥如雲過天空波平浪靜正不必分條辨證遊騎無歸纂輯兼旬繕爲三卷準今酌古似尚能識得機宜發揮實在持論貴得其平因以斠詮爲名貽諸同志但期爲病者得有切近之治驗是於民命不無小補或亦賢於無所用心者乎　民國紀元第一丁巳九月嘉定張壽頤山雷甫敘於滬北寓齋

序中所述陳如深之治驗其病在丙辰七月初覺髀樞不利不半日而兩足掣痛幷及右手頤至診視已第三日則四體俱僵仰臥不可一動引手察脈即大痛呼號慘於刀刃其脈弦大有力雖不甚洪數而指下渾濁糢糊舌苔又白滿垢膩已知是痰壅氣升之病惟支節痛楚頗似風寒溼邪三氣雜至之痺症語言尚是清楚而有時已覺謇澀因詢其頰車是否如常則曰自今日起已漸漸牽强遂直斷爲肝火不藏氣血挾痰上冲入腦震動神經之病是以病發猝暴忽然而至惟時大便三日不行有欲解不得解之意蓋多升少降地道不通而氣血上菀神經爲病未有已也遂以淸肝潛降泄熱滌痰疏通大府爲劑方用羚角尖水磨冲服五分生石决生牡蠣紫貝齒各一兩生玳瑁靑龍齒生磁石各六錢皆先煎陳膽星天竹黃仙露半夏生白芍萊菔子各三錢石菖蒲根鹽水橘紅各一錢礞石滾痰丸五錢另用淡竹瀝三兩加生薑汁三五滴分三四次溫服甫嘗一劑是夜即掣

痛大定自起如厠二便暢行明日覆診已安坐牀頭屈伸自若此是支體大病初亦不敢必其果有捷驗而竟能應手有功者則神經爲病動則俱動靜則俱靜足徵伯龍所論確是此病一定不易之眞情設或誤認痛痺授以疏風宣絡行經發散之劑豈不氣火愈浮助其激動爲害又當何如迨今歲八月陳君又忽患髀關牽强其時適發過瘧病兩次誤謂外感未淸自服桂枝柴胡川芎羌活等各三四分一劑遂致四支大痛不可轉側牙關緊閉舌短不伸神志欲昏殆將痙厥乃悟及丙辰舊恙飛函邀頤而又自服潛鎭化痰之法比及頤至則牙關已舒手足已運神淸言楚掣痛胥蠲諸危證皆已銳减則辛溫通絡之害及潛陽攝納之功兩兩相形尤其顯著惟脈來渾濁舌苔垢膩見證與前年無異仍授鎭潛化痰調治浹旬任事如故此君兩度偃臥見者無不以爲勢且癱廢而幸能投劑速效者是伯龍氏發明治法之第一實驗詎自有此病以來固𨚫有此如鼓應桴者始知從

前病家之誤於古方者當必不少至今日而知是病之未嘗不可治則其他病理之未經闡明者殆難悉數壽頤因之而尤爲兢兢焉此病以新學家有血冲腦經之說而伯龍因以悟及素問氣血并走於上之一節頤更以悟及素問血菀於上之一節今得親自經驗而確信經文二節果爲是病而設然素問一書凡在醫家何人不讀讀之而不得其意則姑且付之闕疑不求甚解此亦讀古書者無可奈何之事頤以有此實驗而始敢謂能讀素問之二節始敢謂能治是病則素問之不能讀者何限而民病之不能治者亦復何限於此可知上古之醫理爲不可及而漢唐以下之議論有未可恃者嗚呼醫豈易言哉世有好學深思之士能於臨證之際時時細心體驗使病理漸漸昌明可以與人共喻庶乎吾邦醫學始有進步可言若僅能人云亦云隨聲附和抑末矣　己未九月壽頤又記

述王節齋先生胎產醫案始末

慈谿徐蓮塘

余於戊午春從馮友處得見胎產指南二册標曰單南山原本紹興錢升燧流傳乾隆癸巳寧波伊學曾重輯又爲蔡歐陳諸氏續刋於咸豐初年亡版已久書亦罕覯時適紹興醫藥報社長裘吉生君有國醫百家之刋徵求先賢遺稿及亡版孤本以期流傳余遂將馮君所藏胎產指南急寄紹社附刋藉供同好復蒙裘君將書中未備者新增數條卷八列方多已見各卷者删之未見者仍補入各條以卷七下爲卷末仍足八卷洵一種專科醫書也去年春書成出版未及一月暢銷過半此書價值可知余亦不勝欣慰茲余友王君增榮過舍手持伊之遠祖節齋公胎產醫案稿本相示書爲康熙辛卯梓行賈青南爲之序七代孫王禹九校字全書大綱首刋全孕方隨症加減等法下列產後三十二症醫方細閲一過與胎產指南第七卷所載產後三十二症方論相脗合於以知是早刋行於康熙年間版亡孤本迭經錢伊蔡歐陳諸公輾轉流傳竟爾數典忘祖故胎產指南原序有曰單南山不知何許人蓋存

疑也今余以時代推測斷定此書非單南山原本確是慈谿名醫王節齋先生所著者先生諱綸明毅宗朝以名臣而爲名醫詳見賈青南原序不復贅陳余不忍湮沒先賢遺著謹錄原序而幷誌其緣起如此至於胎產指南首卷至六卷方論諸條未見於節齋稿本其殆採集諸先賢論說滙集成冊蔚爲大觀發節齋先生所未發應亦有功於胎產醫案也夫

照錄明王節齋先生胎產醫案原序

人生一小天地也天地以化育爲事故乾健坤順而時行物生至萬有不齊化育偶愆則參贊是賴而人之所以爲人亦無不然陽施陰受瓜瓞生焉坼副菑害補救出焉是胎產者化育之元資補救者參贊之功能也自古及今名賢輩出求其法之精效之神者不少概見以其理甚邃非神明於法之中變化於法之外未易響應耳慈邑節齋王公爲世家名甲忠孝性成綱常是任自登第以至岳牧每歷官有箴立朝

有度其闡發經義則爲理學宗旨其用兵也巡撫荆湘督師西粵殲巨寇從不三月報捷大爲毅宗敬禮人徒知公之事業文章仰之若泰山望之如北斗而不知公之調元燮理尤善歧黃也昔文正公微時云不能爲良相則當爲良醫亦不過以弘濟蒼生爲念耳今公之生也朝野倚重如潞公然公之逝世配享神農如岐伯然是公之一身補前賢所未逮而建之施治救後人之危急而登諸袵席人卽知公之善歧黃又未必知公不僅以專家鳴世如丹溪河間已也余素與公之家嗣禹九交厚忘形得公家藏遺本極胎產化育之妙用梓以壽世以寶之一邑者公之天下後世其利溥其澤遠矣至公所著本草集要明醫問答諸書久爲後賢載輯行世茲略而不陳懼贅也是爲序康熙辛卯蒲月兩廣運使甘陵賈棠青南氏書於鹺署之退思堂

簡明眼科學序例

康維新錄

(一)原序

陳洛東世叔出宰江右丙寅春小住署中見都人士求治目疾者踵相接莫不應手奏效向不知洛東之知醫也何神妙乃爾叩之出是卷曰此枕中秘也因就錄一通寶之行篋所至亦輒應手奏效夫人之有目辨別好惡胥是賴也修治職業胥是賴也使偶而疾疾而篤所關不綦重哉敢壽之棗梨與有目者共之

同治十一年七月既望　潯江林植棠謹識

(二)增註序

夫人身莫由於五官五官莫由於二目且二目之於心腦關係綦重設或兩目失職全體不啻殘廢其畢生之痛苦未有甚於此者凡吾同胞不得不亟起研究防衛之術以免失明之歎惜乎世風不古習俗澆漓以酒爲漿以妄爲常往往內因七情而臟毒起外感六淫而雲翳生一日失治或誤治靈機盡失累及終身由是知目病探原之研究固不可須臾忽哉中華衛生公會徐公友丞云近時醫家發明多書惟眼

科獨少雖伊古不乏善本類皆篇幅冗繁瑕瑜互見非熟讀深思窮源竟委猝難得其要領處今日之世界醫藥爲個人應具之常識苟欲灌輸醫學知識於一時尤非簡明之書不爲功無如眼科之書汗牛充棟求其簡而明者莫如程松崖先生所著眼科全方集蒙等聆其教言遂將松崖眼科再三披閱特是書方藥雖簡意旨深遠倘不詳闡方義業是科者亦難明其精微不業醫者未免廢書三歎爰不揣謭陋互相評按增圖加方略臻完善雖未能詳具悉載敢謂治目範圍胥在是矣業是道者洵能對症處方不懼光明不返卽不業醫者手此一篇昕夕展覽臨症療治亦鮮枘鑿之患纂按旣竣付諸手民遂定名曰簡明眼科學然耶否耶讀者當可實驗矣

中華民國九年庚申孟夏山東諸城王桂林肯舫浙江餘姚康維恂燮忱同拜序

（三）合註凡例

一此書原本係古歙槐塘程松崖先生著　一此書得自山左諸城守業堂　一此

書論症處方多因陋就簡茲經山東諸城王肯舫浙江餘姚康孿忱合加按語略臻完美　一此書原著僅有十七症今王氏補添三症共成二十症并加症圖及五陣法洗點各法　一此書所載純爲暴症外障設法而於內障毫未道及　一此書範圍不廣僅述外障梗概倘欲詳悉內外障各症實驗治法再須參閱王氏新著眼科新智識康氏新著眼科精華錄　一此書乃前代名家所著今得王氏康氏加按增註理法顯明議症透澈卽不識學之人果能對症施治决不誤事　一原著方內均用生薑爲引茲經删除且所用藥味分量甚輕恐不合時今康氏均加重　一此書內容凡王氏增按者冠以王按王云王氏新增等字樣康氏加按者冠以康按康氏新增等字樣　一此書湯頭均經康氏編成方歌以便誦讀　一此書內載各針穴係王氏家傳秘法均是氣針不能見血取效甚捷按症用針萬弗混施惟足三里宜深刺三分或五分其餘各穴均宜淺刺爲要

治疔瘡別裁妙方

查貢夫

昔有一江湖寓於鄰近聞有治疔忌豆腐不忌豬肉之方有韓醫肯出洋三十元欲買此方江湖吝而不與越數日江湖抱病而亡寓中人云彼値三十元之妙方一張售之可了後事詎料遍尋不得有見者云隔昨其人於行李中檢出字紙一張已付諸丙丁矣羣皆歎息後有嚴醫處聞有是方託人抄錄特不知嚴醫此方從何處得來果與江湖之方如出一轍否今嚴醫已故無從探詢姑錄此方以質諸博學君子倘知此方之來歷務祈報端答覆是幸疔瘡是急症斷不可以此方貿然試驗以人命爲兒戲耶

黑虎丹　加耳垢　蛇退

右藥研末和黑虎丹用膏藥貼於患處忌食豆腐不忌豬肉可謂特別妙方矣

乳巖初起經驗良方

前人

此方專治初起之乳巖神驗非常如已成者無效此方得自湖道今知是方載在藏經不獨專治乳巖如在下部起核再加川牛膝一味

澤蘭　二錢　　白芷　一錢　　白芨　二錢

黃明膠　二錢

翻唇疔初起經驗良方　　前人

見有一人患此兩唇掀腫痳木速煎腐木頭湯灌飲卽消化亦初起時宜之

牙痛經驗要方　　前人

桑螵蛸不拘多少放瓦上炙燥研末再加冰片少許如牙痛將此藥搽於患處對症者痛卽止一搽無須再搽痛止後卽能飲食雖進極硬之物亦嚼之不痛其神效有如此然牙痛多端非一二方可能盡治此方不知出自何書亦得自江湖者幸勿輕視

喉風閉症集方　周小農

急喉風　痰潮上湧氣短欲絶有初起寒熱朝發夕死者小孩尤險

辰　砂　四厘　牙　硝　一分一厘　月　石　五厘

殭蠶末　一厘　雄　精　二厘　人中黃　一厘（末）

當門子　一厘

研末吹二三管痰下卽生

（附註）原方分量頗重用之甚少可製一二服隨製隨用以速救之

啞瘴不能言語

雄　黃　五分　鬱　金　五分　生　礬　二分五厘

膽　礬　五厘

右末吹喉乳蛾破立能言語鼻中去乾涕吹末亦可

鎖喉閉症（重慶堂隨筆） 素性抑鬱或受寒冷或食凝滯喉閉鎖定不能出聲不知痛癢面色青白手足冰冷脈見沉伏不開口無痰聲宜用玉樞丹薑湯磨灌喉關必開

又方（松峯） 初覺喉痛旋氣不通殺人最速名狠掐翻對直虎耳尖耳輪邊砭刺出血即愈

又方 有心中不安漸不能言牙關緊閉不省人事身冷汗冷兩頰下有斜出一硬物用竹箸撬開口以指探喉兩旁物大如麥指頂蘸鹽掐破出血立愈

救服毒良葯

宜春黃國材錄

世之愚民抱憤不平無從伸雪服毒而死者時有所聞昔有善人刋傳一方係稻田中水草名曰鴨嘴草無莖春夏水田多有之扯取晒燥研末和丸約三錢重每用開水送服五丸候嘔吐大作即收效否則再服屢試屢驗救人甚多此草形如蘭葉短

二三寸以其亂苗也農人每芟除之

呑服燐寸急救方　古黟王蘭遠錄

近有人發明呑服紅燐解救方急錄之以廣流傳

藜　蘆　五錢　生　軍　五錢　明　礬　三錢

金銀花　五錢　生甘草　三錢

以上各藥用水煎就加白蜜可服沖如服後腹內仰未舒暢可再服之總須以腹內舒暢爲度

急救回生丹　張壽甫

此丹治霍亂吐瀉轉筋以及一切痧症暴病

霍亂之症西人所謂虎列拉也因空氣中有時含有此毒而地面積穢之處又釀有毒氣與之混合（觀此症起點多在大埠不潔之處可知）隨呼吸之氣入肺由肺傳

心包　卽心肺相連之脂膜）由心包傳三焦（上焦心下膈膜中焦包脾連胃脂膜下焦絡腸包腎脂膜）爲手厥陰少陽臟腑之相傳然其毒初入三焦其人中氣充盛無隙可乘猶伏而不動有時或飲食過量或因寒凉傷其脾胃將有吐瀉之勢毒卽乘虛內襲遂致揮霍撩亂而吐瀉交作矣吐瀉不已其毒可由腸胃而入心（胃大絡虛里小腸乳糜管皆與心相通其症間有自心包直傳心者多不及治）更由心而上竄於腦（心有四支血管通腦）致腦髓神經與心俱病左心房輸血之力與右心房收血之力爲之頓減是以周身血脈漸停而通體皆凉也其症多發於秋際者因此毒氣釀成多在夏令人當暑熱之時周身時時有汗此毒之伏於三焦者猶得隨汗些些外出迨至秋凉汗閉其毒不得外出是以蓄極而動乘脾胃之虛而內攻也故治此症者當以解毒之藥爲主以助心活血之藥爲佐以調陰陽奠中土之藥爲使爰擬方於左名之曰急救回生丹

頂高硃砂　一錢五分（硃砂爲水銀雄黃二原質合成此二原質皆善消毒菌化合爲硃砂又色赤入心能解心中竄入之毒且又重墜善止嘔吐俾服藥後不至吐出）

眞冰片　三分（眞冰片出於杉樹及加爾普斯科樹其次者係樟腦煉成此方中冰片宜用樟腦煉成者因樟腦之性原善振興心臟通活周身血脈尤善消除毒菌特其味稍劣煉之爲冰片味較清馥且經升煉而其力又易上升至腦以淸腦中之毒也

薄荷冰　二分（此藥善解虎列拉之毒西人屢發明之且其氣味辛烈香竄無竅不通無微不入周身之毒皆可掃除𥅾與冰片又同具發表之性服之能作汗解使內蘊之毒由汗透出且與冰片皆性熱用凉無論症之因凉因熱投之咸宜也

粉甘草末　一錢（此藥最善解毒又最能調和中宮以止吐瀉且又能調冰片薄荷冰之氣味使人服之不至過於苛辣也

右藥四味共研細分作三次服開水送下約半點鐘服一次若吐劇者宜於甫吐後急服之若於將吐時服藥未暇展布即吐出服後溫覆得汗即愈服一次即得汗者後二次仍宜服之若服完一劑未全愈者可接續再服一劑若其吐瀉已久氣息奄奄有將脫之勢但服此藥恐不能挽回宜接服急救回陽湯方載拙著衷中參西錄第七卷

附直隸故城縣知事袁霖普來函論急救回生丹之效果

壽甫仁兄雅鑒前次寄來急救回生丹方不知何以斟酌盡善初故城鬧疫按方施藥六十劑皆隨手輒效後故城外鎮鄭家口鬧疫又施藥二百劑又莫不全活繼遂將其方刷印數百張直隸百餘縣山東數十縣每縣署寄一張目下又呈明省長登

於北洋公報矣錫類推仁我兄之功德眞無量哉

衛生防疫寶丹

張壽甫

治霍亂吐瀉轉筋下痢腹疼及一切痧症平素口含化服能防一切癘疫傳染

粉甘草　十兩（細末）　細　辛　一兩半（細末）香白芷　一兩（細末）

冰　片　二錢（細末）　薄荷冰　四錢（細末）　硃　砂　三兩（細末）

先將前五味和勻用水爲丸如桐子大晾乾（不宜日曬）再用硃砂爲衣勿令餘賸裝以布袋雜以硫珠來往撞盪務令光滑堅實如此日久可不走氣味若治霍亂症宜服八十丸開水服下餘症宜服四五十丸服後宜溫覆取微汗若平素含化以防癘疫自一丸至四五丸皆可此藥日常服十餘丸大能消食順氣清腦養神種種利益不能悉數

附記奉天撫順縣瓢爾屯煤鑛經理尙席珍來函論衛生防疫寶丹之效果

壽甫仁兄偉鑒向在院中帶來衛生防疫寶丹二百包原備鑛上工人之用後値霍亂發生有工人病者按原數服藥四十粒病愈强半又急續服四十粒遂脫然全愈後有病者數人皆一次服藥八十粒中有至劇者一人一次服藥一百二十丸均萬全治愈近處有此症者爭來購求此藥亦服皆愈一方呼爲神丹二百包倏忽告盡乞於郵便再爲寄數百包來以救生命是所切盼

按此二方後方較前方多溫藥兩味前方性微凉後方則凉熱平均矣用者斟酌於病因凉熱之間分途施治可也

女子轉胞單方

俞鑒泉

女子轉胞溺不出內外治法書載有之予友人徐甘棠君云以棉花子一味約一湯碗許水煎服卽通已驗多人棉子一味本草綱目補遺所載用處甚多此方亦未見故錄之以備試用

夏天衛生瑣言　王蘭遠

目下外國人笑我們中國人不講衛生就中國人略見開通亦一斑心高氣傲笑中國人不講衛生這句話說得我們在下同胞啞口無言對答任人訕誚一到疫癘發生各處張貼的煌煌告示莫不是掃除那些當路的汚穢就是搬移那些弄口的糞缸轟轟烈烈朝一張警告夕一張諭示這樣看來官廳不到疫癘叢生任憑他們門前路上垃圾堆積如山亦不去看他衛生的告示乃是官廳表面的文章作臨時抱佛脚底計若靠官廳管理衛生是萬萬靠不住的又聽現在衛生家說起來房屋如何高大窗櫺如何明亮空氣如何容積水用蒸濾爲貴菜必新鮮是珍又到那中西藥房辦一二瓶避瘟藥水洒於地上夏天已到轉眼就是如火的陽光試問我們爲商的店間狹小店租又昻四五人立於櫃檯裏面就轉身不來尙且要照顧光顧買客我們爲農的甕戶繩樞豬圈牛欄左右毗連塗手泥足出作入息三餐不遑計較

那有如許銀錢工夫來講這個衛生是狠難做得到的不是對牛彈琴麼

以上所說俱是他們富貴家底衛生至於我們又忙又窮底社會是萬萬不能的唉諸君不要說不能的在下有個容易衛生法雜拉來說與諸君一聽

(一)夏天房屋無論大小總宜打掃個凈潔屋內屋壁埃塵要掃得一點不留地上用些碎石灰撒佈吸收地上潮濕石灰價值不過幾十文一斤這石灰有驅除螞蟻毒蟲之功

(二)夏天水缸內宜放些明礬澄清水內泥污方可烹茶煑飯能再向雜貨鋪購降香一塊向藥店購雄黃一塊貫衆一大塊加放水缸內尤見利益多多

(三)夏天淸晨卽要起身夜臥宜用薄棉或單被當臍蓋覆或用帶鬆束而小孩子尤關緊要

(四)夏天三餐菜肴極容易腐敗每日宜計人烹調若過多積留下第二日食之最

不合宜放置菜餚之廚宜有小格孔風能透入蒼蠅不能鑽內集嘬爲妙

（五）夏天蚊子亦是一壞物蚊子嘴內爲毒汁刺入皮膚血內積有毒汁當時紅腫作癢是物都生於潮濕汚穢之地秋來發生瘧疾多半是蚊子刺人傳害要居住清潔以杜其孳生

以上五事不過就我們眼前容易做得到的講講留心以上各件很不見什麽的艱難照在下的看來在夏天裏不生疾病一到秋天什麽瘧疾痢病都不能來纏擾我諸君諸君讀過以後留心夏天衛生看在下這番話到底靈驗不靈驗

未病時之却病十法

餘姚康維恂錄

（一）靜坐觀空覺四大原從假合（二）煩惱現前以死譬之（三）常將不如我者巧自寬解（四）造物勞成以生遇病稍間反生慶幸（五）宿孽現逢不可逃避歡喜領受（六）家室和睦無交謫之言（七）衆生各有病根常自觀察克治（八）風寒謹防

嗜慾淡泊（九）飲食寧節毋多起居務適毋强（十）覔高明親友講開懷出世之談

已病時有十不治　前人

縱慾慆淫不自珍重一也窘苦拘囚無瀟灑趣二也怨天尤人廣生懊惱三也今日預愁明日一年常計百年四也室人噪聒耳目盡成荆棘五也聽信師巫禱賽廣行殺戮以重孽緣六也寢興不適飲食無度七也諱疾忌醫使虛實寒熱妄投八也多服湯藥蕩滌脾胃元氣漸耗九也以死爲苦與六親眷屬常生難捨難割之想十也

醫病有六不治　前人

驕恣不論於理一不治也輕身重財二不治也衣食不能通三不治也陰陽幷藏氣不定四不治也形羸不能服藥五不治也信巫不信醫六不治也

內經謂肝左脾右解　鹽山張錫純

或問內經謂肝居左脾居右至西人則謂肝居右脾居左與內經相反今經剖驗家

精詳考察西人之說確乎不悞予所著醫學衷中參西錄於論肝脾之處仍從內經之說何也答曰脾左肝右之說非始於西人淮南子早言之古籍猶在可考也然脾雖居左而其氣化實先行於右關肝雖居右而其氣化實先行於左故肝脈診於左關此陰陽互根剛柔錯綜之妙也蓋內經論臟腑以發明其氣化兼研究其性情爲宗旨至對於形迹之粗恒有簡略不詳者至於西人則但講形迹不講氣化且但言臟腑之功用而不言臟腑之性情其意見直謂臟腑毫無性情凡性情之發動皆關於腦部其理果可盡信乎內經曰肝者將軍之官謀慮出焉膽者中正之官決斷出焉蓋肝爲厥陰（厥者逆也盡也）陰盡陽生膽即爲肝中蘊蓄之陽（膽汁中函少陽之氣）能暢達肝氣而決斷其謀慮故人之肝膽壯實者必勇敢果斷肝膽虛弱者必懼怯游移比鄰賢杏村之太夫人年六旬時忽得奇疾驚懼異常多人衛護仍驚懼至於抖戰口中連連吐出綠沫甚苦數日而終多醫研究皆謂膽破是非膽失

其中正之官而驚懼如是乎由斯觀之吾之舊說不可輕疑而西人之說亦不可概信也

或曰聆子之論內經論臟腑之處誠可信矣至肝之氣化先行於左之說果有確徵可實指乎答曰人稟天地之靈秀以生人身亦小天地也欲明人身之氣化可先觀天地之氣化夫天地一歲之氣化始於春一日之氣化始於朝春之氣化從東來（一觀律管飛灰是其明徵）朝之氣化隨日自東上升春者一歲之本令朝者一日之本令也肝臟屬木具有生發之氣於一歲則應春於一日則應朝其氣化先行於左之理固可於春之東來日之東升比例而得也天地之東卽人身之左也且卽以此案論左脈之微弱如是投以補肝之劑而脈卽旋起豈非肝與人身之左相關甚切乎

或曰肝之氣化既先行於左矣而其所以居右者何也答曰人之膈上屬天膈下屬

地地道上右其氣化自西而東也天道上左其氣化自東而西也觀於日在地中自西而東地在地外自東而西是明徵也肝居膈下猶木根埋藏地中以下襲水氣宜從地道上右之義故居於右也其氣化透膈貫絡有如木之條達滋長以升養氣（化學家謂木能吸炭氣吐養氣）宜從天道上左之義故其氣化先行於左也試觀木中籐蔓之類附物而生必自右向左盤旋而上（惟金銀籐之盤旋自左向右乃植物之獨異者）亦猶肝居右而其氣化先行於左之理也

王蘭遠錄

精神魂魄談（喬殿揚著）

人身有三寶精氣神是也古人云精神靈也經云兩精相持合而成形常是身生是從精即人始生先成精也精者卽天一所生之水地六成之得五行之最先故萬物初生皆水而後成實但萬物皆生於土所以五行均不離乎五五者中也土也卽二七三八四九皆有五數存乎中也觀乾坤中五一交而變坎離身人生育之竅亦居

身中之半中卽五也蓋一點眞精升於丹鼎之上而成形所謂二五之精妙合而凝也此精歸化也精眞神靈矣哉先天之眞精與後水穀所化之精氣并而充身神自生焉又精氣爲神金鑑云神機不離乎精氣而又不雜乎精氣故指神而言則神超乎精氣之外指精氣而言則神寓乎精氣之中蓋神之不離乎精氣猶魚之不離乎水也故坎中有眞火離中有眞水有旣濟之道焉若變化不測謂之神此乃放言高論未能實指之也唐氏云若實指其神則生於腎中之精氣上歸於心合爲離卦中含坎水惟其陰精內含陽精外護心藏之火所以光明朗闊而神明出焉經云肝藏魂肺藏魄肝主血而反生陽魂魂升而爲神肺主氣而反生陰魄魄降而爲精卽關尹子因魄有精之說也此陰陽互根之義也故魂曰靈魂魄曰體魄又魂魄神靈之名附形之靈爲魄附氣之神爲魂此又各隨其陰陽形氣而名之也李士材有言曰生則魂載於魄魄檢其魂死則魂歸於天魄歸於地此又魂升魄降之理也唐容川

云魂者陽之精氣之靈也肝主血而內含陽氣是之謂魂究魂之根源則生於坎水之一陽推魂之功用則發於乾金之元氣不藏於肺而藏於肝者陽潛於陰也不藏於腎而藏於肝者陰出之陽也晝則魂遊於目而爲視夜則魂歸於肝而爲寐魂不安則多夢魂不强則虛怯肺主氣本陽也而藏陰魄陰生於陽也魂主動魄主靜百合病慌惚不寧魄受擾也魔魘中惡魄氣所掩也李云魂喻諸火魄喻諸鏡火能燭物鏡能鑒物人夢動作身常靜定動者魂之用靜者魄之體也又魂主知覺魄主運動西人有大腦主知覺小腦主運動據此似魂魄均在於腦矣白虎通云魂主於情或云魄主記憶此則魂魄各司其事也然有精神魂魄渾稱而互言之者此又不可不知也如精神靈也魂人之精神也魄人之精爽也又精爽卽精神也又魂魄神靈之名又魄軀體也左云心之精爽是謂魂魄魂魄既去何以能久內經云目者五臟六腑之精也是衛魂魄之所常是也神氣之甚也故神勞則魂魄散志意亂又云精

神魂魄散不相得等諸說不但此也卽藥物亦然如神農本經人參條云安精神定魂魄硃砂條云養精神安魂魄至寶丹徐稱謂安神定魄必備之神方哲學家從體魄及精神之用以外別有精神實體在是從靈魂說宗教家謂對物質或體魄而言泛言之指精神或心志以嚴義解之則靈魂不但與軀殼爲別且爲精神之體而非其用也諸說不一似乎無所的從不知分而言之精神魂魄固有四若渾而言之實一元氣而已若治其病總觀五臟所藏及陰陽虛實親上親下之性情自然漸有把握也再觀內經之肝悲哀動中則傷魂魂傷則狂忘不精肺喜樂無極則傷魄魄傷則狂是魂魄若傷俱能病狂也如能精究內經則治病修養俱能了矣若以魄單指軀體言是失其所以爲魄矣蓋對神魂而言是魄爲軀體對精靈而言則魂爲陽神魄爲陰神魄固亦靈物也唐氏云人身血肉塊然陰之質也有是質必有稟是質者秉陰精之至靈此之謂魄試以男女媾合一點眞精升於丹鼎之上而成有形是卽

魄也何以然據左氏云人生始化曰魄既生魄陽曰魂此可見魂魄之源亦可見並精出入之義矣然則魄之爲物別有形質可據乎嘗觀天地間星氣隕而爲石時珍云虎之目光落地成石此乃光化爲魄之義方書云龍齒安魂虎睛定魄此各從其類也洗寃錄云縊死之人身下掘地三尺有物如炭日愈久入地愈深按此即身之魄死則魄降於地之驗也查內景濟云腦神精根字泥丸道家以上丹田爲泥丸在兩眉之間爲上丹田又云一面之神宗泥丸清陽出竅故魂每升於泥丸此又隨神往來之義得陰出下竅故魄從下竅而出也此亦並精出入之義故內經魄亦謂五臟使汗稱魄汗合之禮注耳目之聰明爲魄又內經言目者體衛魂魄之所常體則諸竅似皆魂魄遊行出入之地特有清陽得陰各隨其性情稍有分別耳

道家有三魂七魄之說即謂也蓋肝藏魂居東方震位震爲三故曰三魂肺居西方兌位兌爲七故曰七魄精居北坎位其數一由此推之神居南方離位其數九

矣經言精神魂魄心意志思智慮凡十數內除心爲神體而神則總統此九神正合洛書自然之妙也

邢台縣醫俗四則　張錦燦

邢台縣醫俗迷信可笑鄙人有意啓其迷指其妄使病者不至坐失救治但人輕言微積習難返有願難償會見紹興醫藥學報有醫俗之記載可見中國人無醫學之智識南北同然因將邢台醫俗摭拾一二錄呈若閱者知不可恃而不爲其獲益罔多多也

一立柱　邢地此俗最爲盛行凡遇頭痛嘔吐增寒壯熱感冒時病之類不問虛實寒熱內傷外感卽以立柱從事其法以錁紙持轉患者頭三匝詣皂君前焚化又以竹箸三根於淸水碗內立之口內祝念曰莫非遇見某仙歟或撞見某神歟莫非家親作祟歟或鬼魔爲殃歟其辭甚多不勝備載若箸立穩之時適逢某辭卽

斷病爲某仙某鬼所作如適逢口祝莫非家親作祟歟時而箬立蘯卽以此病爲家親作祟因而許愿焚紙求皂君送去又云道破後病可立愈云

二叫魂　若病起倉促如顚仆驚恐忽而人事不省等類即謂係因驚失魂非將魂魄喚回不可其法有三如患者未離病作之地時即以術者之手先按地繼捫患者口祝某某上身來某某上身來一也如患者已離其地則以患者衣服覆其地而喚之歸以衣覆患者之身二也若不知病作地時卽以冥資並患者衣服到皂君前供奉喚叫畢仍令患者服之謂能將魂叫回起死回生云

三換童　中國各處皆有巫其伎倆各處不同然吾郡巫者之慣技則換童是也法有求治病者來則巫者設壇焚香陳供列酒巫者坐諸其旁瞑目擊磬念祝不已名曰下壇良久乃曰某仙某神或某山姑姑某洞奶奶愛患者聰明靈秀欲使之當某差允某役若求痊愈非換童不可病家允可時卽到病愈時擇日持供及紙

糊童人一個並巫者索要諸物詣巫所設壇焚化尚必每年四季送飯三年爲滿四年爲完云

四烤雜病　每年正月十六日元宵節後家家將破爛柴草如破帚舊物之類堆集街門前以火焚之人圍而烤之謂能將四季雜病烤去可保康健云夫破爛舊物多生病菌焚之固其所宜而曰能去雜病則惑矣

雜纂終

中華民國九年六月二十日出版
紹興醫藥學報第十卷第六號
（原一百二十期）

歡迎轉載

編輯者　紹興裘慶元吉生
發行者　紹興醫藥學報社
印刷者　紹興印刷局
分售處　各省各書坊

報價表

新報	全年	半年	一月
冊數	十二冊	六冊	一冊
定價	一元	五角半	一角
代派或一人獨定十份者八折五十份七折郵票抵洋九扣算空函恕復			

舊報	一至十三期	十四至十七期	十八至四十四期	四十五至九十二期
定價	五角	三角	八角	四元八角

郵費	中國	日本台灣	南洋各埠
	加一成	加二成	加三成

廣告價表

等第	地位	一期	六期	十二期
特等	底面全頁	八元	四十四元	八十元
上等	正文前全頁	六元	三十三元	六十元
普通	正文後全頁	四元	二十二元	四十元
注意	所稱全頁卽中國式之一單面外國式之一配奇如登半頁照表減半算			

零購本社發行書報章程

一　如欲購本社書報者可直接開明書目連銀寄至「浙江紹興城中紹興醫藥學報社」收

一　書價若干按加一成以作寄書郵費

一　書價與郵費可用郵局匯兌其章程問就近郵局便知

一　郵滙不通之處請購（五厘至三分爲止）之郵票以一百零五分作大洋一元核定封入函中掛號寄下

一　一人購書報上五元者可將書價以九折核寄上十元者以八折核計零購無扣

一　一人預定當年月報之上五份者可將報價以九折核計上十份者以八折核計